Ingrid Kraaz von Rohr

NATUR

Heilbuch

Ingrid Kraaz von Rohr

NATUR Heilbuch

Schnelle Hilfe bei
Krankheiten, Schmerzen
und Beschwerden
von A - Z

nymphenburger

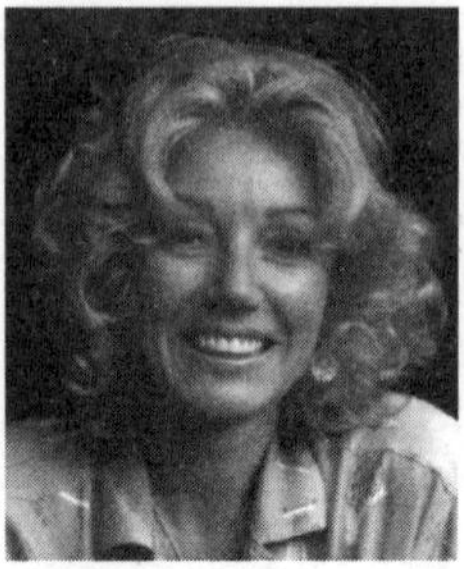

Ingrid Kraaz von Rohr, Doctor of Naturopathy in den USA, ist eine erfahrene Heilpraktikerin und Homöopathin. Sie arbeitet seit mehr als fünfzehn Jahren in ihrer eigenen Praxis, hält Vorträge und Seminare in Europa und den USA. Über zwanzig erfolgreiche Buchpublikationen, u.a. „Farbtherapie" (2003), „Think pink!" (2005), „Gute Laune kann man essen" (2008).

1. Auflage Sonderproduktion 2007

Umschlag: Schlotterer & Partner, München
Satz: Walter Typografie & Grafik GmbH
Gesetzt aus 10 / 12 Punkt Optima
Druck und Binden: GGP Media GmbH, Pößneck
Printed in Germany
ISBN 978-3-485-01206-5

„Wir erhalten neunundneunzig Geschenke von Gott, aber suchen nach dem hundertsten. Wir haben tausend Geschenke von Gott, doch wir konzentrieren uns immer auf das, was wir nicht haben. Es ist an der Zeit, dankbar zu sein. Laßt uns doch Gott für alles, was Er uns gegeben hat, danken. Richten wir unsere Aufmerksamkeit auf das Positive und Gute in unserem Leben! Machen wir uns keine Sorgen, wenn wir vielleicht ein oder zwei Dinge nicht haben, denn dies ist so wenig im Vergleich zur Fülle, die uns Gott gewährt."

Rajinder Singh

In diesem Sinne wünsche ich all denen, die auf der Suche nach der Wahrheit und Heilung sind, besonders viele Erkenntnisse, Freude, Mut, Ausdauer, Liebe und Urvertrauen in diese Energie, die in uns lebt, um uns selbst zu heilen.

Inhalt

Natürlich Heilen
Seite 9

So gebrauchen Sie das Naturheilbuch
Seite 11

Beschwerden von A–Z
Seite 25

Erste Hilfe und Notfallapotheke
Seite 343

Anhang

Dank
Seite 375

Literatur
Seite 377

Adressen
Seite 379

Register
Seite 381

Natürlich Heilen

Der Anlaß, dieses Buch zu schreiben, entstand auf Bitten und Drängen meiner Patienten und vieler Seminarteilnehmer.
Die Sehnsucht nach einem gesunden Leben und nach Wohlbefinden ist seit Beginn der Menschheit da und wird immer größer. Nun ist es heute leider so, daß die Menschen ihre Aktivitäten hauptsächlich nach außen richten und das Wesentliche dabei vergessen: sich selbst.
Auch die Frage nach dem „Wie“ und „Warum“ in unserer heutigen vollautomatischen und technisch perfektionierten Welt war noch nie so deutlich. Aber auch die Möglichkeiten, das Bewußtsein – das Wissen – zu vergrößern und zu erweitern, sind grenzenlos. Noch nie war es dem Menschen so bewußt, daß Körper, Geist und Seele zusammenarbeiten, daß einzelne Körperteile nicht nur bestimmte Funktionen auszuführen haben, sondern auch als Signalgeber arbeiten. Die Menschheit hat in den letzten Jahrzehnten durch viele Leidenswege wiedererkannt, daß es neben der konservativen Behandlungsweise noch weitere Konzepte gibt, die zur Heilung führen. Die Kosten des Krankenversicherungsapparates sind so hoch geworden, daß es notgedrungen sinnvoll ist, sich selbst helfen zu können. In einem ernsten Krankheitsfall sollte zwar stets ein medizinisch ausgebildeter Behandler aufgesucht werden, aber auch hier können und müssen Sie den Heilungsprozeß unterstützen.
Die uralten überlieferten Hausmittel haben in diesem Zusammenhang Wiederauferstehung erlebt. Daß die Pflanzen die wichtigste Grundlage aus der Natur sind, die uns mit Lebens- und gespeicherter Sonnenkraft versorgen, erfahren wir spätestens dann, wenn wir – aus welchen Gründen auch immer – die Ernährung umstellen müssen.
Und der Spruch: „Gegen jede Krankheit ist ein Kraut gewachsen“ gilt auch heute noch.
Die Pflanzen sind es, die uns die wichtigen Enzyme, Mineralien und Vitamine, Aromaöle oder Tinkturen, Heilblüten oder Teesorten lie-

fern. Und selbst die Tautropfen auf den Blüten der Pflanzen helfen uns, unsere in Unordnung geratene Harmonie wiederherzustellen.
Eine Besonderheit stellten die Homöopathie, die Farbtherapie und die Lehre des harmonischen Lebens = Feng-Shui dar. Hier wird zum ersten Mal voll bewußt, daß Körper, Geist und Seele zusammen eine einzigartige Ganzheit darstellen.
Das komplette Erdenreich mit allen Lebewesen und Kreaturen wird gespeist und kraftgeladen von der immensen Kraft der Sonne. Auch wir Menschen tragen dieses Licht in uns. Und bei einigen ist das Licht „strahlend" sichtbar, unabhängig von der Nationalität oder Hautfarbe. Aufgrund von Licht entstehen Farben. Gedanken, Emotionen, Handlungen und Worte können lichtvoll sein oder das Licht vermindern. Je liebevoller der einzelne Mensch mit seiner Umwelt umgeht, desto gesünder wird er und desto heiler seine Umwelt sein. Ja, letztendlich desto friedvoller und glücklicher.
All das, kann jeder Mensch nachvollziehen, und was *ein* Mensch kann, kann ein anderer auch. Wichtig ist, daß wir erkennen, daß es unsere Aufgabe ist, unseren Körper gesund zu erhalten, denn er ist der Wohnsitz unserer Seele, und daß wir verantwortlich sind für unsere Kinder und Kindeskinder, um ihnen eine gesunde, heile, friedliche und glückliche Zukunft zu ermöglichen.
Wenn alle Menschen es schaffen, nur noch reine Liebe zu leben, ohne Machtansprüche zu stellen, dann haben wir auch keine Angst mehr. Denn Angst ist die Hauptursache für Disharmonie zwischen Körper, Geist und Seele. Prägen Sie sich ein, keinem Lebewesen mehr Angst zu machen. Strahlen Sie einfach das Licht aus, das in Ihnen strahlt, und Sie werden es in Ihrem Gegenüber wiederfinden. Denn dieses Licht ist die Liebe, und die Liebe ist Gott.
Diese Buch beruht zum einen auf der jahrhundertelangen Erfahrung von Ärzten, Heilern und Familientraditionen wie auf den Erfahrungen mit vielen Patienten, denen ich helfen durfte, den richtigen Schlüssel in die Hand zu geben. Jede Heilung ist jedoch immer auch ein Geschenk. Und wir Menschen können unseren Teil dazu tun.

So gebrauchen Sie das Naturheilbuch

Was ist Krankheit?

Krankheit ist nichts anderes als ein Zusammenbruch harmonischer Schwingungen, ein Ausstrahlen disharmonischer Energien, die vorher auf inneren Ebenen erzeugt wurden. Alles im Leben besteht aus einem einzigartigen Informationsaustausch mittels Wellenlängen oder Schwingungen. Das, was wir als Krankheiten erfahren, ist nur eine vorübergehende Störung der ursprünglich harmonischen Seelenschwingung.

Die stärkste negative Schwingung, sozusagen das Urübel aller beginnenden Disharmonien, ist die Angst. Aufgrund von Angst entstehen Fehlinformationen in unserem Körper und, wenn wir nicht lernen, die Angst zu überwinden und ein Urvertrauen aufzubauen, dann fallen wir in weitere emotionale Disharmonien, die zu Krankheiten führen.

Pflanzenheilkunde, Bachblüten, Mineralsalze, Farbtherapie, Homöopathie, die richtige Schwingung und Information der Umgebung – Feng Shui –, unsere eigene Gedankenkraft und Meditation helfen, die ursprünglich harmonische Schwingung für Körper, Geist und Seele zu stärken und wiederaufzubauen.

Heilung ist Selbstheilung

Selbstheilung kann nicht verschrieben werden, jeder muß von sich aus beginnen, an sich zu arbeiten und entsprechend leben. Für eine tatsächliche Heilung müssen Körper, Geist und Seele in Harmonie miteinander leben können. Deshalb ist es so wichtig, die Signale zu erkennen, die uns der Körper mitteilt, und *nicht* zu versuchen, diese zu unterdrücken.

Auch wenn wir in der Apotheke für eine Million Medikamente kaufen, können wir davon nicht automatisch gesund werden. Es gehört etwas mehr dazu.
Heilung kommt von innen, vom Leben heraus und nicht von außen wie beim Auto. Deshalb müssen wir auch in uns selbst mit der Veränderung beginnen, und zwar:

- Unsere Gedanken bewußt wahrnehmen und gegebenenfalls harmonisieren. Solange Rache, Haß, Eifersucht, Machtverlangen und Gewalt in unserem Kopf herumspuken, können wir nicht von innerer Harmonie sprechen oder harmonische Schwingungen ausstrahlen.
- Begreifen, daß alles, was wir denken, sprechen, schreiben oder tun, eine Rückwirkung besitzt. Alles was wir säen, werden wir ernten. Wenn jemand nur negativ über andere denkt, kann er nicht verlangen, daß andere positiv zu ihm sind.
- Unseren Körper mit energiereichen Lebensmitteln ernähren, denn der Mensch ist, was er ißt.
- Unterscheiden lernen, was an äußerer Heilung getan werden kann, und was wir zur inneren Heilung tun sollten.

Wenn jeder Mensch liebevoll reagiert und Liebe im anderen Menschen entdeckt, wird er Liebe zurückerhalten. Das Lebensprinzip, das wir Urkraft, Urlicht, Urliebe oder Gott nennen, energetisiert jeden Menschen. Das bedeutet also, daß in jedem Menschen diese Kraft wohnt und eigentlich abstrahlen kann, wenn er will. Denn nur als Mensch haben wir einen Willen und den Intellekt mitbekommen. Wir sollten diese Geschenke auch gezielt einsetzen und nutzen.
Sie können die Selbstheilung durch bestimmte naturheilkundliche Methoden unterstützen. Jedoch lehne ich jede „Einbahnstraßentherapie“ ab, um eine möglichst schnelle Heilung zu erzielen.
Im folgenden stelle ich Ihnen die einzelnen Methoden kurz vor. Bitte beachten Sie dabei genau die vorgegebene Anwendungsweise, denn bei den einzelnen Therapieanweisungen werden dazu keine detaillierten Angaben mehr gemacht.

Überlieferte Hausmittel

Es gibt seit Jahrtausenden uralte Weisheitslehren, die auch heute noch gelten. Das alte Wissen wurde zum Teil überliefert oder in Büchern niedergeschrieben. Viele dieser Weisheiten gelten auch heute noch und können uns helfen.
Die Ratschläge unter dieser Rubrik sind zum Teil seit Jahrhunderten erprobt und nachvollziehbar. So ist, um nur ein Beispiel zu nennen, nicht von der Hand zu weisen, daß ein Apfel pro Tag viele Krankheiten verhindern kann, da in einem ungespritzten Apfel alle Vitamine und Mineralien enthalten sind.

Pflanzenheilkunde

„Alles, was der Erde entsprießt, hat seine besondere Zweckbestimmung und trägt nach Kräften bei zur Vollendung der Gesamtschöpfung. Nichts ist umsonst, nichts unnütz, was der Erde entsprießt. Was Dir nutzlos erscheint, nützt anderen. Was nicht zur Speise dient, wirkt als Heilmittel, und oft bietet das nämliche, was Dir schädlich ist, Vögeln und wilden Tieren eine unschädliche Nahrung." (Ambrosius, Bischof von Mailand im 4. Jahrhundert)
Paracelsus sagte: „Gott hat seine Macht in die Kräuter gegeben, in Stein gelegt, in die Samen verborgen, in denselbigen sollen wir nehmen und suchen." Die Natur bietet uns ihre reiche Fülle, und doch nutzen die Menschen nur einen ganz geringen Teil der wundervollen Heilkraft der Pflanzen. Pflanzen kann man frisch oder getrocknet verwenden. Es werden daraus Absude, Aufgüsse, flüssige Extrakte, Tabletten, Cremes oder Salben gewonnen. Sogar Hormone liefern uns einige Pflanzen. So enthalten Fenchel, Hopfen und Weidenkätzchen eine Art weibliches Hormon wie Östrogen und Sarsaparilla das männliche Hormon Testosteron.
Interessanterweise wachsen genau die Pflanzen in unserer Umgebung, die wir Menschen gerade brauchen. Im Frühjahr ist die Wiese meist voller Löwenzahn, weil wir es zur Entschlackung des Stoff-

wechsels benötigen. Es kann aber auch sein, daß Ihre Wiese mit Schlüsselblumen bewachsen ist. Dann sollten wir an die Reinigung der Bronchien denken.
Ein Patient kam neulich mit Augenbeschwerden. Als ich ihm Augentrost verordnete, fragte er mich, wie denn die Pflanze aussähe, und als er erfuhr, daß es die Blüten sind, die wie kleine weiße Sternchen aussehen, rief er aus: „Ach, die wachsen seit drei Wochen bei mir auf der Wiese!"
Eine andere Patientin kam wegen Magenschmerzen, hinter denen eigentlich Liebeskummer steckte. Ich verordnete Herzgespann-Tee *(Leonorus cardiaca)* und die Schmerzen ließen nach zwei bis drei Tagen nach.
Ein frisch aufgebrühter Tee ist die geläufigste Behandlungsmethode der Pflanzenheilkunde. Hier werden die Blätter oder Blüten einer Pflanze verwendet. Wenn es sich aber um Wurzeln oder Samen handelt, sollte alles kurz aufgekocht und dann abgeseiht werden. Trinken Sie keinen Tee länger als drei Wochen. Bei den Ratschlägen finden Sie meist mehrere Teesorten aufgezählt. Hier können Sie sich einen Tee auswählen oder aber die verschiedenen Sorten als Mischung verwenden.
Die ebenfalls unter dieser Rubrik angegebenen Tinkturen können Sie in Apotheken oder Kräuterdrogerien erhalten.

Aromaöle

Seit vielen Tausenden Jahren wurde die Heilmethode der Aromaöle weiterentwickelt und verfeinert. In diesem Jahrhundert waren es vor allem die Franzosen, die in der Aromatherapie hervorragende wissenschaftliche Beweise lieferten.
Die Anwendung der Aromaöle erfolgt meist über eine Duftlampe, in die ein bis drei Tropfen hineingegeben werden, um das Aroma voll entfalten zu können. Auch in das tägliche Massageöl können ein bis drei Tropfen zugeführt werden.

Wer jedoch gerade in einer homöopathischen Behandlung ist, sollte keine zusätzlichen Aromadüfte verwenden, um die gezielte Information nicht zu beeinflussen.
Ich erinnere mich noch genau, als ich auf dem Weg zu einem Seminar war, meine Stimme wegblieb und sich offensichtlich eine Bronchitis ankündigte. Leider hatte ich nichts dabei, um mir selbst helfen zu können. Das einzige war eine Art Drogeriemarkt neben dem Tagungslokal. So schaute ich hinein, um irgend etwas zu finden, was mir helfen könnte. Kurz entschlossen nahm ich Ingweröl, Thymianöl und Basilikumöl mit. Vom Ingweröl nahm ich zwei Tropfen auf ein Glas heißes Wasser und trank es wegen des beginnenden Hustens. Thymianöl benutze ich in der Duftlampe zur Desinfizierung, und Basilikumöl gab ich dazu, damit meine Gedanken klar blieben. – Den ganzen Tag konnte ich ohne Beschwerden durchstehen.

Biochemie – Mineralstoffe

Mineralsalze erhalten Sie in allen Apotheken und Kräuterdrogerien. Die homöopathischen Mineralsalze oder Lebensalze werden nach ihrem Entdecker, Dr. med. Wilhelm Heinrich Schüßler, auch „Schüßler-Salze" genannt. Da die Lebensalze für die richtige Zellfunktion sorgen, werden diese Mineralsalze auch als „Zellsalze" bezeichnet. Mit den Mineralsalzen werden die körpereigenen Zellen zur Produktion jener Stoffe angeregt, die zur Aufrechterhaltung der Gesundheit notwendig sind.
Die Dosierung liegt meist bei zwei bis drei Tabletten am Tag, die gelutscht werden. Bei einigen Mineralsalzen, wie dem Magnesium phos. D 6 Nr. 7 werden in der Regel abends sieben Tabletten in heißem Wasser aufgelöst und getrunken.
Bei einer beginnenden Erkältung oder einem drohenden Infekt hat sich Ferrum phos. D12 sehr bewährt, hier werden, um den Eisenhaushalt wieder aufzustocken, bis zu 21 Tabletten auf einmal in heißem Wasser aufgelöst und bis zu dreimal am Tag getrunken. Man

sollte niemals mehrere Mineralsalze auf einmal einnehmen, sondern tageweise im Wechsel.
Eine frisch verheiratete Patientin zog ins Ausland. Nach einigen Wochen erhielt ich einen verzweifelten Hilferuf von ihr. Sie hatte große Schmerzen im äußeren Vaginalbereich, der geschwollen war wie „Berg und Tal". Natürlich empfahl ich ihr, zum Gynäkologen zu gehen, aber bis zum Termin sollte sie halbstündlich zwei Tabletten Silicea D 12 lutschen.
Am übernächsten Tag rief sie wieder an und erklärte, daß alles verschwunden sei. Der Arzt hatte ihr eine Salbe aufgeschrieben, die sie aber nicht genommen hatte.
Ein ca. fünfzigjähriger Patient klagte über immer wiederkehrenden Schnupfen mit gelbem Schleim. Nach der Einnahme von dreimal täglich drei Tabletten Kalium sulf. D6 zeigten sich bereits nach drei Tagen große Fortschritte. Nach sieben Tagen war der chronische Katarrh beseitigt.
Eine Patientin berichtete verzweifelt, daß sie – seit der letzten Zahnbehandlung vor zwei Wochen – unerträgliche Schmerzen an den Zahnhälsen habe und die Zähne sehr heiß-kalt-empfindlich seien. Die Verordnung lautete: Dreimal täglich drei Tabletten Calcium flour. D12. Mit jedem Tag besserte sich der Zustand. Nach drei Tagen konnte sie das Mineralsalz wieder absetzen.
Diese Beispiele verdeutlichen, wie erfolgreich eine Behandlung mit Mineralstoffen sein kann.

Vitamine

Vitamine stellt der Körper selbst her, wenn der Mineralhaushalt in Ordnung ist. Das A und O ist eine natürliche und ausgewogene Ernährung mit gesunden und frischen Lebensmitteln.
Bei zusätzlich genügender Bewegung in Licht, Luft und Sonne bräuchten wir keine zusätzlichen Vitamine. In unseren Breitengraden scheint aber nicht immer genügend Sonne, so haben die meisten Menschen ein Vitamin-E-Defizit. Bei einer vollkommenen Ernährung

mit gesunden und frischen Lebensmitteln haben wir auch das wichtige Nervenvitamin B im Körper. Bei genügend Sauerstoffzufuhr und Frischkost gäbe es keinen Vitamin-C-Mangel.
Doch durch die heutigen Umweltgifte werden die Schleimhäute stark angegriffen. Hierfür ist ein Vitamin-A-Zusatz erforderlich. Auch die Mikrowelle zerstört leider die lebenswichtigen Vitamine in der Nahrung, obwohl äußerlich nicht erkennbar.
Wer sehr schmerzempfindlich ist, sollte einmal überprüfen, ob er Vollkorngetreide zu sich nimmt oder denaturierte und gebleichte Mehle und Backwaren. Täglich drei Mandeln – nicht gezuckert oder gesalzen – und gesunde Vollwertkost helfen bereits, den Vitamin-B-Haushalt aufzubauen. Doch wäre es ratsam, auch den Nikotin- und Zuckergenuß einzustellen. Beides sind extreme Vitamin-B-Räuber.
Beachten Sie bei der Einnahme von Vitaminen bitte die genaue Gebrauchsanweisung der verschiedenen Vitaminpräparate, die sehr unterschiedlich sind.

Bachblüten – Blütenessenzen

Die Blütenessenzen sind aufgrund langer Forschungen und Selbstversuchen von Dr. Edward Bach in England entdeckt worden. Er kehrte damals als Bakteriologe, Pathologe und Homöopath der konservativen Medizin den Rücken, um für die Menschen eine Möglichkeit zu finden, auf allen Ebenen des Seins helfen zu können. Er stellte damals fest, daß alle Beschwerden auftreten, weil Emotionen wie Habgier, Grausamkeit, Haß, Ichsucht, Unwissen, Angst, Unsicherheit, Machthunger und Stolz die körpereigenen Darmbakterien durcheinanderbringen und dadurch zu Krankheiten führen. Ihm ging es darum, sich selbst zu erkennen, um die ungünstigen Eigenschaften abändern zu können.
„Behandle nicht die Krankheit, sondern den Menschen. Ergründe, unter welchen unharmonischen Gefühlen der Mensch wirklich leidet und schaffe neue Seelenharmonie mit der Heilkraft von Blüten und Pflanzen, die uns Gott und die Natur schenken.“

Um die richtige Blütenessenz zu finden, wurde ein Test entwickelt, der uns auf sehr einfache Weise helfen kann, zu erkennen, welche Emotionen zu den Beschwerden führten. (Siehe Literatur *Heilblüten-Farbkarten-Test*)

Die Anwendung erfolgt täglich mehrmals oder einmalig. Man nimmt drei bis fünf Tropfen aus der Vorratsflasche, gibt sie in ein Glas Wasser und trinkt schluckweise davon; oder man mischt drei bis fünf Tropfen der Vorratsflasche mit 1/3 Brandy und 2/3 Wasser in eine 30-g-Flasche und nimmt *täglich* davon dreimal fünf Tropfen ein.

Ein Mann kam wegen plötzlicher und heftiger Hüftschmerzen. Er konnte vor Schmerzen weder laufen noch bequem sitzen oder gar ruhig liegen. Durch die damit verbundene Schlaflosigkeit war er sehr nervös geworden und aufgrund der Schmerzen äußerst reizbar. Die Schmerzen liefen entlang des Oberschenkels über die Wade bis zum Knöchel. Besonders nachts war es für ihn fast unerträglich. Wegen seiner Gereiztheit und Überspanntheit wurde ihm Vervain (Eisenkraut) gegeben. Außerdem erhielt er Larch (Lärche), um ihm seine Zuversicht zurückzugeben, Mimulus (gefleckte Gauklerblume), um seine Angst zu beseitigen, und Impatiens (drüsentragendes Springkraut) wegen der entstandenen Ungeduld. Innerhalb von zehn Tagen waren die Schmerzen im Oberschenkel und in der Hüfte verschwunden. Er konnte nun wieder schlafen, aber seine Wade und der Knöchel schmerzten immer noch.

Ein erneuter Test (Heilblüten-Farbkarten-Test) ergab, daß er jetzt Beech (Buche) und Chicory (Zichorie) nehmen mußte. Beech, weil er es gut meinte, auch wenn er seine Umgebung kritisierte, und Chicory, weil er noch immer leicht gereizt war und endlich beachtet werden wollte. Nach weiteren drei Wochen hatte er keine Beschwerden mehr.

Farbtherapie

Die Wirkung der Farben verläuft über die Information der Schwingungen. Der eine spürt es schneller, der andere etwas später. Farben sind

Energien. Ursprünglich gab es nur Weiß. Dieses weiße Licht stammt vom Urlicht. Am Anfang war eine Schwingung, und diese Schwingung manifestierte sich in Gedanken, in Worten und im Urlicht. Dieses Urlicht ist transparent und wird das Licht ohne Schatten genannt. Und aus diesem Urlicht folgte das Licht und die Dunkelheit der materiellen Ebenen – Schwarz und Weiß. Beides sind keine Farben im üblichen Sinne, sondern Polaritäten. Erst durch die Brechung des Lichts in der Materie entstehen die sichtbaren Farben, die Farben des Regenbogens.
In der Therapie hat sich am meisten die Licht-Farb-Therapie bewährt. Farbe bedeutet Leben, denn Licht ist Leben. Jede Farbe ist allerdings nur ein Teil des Lichts und jede Farbe ist ein Teil einer vollkommenen Ganzheit. Unregelmäßigkeiten und Disharmonien in dieser Ganzheit führen zu körperlichen und seelischen Mißstimmungen und schließlich zu dem, was wir Krankheit nennen. Die Farbtherapie macht sich die schöpferische Urkraft in Form von Lichtschwingungen zunutze. Sie wirkt sowohl spirituell-geistig als auch seelisch-gemüthaft, jedoch auch direkt körperlich.
In den Farben sowie im Leben spiegeln sich schöpferische Entwicklungen und bestimmte Gesetzmäßigkeiten und Zyklen wider. Das Leben und das Licht werden seit Jahrtausenden von uns Menschen erforscht. Widerspruchsfreie Erkenntnisse und völlig einheitliche Deutungen gibt es allerdings nicht. Das freie Wirken des Geistes erlaubt und verlangt geradezu kreative Vielfalt. Therapeuten arbeiten mit der Kraft des Lichts und des Wassers als Informationsträger, um die Ganzheit wiederherzustellen.
Genauso hilft uns die Lichtkraft in der Farbe der Lebensmittel, die von der Sonnenkraft genährt wurden.
Eine Patientin rief mich neulich erfreut an, nachdem sie, meinem Ratschlag folgend, wegen einer seit zwei Jahren existierenden Nackenverspannung *täglich* ein Glas Wasser, das auf einem grünen Untersetzer stand, getrunken hatte. Es lösten sich nicht nur die Nakkenverspannungen, sondern auch die seit zwei Jahren ständig bräunlich belegte Zunge wurde wieder rosa.
Ein Familienvater klagte über einen nervösen Magen. Er regte sich immer auf, wenn es um die Berufswahl seiner Tochter ging. Er wollte

„das Beste" für seine Tochter. Doch die Tochter entschied sich – gegen den Willen ihres Vaters – für ihre eigenen Vorstellungen. Er wurde mehrmals täglich mit der Farbe Grün am Solarplexus bestrahlt. Zusätzlich nahm er die Bachblüte Beech ein. Und nach einiger Zeit war er in der Lage zu erkennen, daß es für seine Tochter wichtig war, ein Stück ihres Lebensweges selbst zu bestimmen und die Entscheidungen in die eigene Hand zu nehmen. Die Magenbeschwerden lösten sich.
Als ich in den USA einmal ein Farbtherapieseminar vor Ärzten hielt, rief mich am nächsten Morgen ein Teilnehmer an und erklärte mir freudestrahlend, daß er sofort, die ganze Nacht hindurch, meinen Rat befolgt habe und seine Warze an der Hand mit Violett und Grün im Wechsel bestrahlt habe. Und vor einer Viertelstunde habe sie sich gelöst. Natürlich habe ich mich mit ihm sehr darüber gefreut.
Farben kann man immer zum Bestrahlen an die betreffende Stelle benutzen oder als Farbuntersetzer, auf den man ein Glas Wasser stellt, das nach zehn Minuten die Schwingung der Farbe übernommen hat. Eine Farbhandlampe und farbige Energieuntersetzer können Sie im Versandbuchhandel erhalten (siehe auch Angaben bei Literatur).

Feng-Shui

Feng-Shui ist eine auf fernöstlichen Wissen basierende Harmonielehre, die sich mit der bestmöglichen Landschaftsgestaltung und Aus- und Einrichtung von Häusern und Wohnungen beschäftigt. Bis ins Detail kann man anhand dieser Methode festlegen, welche Farben, Formen und Anordnungen von Möbeln für Gesundheit, Glück und Reichtum der Hausbewohner sorgen, und wie man schädliche Einflüsse neutralisieren kann.
Einer der wichtigsten Grundsätze ist, auf einen strahlungsfreien Wohn-, Schlaf- und Arbeitsbereich zu achten. Schon seit Jahrtausenden gibt es seriöse Rutengänger, ohne die auch heute noch kein Baubiologe oder fortschrittlicher (oder erfahrener!) Architekt oder Innen-

architekt bauen wird. Gar zu viele Fälle in der Praxis zeigten, daß eine Zyste, gutartige und bösartige Tumore ihre Mitursache in der geopathischen Störzone oder elektromagnetischen „extrem electric low frequences" hatten.

Im Arbeitsbereich sollte man einfach darauf achten, daß keine spitzen Gegenstände oder spitze Ecken auf einen gerichtet sind. Denn sonst kann es geschehen, daß unsere Energie deutlich beeinträchtigt wird. Auch die Fensterkreuze spielen eine außerordentliche Rolle. Nach wie vor gilt hier: ein Kreuz war und bleibt ein Pluszeichen. Die Verlängerung der Senkrechten des Kreuzes wurde im 9. Jahrhundert aus machtpolitischen Gründen vorgenommen, denn in seiner heute noch meist gebräuchlichen Form dient es der Unterdrückung.

Ich erinnere mich noch genau, wie vor ca. zehn bis zwölf Jahren innerhalb von drei Wochen in meiner linken Brust ein Knoten so groß wurde wie ein Golfball. Eines wußte ich, ich hatte nichts in meinem Leben verändert, keine Schocks oder Enttäuschungen oder Exzesse erlebt. Ich malte mir schon aus, wie es sei, Brustkrebs zu haben – mit all seinen Folgen. Nein, das wollte ich nicht!

In meiner Verzweiflung rief ich den Rutengänger an. Er entdeckte, daß aus ungefähr fünfzig Meter Entfernung eine starke elektromagnetische, störende Strahlung auf mich einwirkte, und zwar genau im Schlafzimmer in der Höhe meiner Brust!

Es stellte sich heraus, daß im übernächsten Haus – einem Speiselokal – aufgrund eines Kurzschlusses ein Starkstromkabel aus dem Fenster hing!!! Der herbeigerufene Elektriker brauchte sehr lange, bis er das neue Kabel richtig geerdet hatte.

Es gibt Meßgeräte, mit denen jeder Mensch – egal ob Elektriker oder nicht – störende und schädliche elektromagnetische Einflüsse oder γ-Strahlen essen kann.

Durch zusätzliche Behandlung mit Homöopathie und Farbbestrahlung war der golfballgroße Knoten nach sechs Wochen verschwunden.

Dieses Beispiel war sehr eindrucksvoll für mich und half schließlich sehr vielen Patienten, wieder auf ganz natürliche Weise gesund zu werden.

Homöopathie

Anfang des neunzehnten Jahrhunderts wurde die Homöopathie von Samuel Hahnemann, einem deutschen Arzt, begründet. Der Name kommt aus dem griechischen (*homoios* = ähnlich, gleichartig).
„Ähnliches wird mit Ähnlichem geheilt", eine jahrhundertealte Regel, die auf der Tatsache beruht, daß der Körper in der Lage ist, sich selbst zu heilen.
Winzige Mengen einer Substanz, die bei einem gesunden Menschen bestimmte Symptome hervorrufen, können bei einem Kranken mit ähnlichen Symptomen zur Heilung führen, wenn diese Substanz vorher homöopathisch potenziert und verschüttelt wurde. Aufgrund der Verschüttelung mit Alkohol oder Wasser wird die Schwingungsfrequenz der Ursubstanz auf die Trägersubstanz übertragen. Die ursprüngliche Information bleibt erhalten, selbst wenn kein Teilchen der Ursubstanz im Trägermedium mehr nachweisbar ist. Die homöopathischen Heilmittel werden so hergestellt, daß sie ungiftig sind und keine Nebenwirkungen verursachen.
Wir haben es bei der Homöopathie mit einer Umkehrwirkung zu tun. Das bedeutet, homöopathisch potenzierte Substanzen wirken exakt entgegengesetzt wie die Ursubstanz, z.B. wenn Sie zuviel Kaffee getrunken haben und deshalb nicht einschlafen können, wird „Coffea" als homöopathisches Mittel diesen Zustand heilen.
Homöopathie ist ein medizinisch wissenschaftliches System, das seit nunmehr fast zwei Jahrhunderten als ungefährlich und wirksam erwiesen ist. Die Mittel sind für einen Bruchteil dessen erhältlich, was die meisten anderen verschreibungs- oder apothekenpflichtigen Medikamente kosten.
Die Höhe der Potenzierung eines homöopathischen Mittels hängt von verschiedenen Umständen ab. Im Notfall hilft jede Potenzierung, C 6, C 12, C 30 oder C 200. Bei einer vorliegenden Erkrankung verabreiche ich meist eine C 30-(X 30)-Potenzierung. Falls bei den Ratschlägen keine anderen Angaben gemacht werden, ist deshalb immer von einer C-30-Potenzierung auszugehen.

Es ist letztendlich die persönliche Schwingung eines Menschen, die die Höhe der Potenz ausmacht.
Bei einer längeren Beschwerdedauer rate ich Ihnen, zu einem homöopathischen Behandler zu gehen.
Zur Homöopathie sollte kein Aromaöl verwendet werden.

Erste-Hilfe- und Notfallapotheke

Ganz besonders wichtig in diesem Nachschlagewerk ist auch die homöopathische Erste-Hilfe- und Notfallapotheke. Mein Dank gilt deswegen den vielen Patienten, die mich baten, ihnen Kurse über Notfallhomöopathie zu geben. Viele von ihnen wohnen einige Autostunden weit entfernt, leben im Ausland oder sind beruflich auf dem ganzen Globus unterwegs. Im Laufe der Jahre haben „meine Patienten" sich zu hervorragenden „Studenten" entwickelt und konnten mir von phantastischen Ergebnissen berichten. Und das Schönste an allem ist, jeder erzählte davon, daß die Angst wegfiel, wenn ein Notfall eintrat. Sie berichteten mir von Fernreisen, auf denen sie anderen Reisebegleitern helfen konnten, weil die konservative Medikamentenanwendung versagte.
Das einschneidendste Erlebnis hatte ich selbst vor sehr vielen Jahren, noch in den Anfangsjahren meiner Praxiszeit:
Mein Sohn befand sich damals noch im Kindergartenalter und hatte Freunde zu Besuch. Jeder hatte sein kleines Fahrrad dabei. Bevor die Nachmittagssprechstunde anfing, kontrollierte ich vor dem Haus, ob die Abstellplätze für die Autos der Patienten frei wären und wollte die Räder der Kinder in die Garage schieben. Gerade in diesem Moment löste sich das Garagentor und knallte mit einer Ecke mitten auf meine Stirn. Der Aufprall war so heftig, daß ich Mühe hatte, auf den Beinen zu bleiben. Instinktiv legte ich meine Handfläche vor die Stirn und rief meine Assistentin. Sie wollte sofort den Notarzt rufen, damit ich ins Krankenhaus käme, um die ungefähr drei Zentimeter tiefe, klaffende Wunde zu versorgen und zu nähen. Vehement war ich dagegen und sagte ihr, daß ich nur auf die Praxisliege wolle und

alles andere mit den Notfallmitteln zu regeln sei. So groß war mein Vertrauen damals schon in die Naturheilkunde.
Gott sei Dank hatten wir abgekochtes Wasser da, um eine Ringelblumentinktur zu verdünnen und damit die Wunde abzutupfen. Mit der Farblampe wurde abwechselnd mit Blau und mit Grün bestrahlt. Grün, weil es desinfizierend wirkt, und Blau, weil es zusammenziehend wirkt und damit die Wundheilung fördert. Homöopathisch nahm ich alle zehn Minuten Arnica C 200 wegen des Traumas und Schocks, im Wechsel mit Hypericum C 200 weil die Stirn eine Extremität ist, und Ledum C 200, weil die Ecke des Garagentors wie ein Dolchstoß in die Stirn wirkte. Es war klar, daß ich eine gewaltige Gehirnerschütterung hatte, doch dafür nahm ich ja Arnica C 200 und Hypericum C 200. Um die Wunde schneller heilen zu lassen, legten wir einen dicken Streifen von der Rescue Remedy Salbe auf. Zusätzlich genehmigte ich mir halbstündlich einen Tropfen der Notfalltropfen. Und was soll ich Ihnen sagen, nach ca. zwanzig Minuten legte sich von allein – ohne nähen zu müssen – die weit auseinander klaffende Wunde zusammen und hörte auf zu bluten. Der Heilungsvorgang hatte begonnen. Natürlich mußte ich noch drei volle Tage flach liegen wegen der Gehirnerschütterung. Am nächsten und übernächsten Tag nahm ich noch zweistündlich Arnica C 200 X Hypericum C 200 X Ledum C 200. Am vierten Tag war der Spuk vorbei.
Dieses Erlebnis gab auch meiner Assistentin das hundertprozentige Vertrauen in die Homöopathie und Farbtherapie und letztlich das erforderliche Urvertrauen. Übrigens ist keine Narbe zurückgeblieben und damit auch kein Störfeld!
Aus diesem Vertrauen heraus konnte noch vielen Menschen geholfen werden. Und das ist ein Phänomen: In dem Moment, in dem Sicherheit und Vertrauen ausgestrahlt werden, wirkt dies schon als erster Schritt zur Heilung. Angst lähmt alles – und Angst drängt uns in die negative Seite des Lebens.
Die Erste-Hilfe-Maßnahmen sind jedoch nur für den Notfall gedacht, damit Sie wissen, was zu tun ist, bis der Notarzt eintrifft oder wenn Sie allein, ohne Hilfe, dastehen. Jedoch lieber einmal mehr den Notarzt rufen als einmal zu wenig.

BESCHWERDEN VON A BIS Z

ÄDERCHEN, GEPLATZTE AGGRESSIONEN AIDS AKNE ALLERGIE ALTERN ANGST ANTRIEBSLOSIGKEIT APHRODISIAKA APPETITLOSIGKEIT ARTHRITIS ASTHMA ASTHMAANFALL ATEM, ÜBELRIECHENDER AUGENBESCHWERDEN BANDSCHEIBENBESCHWERDEN BAUCHKRÄMPFE BETTNÄSSEN BLÄHUNGEN BLASENKATARRH BLAUE FLECKEN BLUTARMUT BLUTDRUCK, HOHER (HYPERTONIE) BLUTDRUCK, NIEDRIGER (HYPOTONIE) BLUTUNGEN BLUTUNGEN BEI FRAUEN BRECHDURCHFALL BRONCHIALASTHMA BRONCHIEN, SCHLEIMIGE BRONCHITIS BRUSTBESCHWERDEN, WEIBLICHE DARMKRÄMPFE DEPRESSIONEN DESINFIZIERUNG DRÜSENSCHWELLUNG DURCHFALL EIFERSUCHT EKZEM ERFRIERUNGEN ERKÄLTUNG ERSCHÖPFUNG FALTEN FASTENKUR FIEBER FRIGIDITÄT FROSTBEULEN FURUNKEL FUSSPILZ GALLENBESCHWERDEN, GALLENSTEINE GEBÄRMUTTERSCHMERZEN GEBURT GEDÄCHTNIS, STÄRKEN GHEE (REINES GEKLÄRTES BUTTERSCHMALZ AUS SAUERRAHM) GRIPPE GÜRTELROSE HAARAUSFALL HALSENTZÜNDUNG, HALSSCHMERZEN HÄMORRHOIDEN HARNBESCHWERDEN HAUTAUSSCHLAG HERPES SIMPLEX HERZBESCHWERDEN HEU-ALLERGIE, HEUFIEBER, HEUSCHNUPFEN HITZSCHLAG, SONNENSTICH UND SONNENBRAND HÜHNERAUGE HUSTEN IMPOTENZ (UNFRUCHTBARKEIT, SEXUALSCHWÄCHE) INKONTINENZ (UNFREIWILLIGER HARNFLUSS) INSEKTENSTICHE, ISCHIAS JUCKREIZ KEHLKOPF-KATARRH, -HEISERKEIT, -ENTZÜNDUNG KEUCHHUSTEN KNOCHENBRÜCHE KOLLAPS KONZENTRATION, MANGELNDE KOPFSCHMERZEN KÖRPERAUSDÜNSTUNG, -GERUCH KRAMPFADERN KRAMPFARTIGE SCHMERZEN KREISLAUFBESCHWERDEN LÄUSE LEBERENTGIFTUNG, LEBER-GALLEN-BESCHWERDEN LIPPEN, AUFGESPRUNGENE LUNGENBESCHWERDEN LYMPHSTAUUNGEN MAGENBESCHWERDEN MANDELENTZÜNDUNG MILZSTAU MÜDIGKEIT MUNDSCHLEIMHAUTENTZÜNDUNG MYKOSEN (PILZE) MYOM NÄGEL, SPLITTERND ODER ABGEBROCHEN NASE, VERSTOPFT NASENBLUTEN, NERVENSCHMERZEN, NERVENENTZÜNDUNG, NERVENSCHWÄCHE NESSELSUCHT NIERENBESCHWERDEN OHNMACHT OHRENENTZÜNDUNG, OHRENSCHMERZEN OSTEOPOROSE PRAEMENSTRUELLES SYNDROM PMS PROSTATABESCHWERDEN QUETSCHUNGEN RHEUMATISCHE BESCHWERDEN RÜCKENSCHMERZEN SCHLAFLOSIGKEIT SCHLUCKAUF SCHNUPFEN SCHOCK SCHWEISSAUSBRÜCHE SODBRENNEN SONNENBRAND (SONNENSTICH) STRAHLENSCHÄDEN TIERBISSE TUMOR VAGINA, TROCKENHEIT VERBRENNUNGEN DURCH ELEKTRISCHE SCHLÄGE VERBRENNUNGEN, VERBRÜHUNGEN VERDAUUNGSBESCHWERDEN VERGEWALTIGUNG VERRENKUNGEN, VERSTAUCHUNGEN UND ZERRUNGEN WADENKRAMPF WARZEN WECHSELJAHRE WUNDEN, VERWUNDUNGEN, SCHNITT- UND STICHVERLETZUNGEN WÜRMER (PARASITEN IM DARM) ZAHNEN DER KINDER ZAHNFLEISCHENTZÜNDUNG ZAHNSCHMERZEN ZECKENBISSE ZUCKERKRANKHEIT

Äderchen, geplatzte

Geplätzte Äderchen sind immer ein Hilfeschrei der Blutgefäße und des Gewebes. Die Gefäße sind nicht mehr in der Lage, einer außergewöhnlichen Belastung oder einem extremen Druck standzuhalten. Lassen Sie bitte den Blutzuckerspiegel prüfen, weil durch erhöhten Blutzucker Gefäße brüchig werden können.
Achten Sie bitte auf eine gesunde Ernährung, d.h. möglichst wenig oder gar keine tierischen Proteine aus Fleisch, Fisch oder Eiern. Auf alle Fälle kontrollieren, ob elektromagnetisch (electric low frequences) alles frei ist! Sehr oft ist das Funktelefon, das Handy oder der Fernseher die Ursache oder eine nicht geerdete Fußbodenheizung.

Überlieferte Hausmittel

- Extreme Temperaturunterschiede so weit wie möglich vermeiden.
- Alkohol, Kaffee oder schwarzer Tee sollte ganz gestrichen sein.
- Mehrmals täglich den linken Unterarm und dann den rechten unter laufendes kaltes Wasser halten.
- Mindestens 2 1/2 l Flüssigkeit (keinen Kaffee!) täglich trinken.
- Milde Ableitungsdiät oder Fastenkur.
- Vegetarische Kost ist hier am sinnvollsten, um die Schlackenstoffe des tierischen Eiweißes wieder loszuwerden.
- Milde Kneippsche Wasseranwendungen.

Pflanzenheilkunde

Tee

- Birkenblättertee, morgens und abends 1 Tasse.

- Knoblauchmilch: Einige kleingeschnittene, enthäutete Knoblauchzehen in einer Tasse Milch erhitzen und mehrmals täglich trinken.
- Morgens und abends 1 Tasse erhitzte Milch mit 1 Teel. reinem geklärtem Butterschmalz (Ghee, siehe Seite 153) trinken.

Salben
- Roßkastanien-Gel.

Aromaöle
- Lavendel und Rose.
- Bei geplatzten Äderchen im Gesicht: Kamille, Petersilie und Rose.

Mineralstoffe
- Calcium flour. D 12 – täglich 2 × 3 Tabl. lutschen, wegen der Elastizität.
- Silicea D 12 – abends 3 Tabl. lutschen zum Reinigen des Bindegewebes.

Vitamine
- Vitamin E (Nachtkerzenöl).

Bachblüten
- Holly – aufgrund negativer Gedanken an bestimmte Ereignisse.
- Walnut – um Emotionen und Ratio in Harmonie leben zu können.

Farbtherapie
- Blau oder Türkis (wenn die Ursache elektromagnetische Strahlung bzw. ein Computer sind).

Jeweils zur Bestrahlung oder als Farbinformation einen farbigen Untersetzer, auf dem ein Glas Wasser für 10 Minuten stand.

Feng-Shui

- Dringend einen Rutengänger kommen lassen und überprüfen, ob die Elektroleitungen bzw. -anschlüsse geerdet sind oder eine Wasserader vorhanden ist.
- Auf spitze Ecken und Kanten achten, da diese wie verlängerte Pfeile wirken können. Überprüfen, ob evtl. zuviel Rot- oder Schwarzanteil in den Räumen vorhanden ist.

Aggressionen → *Galle*

Aggressionen kommen zum Ausbruch, wenn sich Verzweiflung und unterdrückte Wut angesammelt haben. In der Säftelehre wird dieser Typ von Mensch „Choleriker" genannt (Chol = Galle).
Das oberste Gebot ist, wie schon vor tausend Jahren, tief Luft holen und bis zehn zählen. Daran denken, daß nur durch überpersönliche Liebe – ohne Machtanspruch – Neutralität und Harmonie entstehen kann.

Überlieferte Hausmittel

- Kalte Dusche.
- Entschlackungskur.
- Meditation.
- Die Leberfunktion und den Gallenfluß unterstützen.

Pflanzenheilkunde

- Löwenzahn oder Pfefferminze als Tee oder drei Tropfen Pfefferminzöl in heißem Wasser lösen und davon trinken.

Aromaöle

- Pfefferminze, Zitrone, Lavendel, Majoran, Ylang-Ylang.

Mineralstoffe

Da bei Gallenstau auch die Leber behandelt werden muß, ist es ideal, die biochemischen Lebenssalze einzusetzen.

- Kalium sulf. D 6 und Natrium sulf. D 6. Jeweils 2 × 3 Tabl. am Tag lutschen.
- Zink und Selen (bitte an unterschiedlichen Tagen einnehmen, nicht zusammen!).

Vitamine

- Vitamin E.

Bachblüten

- Holly – aufgrund negativer Gedanken an bestimmte Ereignisse.
- Impatiens – wenn man ungeduldig ist.
- Mimulus – wenn man sich wie eine Mimose fühlt und andere Meinungen nicht gelten lassen kann.
- Star of Bethlehem – wenn eine seelische Erschütterung vorhergegangen ist.
- Willow – bei Ärger und Verbitterung über das Schicksal.
- Crab Apple – zur Reinigung der Gemütszustände.

Farbtherapie

- Die Heilfarbe Grün lindert und neutralisiert. Grün kann durch Bestrahlung oder durch grüne

Umgebung, egal ob in Räumen oder außen aufgenommen werden. Ein Spaziergang im Grünen oder eine kurze Meditation mit Grün lassen das Gemüt wieder ruhig werden.

Feng-Shui

- Rot meiden.
- Achten Sie darauf, ob nicht etwa spitze Ecken oder Kanten auf Sie weisen, Sie können sich wie verlängerte Pfeile auswirken! Hängt möglicherweise ein alter Spiegel an der Wand, der alte Ereignisse reflektiert?

Aids

Ob Aids heilbar ist, liegt an sehr vielen Faktoren. Kein einziges Heilmittel kann allein helfen. Wie bei jedem Symptombild liegen die Emotionen, Gedanken und Gefühle, Streß, aber auch eine gesunde Ernährung und ethische Lebensweise im Vordergrund. Wer viele Impfungen hinter sich hat, viel schwere Infektionskrankheiten oder Geschlechtskrankheiten, ist anfälliger, weil das Immunsystem extrem geschwächt wurde. Auch spielt eine große Rolle, welche Informationen in unserer Genetik lagern. Die Möglichkeit jedoch, das Immunsystem zu stärken, gibt es, und sie sollte genutzt werden. Denn viele Menschen sind Virusträger, es tritt jedoch keine Krankheit ein, weil der gesunde Abwehrmechanismus arbeitet.
Zur Erklärung: Ein Virus kann sich nur innerhalb lebender Zellen vermehren. Das Virus dringt in eine Wirtszelle ein und bedient sich ihrer biochemischen Abläufe, um sich zu vermehren. Die Wirtszellen sind im Fall des HIV-Virus die T-Helfer-Zellen des Immunsystems. Einfach gesagt, sie lösen Prozesse aus und beschleunigen die

Immunreaktion, während die Gegenspieler, die T-Suppressor-Zellen, diesen Vorgang verlangsamen und sogar stoppen, wenn keine Infektionsgefahr vorhanden ist. In einem gesunden Körper sind mehr T-Helfer-Zellen als T-Suppressor-Zellen. Die T-Helfer-Zellen werden jedoch vom HIV-Virus zerstört und es bleiben die T-Suppressor-Zellen übrig. Jetzt kann der Körper nicht mehr eindringende Mikroorganismen abwehren und Pilze, Bakterien und Viren können mit der Zerstörung beginnen.

Überlieferte Hausmittel

- Sauerstoff und eine gesunde, ethische Gedankenwelt sowie Lebensweise! Solange Liebe und Menschen als Handelsware verstanden werden, stimmt etwas nicht mit der Lebenseinstellung. Der Sinn des Lebens ist, die Liebe zu lernen und nicht aus Machthunger viele Partnerwechsel zu haben.
- Darmsanierung mit einer Entschlackungskur.
- Alkohol und Drogen meiden.
- Streßabbau durch Meditation.

Pflanzenheilkunde

- Eine rein pflanzliche Ernährung wird dringend empfohlen.
- Ginsengwurzelextrakt.
- Eleutherococcusextrakt.

Aromaöle

- Niaouli, Teebaum, Eucalyptus radiata, Thymian.

Mineralstoffe

- Kalium sulf. D6 – täglich 2 × 3 Tabl. lutschen, zur Entgiftung.

Vitamine

- Vitamin C in jeder Form.

Bachblüten

- Holly – aufgrund negativer Gedanken.
- Olive – wenn man sich erschöpft und überfordert fühlt.
- Crab Apple – zur Reinigung.
- Willow – wenn man sich als Schicksalsopfer fühlt.

Farbtherapie

- Grün – als Untersetzer für das Glas Wasser zum Trinken.
- Violett – um sich zu reinigen.
- Lemon – für die Thymusdrüse, um das Immunsystem anzuregen und die alten Verhaltensmuster ablegen zu können.
- Rot – für die Vitalenergie, in der Nahrung und in der Trinkflüssigkeit.

Akne

Alles, was über die Haut erscheint, ist ein letzter Ausweg, weil die anderen Ausscheidungsorgane im Körper nicht genügend arbeiten. Wenn der Darm, die Niere und die Bronchien ihre Funktionen nicht voll ausüben, setzt der Körper als Hilfeschrei die Haut ein. Es kann aber auch eine emotionale Ursache vorhanden sein: daß wir eine bestimmte Person nicht gut in unserer Nähe vertragen. Überlegen Sie, mit was Sie nicht mehr konfrontiert werden möchten.

Überlieferte Hausmittel

- Wichtig ist, den Stoffwechsel anzuregen und den Körper von den Schlackenstoffen zu befreien.

- Evtl. liegt eine Schweinefleischunverträglichkeit oder allgemeine tierische Eiweißvergiftung vor.
- Bitte meiden Sie Schweinefett, Süßigkeiten, gezuckerte Getränke, Schokolade, Kaffee oder Zitrusfrüchte.
- Bitte überprüfen Sie, ob noch Amalgam in den Zähnen steckt!
- Trinken Sie täglich 2 l Flüssigkeit?
- Viel frisches Obst und Gemüse essen.

Pflanzenheilkunde

Tee
- Stiefmütterchen, Ackerschachtelhalm.
- Entschlackungs- und Darmreinigungstee.

Aromaöle

- Lavendel und Bergamotte wirken bakterizid.
- Für das Gesicht: Geranienöl.
- Für den Körper: Rosmarin und Geranie.
- Gegen Narbenbildung: Weizenkeimöl mit Lavendel und Neroli.

Mineralstoffe

- Kalium sulf. D 6 – täglich 3 Tabl. lutschen, zur Entgiftung.
- Natrium phos. D 6 – 2 × 3 Tabl. täglich, zur Entsäuerung.
- Silicea D 12 – abends 3 Tabl., für das Bindegewebe.

Vitamine

- Vitamin A und Vitamin E.

Bachblüten

- Crab Apple – zur Reinigung.

Farbtherapie

- Violett – Bestrahlung auf die Milz und auf die Mittelscheitellinie.
- Violett – als Farbuntersetzer, um ein Glas Wasser darauf zu stellen und nach 10 Minuten trinken.
- Gelb – Bestrahlung auf die Leber und auf die Nieren.

Allergie

Zu Allergien kann es aufgrund materieller wie auch psychischer Ursachen kommen. Meist liegt eine hochgradige tierische Eiweißvergiftung vor, und der Organismus wehrt sich jetzt gegen alles, was ohnehin nicht optimal zu verwerten ist. Die wesentlichen Ursachen können hier synthetische Stoffe, Verhütungsmittel, Kupferspiralen sowie andere unedle Metalle, eine rauchende Umwelt, künstliche Farbstoffe im Essen, viele Haushaltsdesinfektionsmittel, Weichspüler, Waschmittel, Intimsprays, Kosmetika, synthetische Parfüms oder Seifen sein.
Bei den psychisch bedingten Ursachen bedarf es einer emotionalen Klärung für sich selbst (siehe *Heilblüten-Farbkarten-Test),* mit Hilfe eines/r Behandlers/in. Oft stehen innere Abneigung oder Ablehnung gegen Eigenschaften einer Person, auch des eigenen Partners bzw. gegen einen selbst dahinter.

Überlieferte Hausmittel

- Alle tierischen Proteine weglassen.
- Milch und Käse nicht mehr nach 14 Uhr zu sich nehmen, denn der Körper braucht acht Stunden, um Eiweiße zu verdauen.

- Das Waschmittel wechseln, keinen Modeschmuck oder unedles Metall im Körper oder am Körper tragen (Kupferspirale! Amalgam!).
- Kosmetika weglassen bzw. wechseln.
- Sehr oft sind Impfungen der Auslöser, da tierische Eiweiße enthalten sind.
- Cortison, ein künstliches Hormon, ist kein Heilmittel und sollte – wenn es sich nicht um lebensbedrohliche Situationen handelt – im eigenen Interesse vermieden werden.
- Süßigkeiten und Zitrusfrüchte weglassen!

Pflanzenheilkunde

Tee

- Löwenzahn, Tausendgüldenkraut, Birkenblätter, Goldrute zum Entgiften.

Salben

- Rescue Remedy Salbe von den Bachblüten.
- Self-Heal-Blütenessenz-Creme von kalifornischen Blütenessenzen.
- Aloe Vera Gel 100%.

Aromaöle

- Am besten sind Kamille, Lavendel und Melisse, die je nach Allergie zu Bädern, Kompressen, Inhalationen, Lotionen u.a. beigegeben werden können.
- Bergamotte, Jasmin, Muskatellersalbei, Neroli, Rose, Sandelholz, Ylang-Ylang.

Mineralstoffe

- Calcium phos. D 6 – bei weißlicher Kruste oder Absonderung.

- Natrium chlor. D 6 – bei weißlichen Schuppen.
- Natrium sulf. D 6 – bei weichen blauroten Entzündungen.

Vitamine

- Vitamin A und Vitamin B.

Bachblüten

- Agrimony – zum Vermeiden von Unannehmlichkeiten.
- Centaury – Allergie als Ärger über die eigene Gutmütigkeit.
- Crab Apple – zur Reinigung.
- Holly – negative Gedanken an andere.
- Walnut – um vor Einflüssen geschützt zu sein.

Farbtherapie

- Blau – Bestrahlung der betroffenen Stelle zur Beruhigung.
- Grün – Bestrahlung der betroffenen Stelle zur Neutralisierung und Desinfektion.
- Orange – Bestrahlung an die Mitte der Schamhaargrenze.

- Violett – als Farbuntersetzer zum Aufladen der Farbinformation für Wasser. Zur Reinigung.

Feng-Shui

- Überprüfen Sie, ob sich ein Spiegel mit alten, unangenehmen Informationen in Ihrer Nähe befindet oder alte Erbstücke auf Sie einwirken.

Homöopathie

- Hepar sulf. oder Sulfur – bei mangelndem Abbau von Stoffwechselprodukten oder unedlen Metallen.
- Nux vomica – bei Umweltgiften und Managerstreß.
- Ars. alb. – bei tierischer Eiweißvergiftung.
- Merc. sol. – bei Amalgamentgiftung.

Altern

Die Altersschwäche hinauszögern, und das noch möglichst ohne Krankheit, ist das Ziel der meisten Menschen, d.h. wir müssen alles unternehmen, um unser Bindegewebe von Ablagerungen frei zu halten. Die menschlichen Bindegewebszellen teilen sich im Laufe eines Lebens ca. fünfzigmal. Mit dieser Höchstleistung könnten wir alle ungefähr 120 Jahre leben. Prinzipiell ist jedoch die Thymusdrüse zuständig für den Alterungsprozeß. Wenn sie ihrer Arbeit nicht mehr nachkommt und verkümmert, dann verkümmert auch der Mensch. D.h. wenn wir unsere Thymusdrüse täglich aktivieren, fühlen wir uns länger jung.

Überlieferte Hausmittel

- Jeder alternde Mensch sollte auf Zucker verzichten, denn die Insulinproduktion ist geringer geworden, und der Zucker kann nicht mehr abgebaut werden.
- Abwehrkräfte durch gesunde Ernährung und viel frische Luft unterstützen.
- Damit die Knochen nicht steif und brüchig werden, hat sich seit Tausenden von Jahren folgen-

des bewährt: Morgens und abends 1 Tasse erhitzte Milch oder heißem Wasser mit 1 Teel. reinem, geklärtem Butterschmalz (Ghee, siehe Seite 153).

- Bei beginnender Arterienverkalkung oder um dies zu verhüten, einfach auf tierische Proteine verzichten.
- Regelmäßige Obst-, Saft- oder Reisfruchttage
- Darmentschlackungskuren.
- Sauerstoff!
- Meditation.

Pflanzenheilkunde

Tee

- Für das Bindegewebe: Zinnkrauttee und Brennnesseltee.
- Für vermehrten Sauerstofftransport: Chlorophyll über das Blattgrün in der Nahrung und Algentabletten.
- Für Leber und Galle: Löwenzahn, Tausendgüldenkraut.
- Für den Magen: Wermut und Gänsefingerkraut.
- Für die Nieren: Goldrute, Wacholder, Zinnkraut.
- Für die Nerven: Baldrian, Johanniskraut.
- Für das Herz: Weißdorn und Herzgespann.
- Außderdem: Eiche, Frauenmantel, Hafer, Holunder, Isländisch Moos, Knoblauch, Schafgarbe.
- Gut bewährt hat sich Leinöl und überhaupt kaltgepreßtes Pflanzenöl in der Nahrung oder als Kur, z.B. zwei Wochen jeden Morgen 1 Teel. Leinöl in ein Schälchen Quark.

Salben

- Aloe Vera Gel 100% gegen trockene Haut.

Aromaöle

- Thymian, Lemongras, Nelke, Vanille.

Mineralstoffe

- Silicea D 12 – ist das beste Antifaltenmittel, tägl. 3 Tabl. lutschen.
- Kalium chlor. D 6 – bei zuviel Schleimbildung, tägl. 3 Tabl.

Vitamine

- Vitamin A, Vitamin E und Nachtkerzenöl.

Bachblüten

- Gentian – bei schneller Entmutigung.
- Willow – fühlt sich als Opfer des Schicksals, „wer rastet rostet".
- Und alle Blüten aus der 7. Gruppe: Chicory, Vervain, Vine, Beech und Rock Water.

Die angegebenen Bachblüten sind natürlich nur ein Bruchteil von Möglichkeiten, die für verschiedene Persönlichkeiten in Frage kommen. Im Laufe eines langen Lebens haben sich viele verschiedene Emotionen und Gemütszustände aufgebaut. Bitte, arbeiten Sie mit dem *Heilblüten-Farbkarten-Test,* damit Sie die für Sie beste Kombination herausfinden, um sich effektiv helfen zu können.

Farbtherapie

- Lemon – zum Bestrahlen auf die Thymusdrüse, zum Aktivieren.
- Rosa – zum Bestrahlen auf das Herz, um überpersönliche Liebe geben zu können.
- Gelb – zum Bestrahlen auf die Leber, läßt alle Säfte fließen.
- Violett – zum Bestrahlen auf die Milz, zur Reinigung und Entstauung.

Homöopathie

- Barium carb. bei allgemeiner Alters- und Konzentrationsschwäche. Doch auch hier gilt, bitte gehen Sie zu einem/einer Homöopathen/in, um genau Ihre Symptome erfassen und Ihnen helfen zu können.

Angina → *Halsentzündung*

Angst

Jeder hat Angst. Nur, daß unser Körper mit Symptomen darauf reagiert, wird sehr oft vergessen. Die Symptome äußern sich ganz unterschiedlich: Herzstiche, ein flatternder Magen, Durchfall, eingeschnürte Kehle, Druck auf der Brust, schwitzige Hände, kalte Füße, Gesichtsblässe, Platzangst, Herzrasen, Fieber, Krämpfe, Unruhe, Konzentrationsmangel, Gefühle von Handlungsunfähigkeit oder das Bedürfnis, sich einzuigeln. Das Wichtigste gegen Angst: Urvertrauen aufzubauen.

Überlieferte Hausmittel

- Meditation und Gebet, z.B. daß wir die höhere geistige Kraft in uns bitten, uns die Angst und die Sorge um einen Menschen oder eine Sache abzunehmen, daß wir unsere Angst dieser Instanz sozusagen zu Füßen legen und damit abgeben.

- Auf die Thymusdrüse klopfen und singen (siehe Seite 104).
- Sich mit hellen Dingen umgeben.
- Alkohol und Drogen meiden.
- Keine Krimis ansehen.

Pflanzenheilkunde

Tee
- Eine Mischung aus Fenchel, Lindenblüten, Pfefferminze, Salbei und Schafgarbe zu gleichen Teilen, tagsüber verteilt 1–3 Tassen trinken.
- Für den Abend Baldriantee.

Tinktur
- Johanniskraut (Hypericum)

Aromaöle

- Jasmin, Lavendel, Ylang-Ylang.

Mineralstoffe

- Kalium phos. D 6 – bei Angst mit Erschöpfungsgefühl und Platzangst.
- Magnesium phos. D 6 – wenn krampfartige oder nervöse Herzschmerzen.
- Ferrum phos. D 12 – bei Angstgefühl mit starkem Blutandrang und Wallungen zum Kopf.
- Natrium phos. D 6 – weil Angst im Körper Säure erzeugt.
- Zink – für die Nervenkraft.

Vitamine

- Alle B-Vitamine.
- Vitamin E.

Bachblüten

- Mimulus – bei Angst allein zu sein und Angst vor der Zukunft.
- Red Chestnut – Angst um andere.
- Aspen – Angst im Dunkeln; diffuse Ängste, Vorahnungen; plötzlich, unbestimmt und unerklärlich.
- Rock Rose – Angst aufgrund eines Ereignisses; Todesangst; Angst vor Verlust.
- Cherry Plum – Angst durchzudrehen; Angst vor eigenen Konflikten; Angst, die Kontrolle über seine geistigen Fähigkeiten zu verlieren; Angst vor Kurzschlußhandlung; Angst loszulassen.
- Cerato – Angst vor falscher Entscheidung.
- Hornbeam – Angst vor Mißerfolg.
- Heather – Angst vor Blamage.
- Agrimony – Angst, sich jemandem anzuvertrauen oder durchschaut zu werden; sich zu offenbaren.
- Centaury – Angst vor Liebesentzug bzw. nicht anerkannt zu werden; den Ansprüchen anderer nicht gerecht zu werden; zurückgewiesen zu werden.
- Larch – Angst, sich zu blamieren aufgrund eines mangelnden Selbstvertrauens.
- Pine – Angst, schuldig zu sein und bestraft zu werden.
- Star of Bethlehem – Angst aufgrund eines nicht verarbeiteten Schocks.
- Chicory – Angst, seine Freunde zu verlieren oder überhaupt vor Verlust.

Farbtherapie

- Gelb in jeder Form: als Nahrung, in der Umgebung, als Saft oder 1 Glas Wasser für

10 Minuten auf einen gelben Untersetzer stellen und dann trinken, mehrmals täglich.
- Gelb ans Ende des Brustbeins bestrahlen – bekannter Akupunkturpunkt gegen Angst.
- Violett auf die Milz bestrahlen – zur Reinigung von den dunklen Gedankengängen.

Feng-Shui

- Alle spitzen Ecken und Kanten meiden, da sie wie verlängerte Pfeile wirken.
- Alte Spiegel gründlich reinigen. Dunkle Farben meiden. Die Fensterkreuze sollten wie Pluszeichen aussehen, falls nicht, dann kleine Kränze hinhängen.

Homöopathie

- Aconit – als Hauptmittel bei Angst vor Einsamkeit oder davor, nicht mehr geliebt zu werden.
- Sepia – bei Platzangst; vielleicht hatte der Betroffene Angst, im Mutterleib nicht überleben zu können.
- Arsen alb. – bei Angst, nicht allein an einem Ort sein zu können.
- Chamomilla und Nux vomica – bei Ängsten von überempfindlichen Menschen.

Antriebslosigkeit

Es gibt mehrere Gründe antriebsarm zu sein. Ein psychischer Schock oder Liebesverlust können die Ursache sein. Ebenso chronische

Krankheiten und Streuherde einer Infektion wie Zähne, Dysbakterie im Darm, Umweltgifte.
Auch geopathische Zonen wie Wasseradern, bestimmte Gitternetze, elektromagnetische Smog aufgrund nicht genügend geerdeter Geräte oder Handys und Funkanlagen können Antriebslosigkeit auslösen.

Überlieferte Hausmittel

- Entschlackungs- oder Fastenkur.
- Alkohol, Zucker oder Drogen meiden.
- Sauerstoffzufuhr erhöhen durch Bewegung.
- Kneippsche Wasseranwendungen.
- Bindegewebsmassagen oder Lymphdrainagen.
- Täglich morgens Trockenbürstenmassagen.
- Obstsafttage oder Gemüsesaftkur.
- Zimt, Ingwer oder grüner Pfeffer als Gewürz.

Pflanzenheilkunde

Tee

- Andornkraut – um die Verdauungswege zu vermehrter Tätigkeit, das Knochenmark zu vermehrter Blutbildung, die Leber zur verstärktem Gallefluß und die Gebärmutter zu verbesserter Funktion anzuregen. Täglich 3 × 1 Tasse trinken.

Tinktur

- Andornsaft: Als Frühjahrs- und Entschlackungskur: 3 × täglich 2 Eßl. frisch gepreßten Saft mit Wasser oder Milch verdünnen und maximal 3 Wochen trinken.

Aromaöle

- Bergamotte, Zitrone oder Lemongras, Basilikum, Pfefferminze und Rosmarin.

Mineralstoffe

- Ferrum phos. D 12 – 3 × täglich 3 Tabl. lutschen, für den Sauerstofftransport und zur Infektabwehr.
- Silicea D 12 – abends 3 Tabl. lutschen, zur Stärkung des Bindegewebes.
- Zink – zur Stärkung der Bauchspeicheldrüse und der Nerven.
- Selen – u.a. zur Entgiftung.

Vitamine

- Vitamin A, Vitamin C und Vitamin E.

Bachblüten

- Clematis – bei allgemeiner Antriebslosigkeit.
- Honeysuckle – denkt nur an die Vergangenheit.
- Wild Rose – fehlende Lebensenergie, alles sinnlos; ohne Lust; fühlt sich überfordert.
- Olive – überfordert und erschöpft.

Farbtherapie

- Rot – um die Grundenergie wieder aufzuladen. Hier sollte viel Rot in der täglichen Nahrung und in den Säften vorkommen.
- Orange – um aus der etwaigen Depression herauszukommen.
- Gelb – damit alle Säfte fließen.

Feng-Shui

- Meiden Sie dunkle Räume. Lassen Sie viel Licht in die Räume.
- Vergewissern Sie sich, daß keine geopathischen Zonen vorliegen. Bestellen Sie einen seriösen Rutengänger.
- Achten Sie auf die elektrischen Geräte; lieber ausstecken als das Gerät auf „stand by" halten.

Aphrodisiaka

Die Keimdrüsen und Zeugungsorgane können angeregt werden. Damit verbunden ist auch eine Anregung der Blasen- und Nierentätigkeit. Und je harmonischer die Darmflora, desto besser.
Bitte verwechseln Sie nicht körperliche Lust mit echter Herzensliebe. Solange ein Mensch einen anderen Menschen besitzen will, sollte er sich prüfen, ob sich hinter seiner Liebe nicht in Wirklichkeit ein Machtanspruch verbirgt. Liebe bedeutet, den anderen glücklich zu machen, sich anzupassen und nicht, ihn zu besitzen.

Überlieferte Hausmittel

- Alkohol, Nikotin und Drogen meiden.
- Viel frische Luft.
- Vanille, Zimt und Ingwer sind beliebte Gewürze.
- Sellerie, Erdbeeren.
- Vor allem Frischkost.

Pflanzenheilkunde

Tee
- Damiana und Ginseng.
- Erdbeerblätter.
- Ingwerwurzeltee.
- Anis.
- Thymian.

Tinktur
- Ginsengwurzel und Damiana.

Aromaöle

- Kardamom, schwarzer Pfeffer, Koriander, Thymian, Wacholder und Zwiebel haben eine stimulierende Wirkung. Bitte vorsichtig anwenden.

- Rose, Neroli, Muskatellersalbei, Patschouli und Ylang-Ylang helfen zum Abbau von Streß und Ängsten.
- Jasmin, Sandelholz haben Einfluß auf die Hormone.

Mineralstoffe

- Magnesium phos. D 6 – falls Streß und Nervosität vorhanden.

Vitamine

- Vitamin E und Nachtkerzenöl.

Bachblüten

- Impatiens – bei zu großer Erregung und Ungeduld.
- Pine – wenn moralische Zwänge hindern.
- Star of Bethlehem – nach einer schlechten Erfahrung.

Farbtherapie

- Magenta tonisiert alle Sexualorgane bei Frau und Mann.
- Warme und hitzige Farben – z.B. Rot, das anregend wirkt.

Appetitlosigkeit

Durch Krankheit, Liebeskummer oder Depression kann einem buchstäblich der Appetit vergehen.

Überlieferte Hausmittel

- Alle Arten von Bittermittel regen den Appetit an.
- Morgens 1 Glas schwarzer Johannisbeersaft mit etwas Traubenzucker.
- Rettichkur: 2 Wochen werden täglich dünngeschnittene Rettichscheiben mit etwas Salz bestreut und jeweils 1 Stunde vor dem Essen eingenommen.

Pflanzenheilkunde

Tee
- Wermut.
- Rosmarin.
- Folgende Mischung hat sich bewährt: gelber Enzianwurzeltee 10 g, Angelikawurzeltee 30 g, Tausendgüldenkrauttee 50 g.
- Herzgespann – bei Appetitlosigkeit durch Liebeskummer.

Aromaöle

- Kamille, Kümmel, Koriander, Kardamom, Bergamotte, Ysop, Zitrone.

Mineralstoffe

- Ferrum phos. D 12 – regt den Sauerstofftransport an.

Vitamine

- Vitamin B.

Bachblüten

- Elm – wenn man glaubt, die Aufgabe sei zu schwer.
- Larch – wenn man sich nichts zutraut.
- Oak – um tapfer durchzuhalten.

- Sweet Chestnut – wenn man glaubt, die äußerste Grenze der Belastbarkeit erreicht zu haben.
- Mustard – bei Appetitlosigkeit durch Depressionen.

Farbtherapie

- Orange – regt den Appetit an, egal, ob als farbiger Untersetzer für das Glas Wasser, ob orangefarbene Säfte getrunken werden oder orangefarbenes Obst und Gemüse gegessen wird.

Feng-Shui

- Meiden Sie die Farbe Blau in Ihrer Einrichtung.

Arthritis

Arthritis entsteht durch angesammelte Harnsäure im Organismus. Sie muß zusammen mit vorhandenen Giftstoffen ausgeschieden werden. Die Blutzufuhr zu den betroffenen Gelenken sollte verbessert werden, damit die Abfallprodukte aus dem befallenen Gewebe abtransportiert und wieder Nährstoffe zugeführt werden können.
Wichtig ist, daß alles vermieden wird, was Säure im Körper bildet. Es sind nicht nur die Umweltgifte, die tägliche Ernährung oder die Genußgifte, sondern auch unsere eigenen Gedanken und Gefühle, die extreme Säure verursachen können.

Überlieferte Hausmittel

- Wacholderbeeren kauen.
- Täglich frischen geriebenen Meerrettich.
- Selleriesaft vor dem Essen.

- Apfelkur: 1 Tag in der Woche einlegen und als einzige Nahrung nur unbehandelte Äpfel zu sich nehmen.
- Jede Art von tierischem Eiweiß vermeiden.
- Nur 200 g Getreide am Tag essen.
- Viel frische Luft.

Pflanzenheilkunde

Tee
- Folgende Mischung mehrmals täglich als Aufguß trinken: Gänsefingerkraut 20 g, Schafgarbe 40 g, Zinnkraut 40 g.

Aromaöle
- Benzoe, Kamille, Lavendel, Rosmarin bei Schmerzen.
- Fenchel, Wacholder, Zitrone, Zypresse als Badezusatz.

Mineralstoffe
- Natrium phos. D 6 – 3 × 3 Tabl. täglich, zur Entsäuerung.
- Zink und Selen – im Wechsel jeden 2. Tag.

Vitamine
- Vitamin C (wird z.B. auch verbraucht, wenn viel Aspirin eingenommen wird).
- Vitamin-B-Komplex.

Bachblüten
- Crab Apple – zur Reinigung.
- Holly – bei negativen Gedanken.

Farbtherapie
- Grün – hat die stärkste Heilkraft.

Feng-Shui

- Dringend einen Rutengänger kommen lassen zur Überprüfung, ob evtl. eine Wasserader oder andere geopathische Zonen am Schlaf- oder Arbeitsplatz vorhanden sind, oder ob eine elektromagnetische Strahlung vorliegt.
- Es kann auch sein, daß unedle Metallgegenstände oder Keramikplatten, auch Modeschmuck, radioaktiv aufgeladen sind.

Asthma

Asthma kann viele Ursachen haben. Ähnlich wie Niesen gehört Asthma zu den Abwehrreaktionen des Körpers. Sehr oft liegt eine tierische Eiweißunverträglichkeit vor! Bitte verständigen Sie einen Arzt, wenn der Betreffende keine Luft mehr bekommt.

Überlieferte Hausmittel

- Heiße Dampfkompressen während des Anfalls auf die Brust sowie heiße Hand- und Fußbäder.
- Ansteigend heiße Armbäder.
- Brust- und Rückenmassagen bis die Haut gerötet ist.
- Luftbäder.
- Atemgymnastik.

Pflanzenheilkunde

Tee

- Isländisch Moos mit viel Honig.
- Lungenkraut und Schafgarbe, täglich 2 Tassen.

- Huflattich, Taubnessel, Salbei und Wollblume zu gleichen Teilen mischen. Täglich 1 Teel. der Mischung auf 1 Tasse kochendes heißes Wasser, mit Fenchelhonig süßen, genügt, um eine Linderung zu erfahren.

Aromaöle

- Bergamotte, Kamille, Lavendel, Muskatellersalbei, Neroli und Rose – zur Krampflösung.
- Weihrauchöl, wenn die Atmung zu schnell ist.
- Rosmarin für den Kreislauf.

Mineralstoffe

- Kalium sulf. D 6 – zur Entgiftung.
- Natrium sulf. D 6 – für den Gallenfluß.
- Calcium phos. D 6 – bei unruhigem Herzschlag.
- Kalium chlor. D 6 – bei Katarrh mit viel grauweißem Schleim.

Vitamine

- Vitamin A und die Vitamin-B-Komplexe.
- Vitamin E und Nachtkerzenöl (Steroide zerstören die Wirkung!).

Bachblüten

- Elm – wenn man glaubt, allein zu sein.
- Chicory – wenn man als Kind zu sehr behütet wurde.
- Larch – wenn man sich nichts zutraut und kein Selbstbewußtsein hat.
- Oak – wenn jemand Unterstützung in der Therapie braucht, um es zu schaffen.
- Sweet Chestnut – wenn die äußerste Grenze der Belastbarkeit erreicht ist.

- Star of Bethlehem –bei einem psychischen Trauma.
- Rock Rose – bei Schockereignissen, die noch nicht verarbeitet sind.

Farbtherapie

- Während des Anfalls: Purpur im Wechsel mit Orange auf die Brust. Scharlach an die Nieren.
- Zwischen den Anfällen: Magenta an Nieren, Brust und Rücken. Orange auf die Brust.
- Bei chronischen Asthma: Lemon statt Orange. Die Farbe Lemon hilft, alte Ereignisse loszulassen (siehe Thymusdrüse Seite 104).

Homöopathie

- Arsen. alb. C 30 – wenn die Ursache eine tierische Eiweißunverträglichkeit ist.
- Natrium mur. C 30 – auch bei Neigung zu Schuppen und trockener Haut, tiefsitzenden Enttäuschungen.

Atem, übelriechender

Überprüfen Sie erst, ob der Geruch nicht etwa die Ursache in kranken und schlechten Zähnen hat. Das beste Mittel dafür ist: zum Zahnarzt gehen!
Ursache kann jedoch auch eine schlechte Verdauung sein oder eine Nasenentzündung. Meistens ist die Leber oder der Magen dafür verantwortlich. Falls ein vorübergehender Pfortaderstau (zwischen Darm und Leber) die Ursache ist, wird der Atem zunehmend schlechter.

Überlieferte Hausmittel

- Putzen Sie Ihre Zähne mit Chlorophyll oder ayurvedischer Kräuterzahnpasta, falls diese die Ursache sind.
- Lassen Sie Industriezucker weg, denn er löst chemische Reaktionen im Speichel aus und schafft damit die Grundlage für Bakterienwachstum.
- Meiden Sie abends scharfe Gewürze.
- Falls Sie ein künstliches Gebiß oder Zahnspangen tragen, legen Sie diese bei Nichtgebrauch in eine antiseptische Lösung.
- Wenn Sie zuviel gegessen haben, dann einen Teelöffel Kaffeekohle oder Heilerde nach dem Essen gut kauen und einspeicheln, bevor es heruntergeschluckt wird.
- Einige Körnchen übermangansaures Kali in einem Glas Wasser aufgelöst (Vorsicht färbt stark!) und damit den Mund ausspülen.

Pflanzenheilkunde

Tee

- Pfefferminze, Anis, Kümmel.
- Eisenkraut, wenn es der Magen ist.

Tinktur

- Chlorophyll flüssig, täglich 2–3 × 20 Tropfen in etwas Wasser verdünnt einnehmen.

Sonstiges

- Kräutermischung aus Indien. Nach jedem Essen 1 Teelöffel der Mischung Anis, Fenchel, Kreuzkümmel und Kümmel gut kauen und einspeicheln.
- Frisch geriebener Meerrettich.

Aromaöle	• Reines Pfefferminzöl, 1 Tropfen in ein Glas heißes Wasser nach dem Essen.
Mineralstoffe	• Kalium sulf. D 6 – wenn die Leber beteiligt ist. • Natrium sulf. D 6 – wenn die Galle gestaut ist.
Vitamine	• Vitamin-B-Komplex.
Bachblüten	• Holly – aufgrund negativer Gedanken über Ereignisse oder Personen.
Farbtherapie	• Grün in jeder Form, ob als Farbuntersetzer, in der täglichen Ernährung oder zum Bestrahlen auf den Solarplexus oder auf den evtl. zu behandelnden Zahn.
Homöopathie	• Nux vomica – zur Entgiftung. • Asa foetida – wenn stinkende Blähungen auftreten.

Augenbeschwerden

„Die Augen sind der Ausdruck der Seele." Wir sehen nicht nur mit dem organischen Auge, sondern auch mit Geist und Seele. Es hat sich herausgestellt, daß Augenleiden sehr oft die Ursache für seelische Probleme sind oder andere körperliche Störungen anzeigen.

Viele Augenbeschwerden haben ihre Ursache in der Leber. „Beleidigte Leberwurst“ ist ein Spruch aus dem Volksmund – und doch so wahr! Wie oft glaubt man, daß einem Leid zugefügt wird, nur weil man alles sehr persönlich nimmt und enttäuscht wurde von jemandem.

Überlieferte Hausmittel

- Sich fragen, was die Ursache sein könnte, seit wann die Beschwerden aufgetreten sind.
- Die benutzte Kosmetik weglassen.
- Pfarrer Kneipp empfiehlt: Nackengüsse mit kaltem Wasser.
- Viel frische Luft und im Grünen spazierengehen.

Pflanzenheilkunde

Tee

- Eiche und Schafgarbe – bei brennenden Augen.
- Fencheltee – lauwarm als Kompresse bei entzündeten Augen.
- Augentrost – als Kompresse.
- Rittersporn, zerstampft mit Rosenwasser – als Kompresse.

Sonstiges

- Fenchel, Kalmuswurzel, Löwenzahn, Ringelblume, Rosmarin, Wermut, Rittersporn, Stiefmütterchen, Ysop zum Trinken. Keine Kamille!

Mineralstoffe

- Kalium phos. D 6 – bei nervlicher Erschöpfung.
- Kalium sulf. D 6 – bei Leberbeteiligung (fast immer).
- Natrium chlor. D 6 – bei brennenden Schmerzen.

- Silicea D 12 – lichtscheu und überanstrengt.
- Natrium sulf. D 6 – Sehschwäche durch Erschöpfung.

Vitamine
- Vitamin A, B-Komplex, Vitamin C (auch Acerola), Vitamin E.

Bachblüten
- Oak – um tapfer durchzuhalten.
- Walnut – um sich vor äußeren Einflüssen zu schützen.

Farbtherapie
- Grün hat die stärkste Heilkraft.

Feng-Shui
- Überprüfen lassen, ob sich Umweltgifte in den Wandfarben oder Möbeln verstecken.

Homöopathie
- Euphrasia – Augentropfen.

Bauchkrämpfe

Alle Emotionen kommen aus dem Bauch. Kinder reagieren auf starke Emotionen noch sehr natürlich, nämlich mit „Bauchschmerzen". Bitte nehmen Sie diese ernst. Vor allen Dingen brauchen die Kinder dann Ansprache. Natürlich sollte immer abgeklärt werden, ob nicht

der Blinddarm oder eine andere organische Erkrankung die Ursachen sind.
Sehr oft sind es auch Parasiten (Würmer) oder schlichtweg Magnesiummangel. Überprüfen Sie, ob täglich Stuhlgang möglich ist.

Überlieferte Hausmittel

- Sehr oft reicht es schon, wenn die Mutter ihrem Kind die Hand auf den Bauch legt und sich liebevoll mit ihm unterhält.
- Notfalls einen Einlauf mit lauwarmem Fencheltee oder Ghee machen (siehe Seite 153).

Pflanzenheilkunde

Tee

- Beliebter Kindertee: Anis (20 g) , Gänsefingerkraut (20 g), Angelikawurzel (20 g), Fenchel (20 g), Kümmel (10 g), Kamille (10 g).
  Von dieser Mischung wird 1 Eßl. auf 1/2 l Wasser kalt angesetzt und langsam ca. 5 Minuten aufgekocht. 10 Minuten ziehen lassen, abseihen und gut auspressen. Alle halbe Stunde 2 Teel., warm, verabreichen.

- Für Erwachsene:
  Anis, Dill, Holunder, Kümmel, Lindenblüten, Schafgarbe, Tausendgüldenkraut, Löwenzahn, Wacholder, Zwiebelsud.

Aromaöle

- Lavendel, Koriander.

Mineralstoffe

- Magnesium phos. D 6 – abends 7 Tabl. in heißer Flüssigkeit, gegen Krämpfe.
- Zink – zur Unterstützung der Nerven.

Vitamine
- Vitamin-B-Komplex.

Bachblüten
- Hier ist es ratsam, sich den *Heilblüten-Farbkarten-Test* vorzunehmen, um die ursächliche Emotionslage zu erkennen und die passende Mischung je nach Gemütszustand zusammenzustellen.

Farbtherapie
- Grün – zur Neutralisierung.
- Blau – zur Beruhigung.

Bandscheibenbeschwerden

Sehr oft muten wir unserer Wirbelsäule zuviel zu. Die Wirbelsäule mit ihren 24 Wirbelknochen bildet eine stabile Ganzheit und dazwischen liegen schmale, elastische Gewebeplatten, die wie Sprungfedern zwischen den Wirbelknochen eingebettet sind: die Bandscheiben. Sie befinden sich zwischen zwei Wirbeln und haben eine feste äußere Hülle und einen gallertartigen Kern, der sich bei jeder Bewegung der Wirbelsäule auf die entgegengesetzte Seite verschiebt. Dies alles ist umgeben von Bändern und Muskeln, zum Halten und Festigen und zum Abdämpfen von Erschütterungen. Dadurch werden die wichtigen Nervenbahnen geschützt, die im Inneren der Wirbelsäule jeweils das Rückenmark verlassen und zwar an den Stellen, an denen die Wirbelkörper durch Bandscheiben getrennt sind, um die Organe mit den Nerven des Gehirns zu verbinden.
Schäden können auftreten durch eine einseitige Bewegung, bei Überernährung und Übergewicht, durch andauernde Erschütterungen

(Achtung Autofahrer!), durch Verlust der Elastizität und Austrocknung, durch das Austreten der Gallertmasse, die auf die Nervenwurzeln drückt, und durch einen eingeklemmten Nerv (Hexenschuß). Bitte lassen Sie abklären, ob es sich wirklich um einen Bandscheibenschaden handelt oder um Lumbagoschmerzen aufgrund Übersäuerung.

Überlieferte Hausmittel

- Örtliche Heublumenauflage.
- ABC-Pflaster.
- Heiße Heublumensitzbäder.
- Frischer Kartoffelbrei aufgelegt (mit Schale kochen), Temperatur vorher prüfen!
- Viel Trinken.
- Für Verdauung sorgen.
- Ernährung umstellen, viel Obst und Gemüse essen.
- Entgiften der Schlackstoffe aus tierischen Eiweißablagerungen.
- Ayurveda-Anwendungen.
- Ghee (siehe Seite 153).

Pflanzenheilkunde

Tee

- Spitzwegerich, Schafgarbe, Salbei und Tausendgüldenkraut als Mischung zu gleichen Teilen, mehrmals täglich trinken – mindestens 2 1/2 l täglich.

Tinktur

- Johanniskraut wegen der Nerven.
- Kamille.

Sonstiges

- Auflage aus Heublumen.

- Auflage aus gekochten und zerstampften Kartoffeln, die nicht zu heiß sein dürfen.
- Johanniskrautöl, 150 g, zum Einreiben an die schmerzende Stelle.

Aromaöle

- Rosmarin, Eukalyptus, Latschenkiefer, Wacholder.

Mineralstoffe

- Ferrum phos. D 12 – tägl. 3 × 7, für den Sauerstofftransport.
- Nat. phos. D 6 – tägl. 2 × 3, zur Entsäuerung.
- Silicea D 12 – abends 3, für das Bindegewebe.
- Bei starken Krampfschmerzen: Magn. phos. D 6, tägl. 3 × 7 in heißer Flüssigkeit aufgelöst.

Vitamine

- Vitamin-B-Komplex.
- Vitamin E und Nachtkerzenöl.

Bachblüten

- Agrimony – bei aufgestauten Gefühlen.
- Holly – aufgrund negativer Gedanken an vergangene Ereignisse.
- Impatiens – nach Hektik und Ungeduld.
- Oak – wenn der Ehrgeiz sehr groß ist.
- Star of Bethlehem – bei Schock und nicht bewältigten Geschehnissen.

Farbtherapie

- Grün – gegen den Schmerz und die Hitze der Entzündung.
- Blau – gegen Schmerz und Schwellung.
- Orange – an die Nierenpole bestrahlen.

Feng-Shui

- Überprüfen lassen, ob nicht eine Wasserader oder andere terrestrische Strahlung vorliegt.
- Alle Elektrostecker vorsichtshalber ausstecken, bis die Ursache gefunden ist.

Bettnässen

Es gibt viele Ursachen: Blasenkatarrh, nasse Füße, nasser Badeanzug, Blasenerkältung, Würmer oder eine terrestrische Strahlung, wie eine Wasserader oder Elektrosmog. Aber auch ein emotionales Ereignis kann einen Schock ausgelöst haben. Sie sollten nie mit Strafe oder Spott reagieren! Immer mit Liebe, Güte und Zuspruch – und vorsichtshalber einen Baubiologen oder Rutengänger zur Überprüfung kommen lassen. Wie viele Fälle sind erst dadurch geheilt worden!

Überlieferte Hausmittel

- Unterleib und Füße warmhalten, vor dem Schlafen nochmals Wasser lassen.
- Manchmal hilft es schon, die Füße etwas höher zu lagern.
- Kneippbäder, wie Wechselfußbäder oder Wasser treten.
- Abends viel Trockenobst essen.
- 2 × täglich 1 Tasse heiße Milch mit 1 Teel. Ghee (siehe Seite 153).
- Abends die Wirbelsäule mit Johanniskrautöl einreiben.

Pflanzenheilkunde

Tee

- Goldrute, Johanniskraut und Tormentillwurzel als Mischung zu gleichen Teilen.
- Blutwurz, Schafgarbe, Johanniskraut und Odermenning zu gleichen Teilen.
  Beide Mischungen kurz aufkochen, 1 Eßl. auf 1/4 l Wasser. Mehrmals täglich.
- Pfarrer Künzle empfiehlt: Eine Kur von 3 bis 4 Wochen mit Knöterichtee, täglich bitte 2 × 1 Tasse.
- Lindenblüten, Kamille, Bärentraube, Bärlapp, Brennessel, Mistel, Spitzwegerich und Zinnkraut.

Mineralsalze

- Kalium phos. D 6 – tägl. 3 × 7, bei Nervenerschöpfung.
- Silicea D 12 – falls eine Wasserader die Ursache ist, tägl. 3 Tabl. lutschen, zur Stärkung des Bindegewebes.

Vitamine

- Vitamin A.

Bachblüten

- Chicory – bei Mangel an Zuwendung.
- Crab Apple – zur Reinigung, egal ob körperlich oder seelisch.
- Gorse – bei Verzweiflung durch Unsicherheit.
- Mimulus – bei verborgenen Ängsten oder Erwartungsangst.
- Pine – bei Schuldgefühlen.
- Willow – Verbitterung, Trotz oder Groll gegen Geschehnisse.

Farbtherapie

- Rot – Bestrahlen der Fußballen, zur Stärkung der Lebensenergie.
- Blau – Bestrahlen der Leistendrüsen, an das Dritte Auge, zum Entspannen und tieferem Schlaf.

Feng-Shui

- Einen guten Rutengänger oder Baubiologen zum Messen kommen lassen. Meistens liegt eine Wasserader vor. Günstig wirkt sich im Garten ein Buchsbaum aus, der an den passenden Platz gesetzt werden muß. Die Wasserader kann damit verschoben werden.
- Manchmal liegt es an der Garage, die unter dem Zimmer liegt, oder am Heizungskessel oder am Abfluß (Gully), auch einige Stockwerke darunter!

Homöopathie

- Aconit – als Schockmittel.
- Antimon. crudum. – angesammelter Kummer.
- Arsen. alb. – Ängste, leicht frieren, schwacher Kreislauf, vorher abgelaufene tierische Eiweißvergiftung.
- China – körperlich durch Krankheiten geschwächt.
- Cina – Parasiten (Würmer).
- Cuprum met. – verhärtete, erstarrte Gefühle, Enttäuschungen.
- Dulcamara – Folgen von Durchnässung.
- Equisetum – Reizblase, Enuresis im ersten Schlaf, Schmerz in der Blase.
- Ignatia – enttäuschte Liebe.
- Natrium mur. – langanhaltender Kummer, evtl. zuviel Salzgenuß.
- Staphisagria – unterdrückter Ärger und Wut.

Blähungen

Blähungen treten auf, wenn die Bakterienflora im Darm durcheinander geraten ist. Oft ist dies der Fall nach Einnahme von Antibiotika, da ja alle – auch die gesunden Bakterien – vernichtet wurden.
Aber es können auch Fäulnisprozesse sein, wenn tierisches Eiweiß nach 14 Uhr gegessen wurde, denn der menschliche Organismus kann nach 14 Uhr kein Eiweiß mehr verdauen und es entstehen Fäulnisgase. Dem Menschen fehlt die Urikinase zur Verdauung. Urikinase kommt bei Raubtieren vor.
Doch auch unsere Gedanken und Gefühle „mir stinkt's" können Auslöser für Blähungen sein. Und eine Frage sollten Sie sich immer stellen: Sind die Zähne alle gesund?

Überlieferte Hausmittel

- Kauen Sie Fenchelsamen nach dem Essen.
- Leben Sie von natürlicher Ernährung.
- Benutzen Sie wenig denaturierten Zucker.
- Rettichsaft nach dem Essen und vor dem Schlafengehen, jeweils 1 Eßl.
- Täglich nach dem Essen 1 Teel. Heilerde.

Pflanzenheilkunde

Tee
- Kümmel, Fenchel, Melisse und Pfefferminze.
- 14-Tage-Kur mit Kamillentee: 1. Tasse morgens vor dem Frühstück, 2. Tasse nach dem Mittagessen, 3. Tasse vor dem Schlafengehen.
- Alle 2 Stunden 1 Tasse Tausendgüldenkrauttee trinken.
- Koriandertee oder Koriander zum Kauen.

Aromaöle

- Basilikum, Bergamotte, Fenchel, Ingwer, Kümmel, Majoran, Muskat, Pfefferminze, Rosmarin, Zimt, Zitrone – jeweils nach Geschmack 1–2 Tropfen in 1 Tasse heißem Wasser lösen.

Mineralstoffe

- Magn. phos. D 6 – 1–3 × täglich 7 Tabl. in heißer Flüssigkeit, gegen Krämpfe.
- Nat. sulf. D 6 – wenn die Galle beteiligt ist.

Bachblüten

- Crab Apple – zur Reinigung.

Farbtherapie

- Orange – Bestrahlung rund um den Bauchnabel.

Feng-Shui

- Überprüfen Sie, ob nicht etwa „spitze Pfeile" auf Sie einwirken.
- Lassen Sie einen guten Rutengänger den Arbeits- oder Schlafplatz überprüfen.
- Elektrosmog abschalten.

Homöopathie

- Asa foetida – bei stinkenden Blähungen.
- Argent. nitr. – bei Unverträglichkeit von Eiskrem.
- Nux vomica – bei zuviel Genußmitteln.

Blasenkatarrh

Jede Entzündung beruht auf zuviel Säure im Organismus, auch Streß mit dem Partner verursacht Säure. Kaffeetrinken sofort einstellen. Unbedingt den Unterkörper warm halten und reichlich (2–3 l täglich) trinken. Achten Sie stets auf trockene und warme Füße: Auch kalt gewordene verschwitzte Füße können die Ursache sein. Hygiene ist Bedingung, auch beim Sexualpartner! Falls aus der Blasenerkältung eine Blasenentzündung wird, darauf achten, daß über die Harnleiter keine Infektion ins Nierenbecken aufsteigen kann. Nierenbeckenentzündung ist meist begleitet von Fieber und Schmerzen in der Nierengegend. In diesem Fall unbedingt zu einem/r naturheilkundlichen Behandler/in oder Arzt/Ärztin gehen.
Bei der Ernährung tierisches Eiweiß weglassen und nur basische Kost zu sich nehmen oder überhaupt fasten und nur trinken, und zwar 2 1/2–3 l am Tag. Keine scharfen Sachen oder sauren Gurken essen!

Überlieferte Hausmittel

- Täglich heiße Sitzbäder.
- Täglich warmes Fußbad.
- Heiße Heublumensackauflage auf die Nieren.
- Heiße zerstampfte Kartoffelauflage (Vorsicht, bleibt sehr lange zu heiß!).
- Falls bereits eine Entzündung vorliegt, essen Sie soviel rohe ungespritzte Äpfel wie möglich („an apple a day, keeps the doctor away").
- Täglich 2 Eßl. Salatöl einnehmen.
- Lernen Sie zu verzeihen.

Pflanzenheilkunde

Tee

- Kamille, Ackerschachtelhalm (Zinnkraut), Schafgarbe, Taubnesssel oder Ehrenpreis mindestens 6–8 Tassen täglich von einer der o.a. Teesorten trinken.

- Ackerschachtelhalm-Sud ist wunderbar auch als Sitzbad geeignet.
- 1 Eßl. Leinsamen auf eine Tasse Wasser abkochen; tagsüber schluckweise davon trinken.
- Nach einer schweren Erkältung mit Blasenschwäche Schafgarbe und Johanniskraut zu gleichen Teilen, täglich 2 Tassen.

Wickel

- Aus Heublumen oder Zinnkraut (Ackerschachtelhalm).

Aromaöle

- Bergamotte als Badezusatz, 2–3 Tropfen ins heiße Sitzbad.

Mineralstoffe

- Ferrum phos. D 12 – bei den geringsten Anzeichen, um vorzubeugen, bei Beginn einer Erkältung, täglich 3 × 7 Tabl. in heißer Flüssigkeit.
- Kalium phos. D 6 – wenn man nachts wach wird, um Wasser zu lassen, täglich 3 × 3 Tabl. lutschen.
- Wenn die Erkältung bereits da ist: Ferrum phos. D 12 und Kalium phos. D 6 im Wechsel.
- Natrium phos. D 6 – um die Säure abzubauen, täglich 3 × 3 Tabl. lutschen.

Vitamine

- Vitamin C, am natürlichsten in der Cerolakirsche enthalten.

Bachblüten
- Agrimony – durch Verdrängen von Gefühlen zum Partner.
- Star of Bethlehem – unglücklich durch traurige Nachricht.

Farbtherapie
- Orange – an die Nierenpole.

Feng-Shui
- Überprüfen, ob eine Wasserader unter dem Arbeitsplatz oder dem Bett verläuft.
- Federkernmatratzen laden sich auf und strahlen verstärkt ab!

Homöopathie
- Aconit – Folgen von Wind oder Schreck.
- Dulcamara – Folgen von Durchnässung.
- Berberis – bei Neigung zu Nierensteinen, und wenn zu wenig getrunken wurde.
- Ignatia – Folgen von Liebeskummer.

Blaue Flecken

Wer zu blauen Flecken neigt, besitzt eine Schwäche der Blutgefäße. Oft liegt eine Nierenerkrankung vor. Das Blut ist auf jeden Fall nicht sauber. Sie sollten wegen der Ursache, Diagnose und Behandlung zum Arzt oder Heilpraktiker gehen.

Überlieferte Hausmittel
- Wechselfußbäder.
- Kneipp-Anwendungen.

- Entschlackungs- und Entgiftungskur.
- Trockenbürstenmassagen täglich.
- Mindestens 2 1/2–3 l Flüssigkeit am Tag trinken (Kaffee braucht ein Glas Wasser extra, damit er ausgespült werden kann!).
- Täglich Bewegung an der frischen Luft.
- Rohkostreiche Ernährung.
- Zucker meiden.
- Nikotin und Alkohol möglichst stoppen.

Pflanzenheilkunde

Tee
- Tausendgüldenkraut.
- Johanniskraut und Schafgarbe.

Tinkturen, Extrakte
- Johanniskrautöl.

Salben
- Hamamelis.

Mineralstoffe
- Silicea D 12 – 3 × 3 Tabl. täglich, für das Bindegewebe.
- Calcium flour. D 12 – 2 × 3 Tabl. täglich, für die Gewebselastizität.

Vitamine
- Vitamin A, Vitamin C und Vitamin K.

Bachblüten
- Rescue Remedy Tropfen, innerlich, täglich 1 Tropfen in 1 Glas Wasser.
- Rescue Remedy Salbe, äußerlich, mehrmals täglich einreiben.

Farbtherapie

- Indigoblau – bei Schwellung.
- Grün – bei Schmerzen.

Feng-Shui

- Wasseradern und elektromagnetische Frequenzen sowie Gammastrahlen wirken leider nicht so günstig auf unser Blutsystem. Bitte lassen Sie dies von einem erfahrenen Radiästhesisten (Rutengänger) oder Baubiologen überprüfen.
- Schalten Sie Ihren Fernseher nach Gebrauch ganz aus.

Homöopathie

- Arnica C 30, wenn eine Verletzung vorliegt.
- Lachesis C 30, wenn zuvor septische Prozesse im Körper abgelaufen sind.

Blutarmut

Durch unsere Blutgefäße kreisen ständig 5–6 l Blut für die Organe des Körpers. Es werden Stoffwechselrückstände und für den Organismus unbrauchbare Stoffe abtransportiert, die Hormone von den Drüsen an das Blut weitergegeben und Zwischenprodukte des Stoffwechsels an ihren Bestimmungsort befördert. Die roten Blutkörperchen übernehmen die reinigenden und ernährenden Aufgaben und sind wie die übrigen festen Bestandteile im Blut in bestimmten Mengen vorhanden. Bei einem Erwachsenen befinden sich in einem Kubikmillimeter Blut etwa 6000–8000 weiße Blutzellen und dagegen 4 1/2–5 Millionen rote Blutkörperchen. Abweichungen weisen meist auf ernste Anzeichen von Krankheiten im Körper hin.

Blutarmut zeigt sich durch Blässe der Haut, der Schleimhäute, der Lippen, des Zahnfleisches und der Augenlider. Begleitend sind ein Frösteln, auffällige Müdigkeit, evtl. Schlaflosigkeit und oft eine melancholische Stimmung. Es können Kopfschmerzen und Schwindelanfälle auftreten, Ohrensausen und Augenflimmern. Das gesamte Allgemeinbefinden ist herabgesetzt, als ob eine „Erkältung" beginnt. Auch kann die Verdauung gestört sein.
Bei Frauen tritt bei einer zu starken Menstruation oder bei einer Schwangerschaft oft Blutarmut ein.

Überlieferte Hausmittel

- Der Magen sollte nicht überlastet werden.
- Viel Obst- und Gemüsesäfte trinken.
- Leicht Verdauliches essen.
- Viele Birnen und Pfirsiche essen.
- Rote Beetesaft.
- Rohes Sauerkraut.
- Den Saft von 2 Karotten, 1 rote Rübe und 1 Apfel jeden Morgen.
- Auf einen Berg gehen, denn beim Herunterkommen vermehren sich die roten Blutkörperchen.
- Viel frische Luft und tiefes Durchatmen.
- Wechselduschen.

Pflanzenheilkunde

Tee

- Andorn, Tausendgüldenkraut und Thymian zu gleichen Teilen mischen, mehrmals täglich warm trinken.
- Fenchel, Löwenzahn und Tausendgüldenkraut zu gleichen Teilen, 3 × tägl. 1 Tasse.
- Kalmuswurzel, kurz aufgekocht, ist ein idealer Tee, wenn die Leber durch Hormone (Cortison oder Pille) geschwächt ist.

Pulver

- Von der Wermutpflanze Blätter und Blüten zu Pulver zerreiben, davon zu jedem Essen 1 Messerspitze.

Suppe

- Eine Handvoll getrocknete Brennessel in 2 bis 3 l Wasser aufkochen lassen, reinen geklärten Butterschmalz (Ghee, siehe Seite 153) und etwas Kräutersalz dazugeben, täglich 2 Teller Suppe davon essen. Der Erfolg stellt sich nach ungefähr 6 Wochen ein.

Aromaöle

- Thymian, Eiche, Zypresse, Geranie und Rose.

Mineralstoffe

- Ferrum phos. D 12 – täglich 3 × 7 Tabl., in Notfällen sogar 21 Tabletten täglich bis zu dreimal! Bei einem beginnenden Infekt verbraucht der Körper extrem viel Eisen!
- Calcium phos. D 6 – täglich 2 × 3 Tabl., für den Knochen- und Blutaufbau.
- Natrium chlor. D 6 – täglich 2 × 3 Tabl., bei Schuppen und trockener Haut.
- Kalium phos. D 6 – wenn Weinerlichkeit durch Erschöpfung dabei ist.

Vitamine

- Vitamin B 12.

Bachblüten

- Olive – bei Gefühl von Erschöpfung.
- Vervain – bei Überforderung.
- Gentian – bei Entmutigung.

- Wild Rose – bei Resignationsgefühl.
- Elm – bei Verzweiflung über Streß.

Farbtherapie

- Rot – auf die Leber bestrahlen.
- Rot in der Nahrung, z.B. rote Beete, Kirschen, Johannisbeeren zum Essen und als Saft.
- Rot als Untersetzer für das Glas Wasser zum Trinken.

Feng-Shui

- Rote Tischdekoration.
- Lassen Sie bitte einen guten Radiästhesisten (Rutengänger) kommen, um festzustellen, ob Sie evtl. auf einer Wasserader oder sonstigen terrestrischen Strahlungen liegen oder arbeiten.
- Überprüfen Sie Ihre Antiquitäten, vielleicht sind diese mit negativen Gedanken aufgeladen, besonders alte Spiegel, die zuvor bei nicht so positiven Menschen gehangen haben, können einen Kraft kosten.

Homöopathie

- China C 30 oder D 30 nach starkem Blutverlust (Unfälle, Operationen, Menstruation).

Blutdruck, hoher (Hypertonie)

Wenn die Spannung in den Blutgefäßen zu hoch wird, tritt „Bluthochdruck“ auf. Es gibt zwei Werte, die Höhe der Pulswelle und die ständige Spannung im Blutgefäßsystem.

Man sagt, daß der Blutdruck eines Menschen so viele Millimeter über 100 sein soll, wie er Lebensjahre zählt. Die Druckmessung zeigt nicht nur den Zustand der Herztätigkeit, sondern auch den Spannungszustand der Adern. Wenn die Adern nicht mehr elastisch genug sind und sich nicht genügend erweitern, muß der Herzmuskel vermehrt Kraft aufwenden, und er wird überlastet.
Oft schnellt der Blutdruck wegen Ärger rasant in die Höhe, dies wird jedoch vom Körper von selbst neutralisiert. Hinter 90% der Blutdruckstörungen verstecken sich seelische Defekte wie Angst und Unausgeglichenheit, manchmal auch einfach mangelnde Flüssigkeitszufuhr – 2 1/2 l täglich! Kaffee oder Milch sind nicht zur Flüssigkeitszufuhr dazuzurechnen. In letzter Zeit ist öfters auch die Spannung von elektromagnetischen Kraftfeldern, die dem Körper nicht bekommen, die Ursache.
Hoher Blutdruck entsteht allmählich und macht sich durch Herzklopfen und Druckgefühl in der Herzgegend bemerkbar, verbunden mit einem Weißwerden einiger Finger und dem Nachlassen der Leistungskraft.Wenn Kopfschmerzen hinzukommen, ist dies ein ernstes Alarmzeichen. Es kann evtl. ein Schlaganfall bevorstehen. Deshalb Vorsicht mit schmerzstillenden Tabletten, da sonst das Warnzeichen übersehen und unterdrückt wird.
Bitte versäumen Sie nicht, sich durch eine kompetente medizinische Untersuchung Klarheit zu verschaffen.
„Der Mensch ist so alt wie seine Adern.“

Überlieferte Hausmittel

- Entspannung durch Atemübungen, langsameres Reden, Bewegung und Spaziergänge an frischer Luft.
- Reduzierung von Kochsalz (nach neuesten Erkenntnissen darf Salz erst nach dem Kochen zugefügt werden!).
- Fastenkuren und kalorienarme Kost, möglichst ohne tierische Eiweiße. Es sind die tierischen Eiweiße, die wie zäher Kaugummi an den Blut-

gefäßwänden kleben und die Elastizität vermindern! Wie viele Bypassoperationen könnten vermieden werden!
- Für tägliche Verdauung sorgen.
- Genußmittel wie Kaffee, Alkohol, Nikotin meiden.
- Heildiät mit viel frischen Salaten, Gemüse und Obst.
- Wasseransammlungen, die das Herz belasten, ausschwemmen mit einer Nierentrinkkur.
- An eine pflanzliche Herztherapie denken, wenn Herzschwäche vorliegt.
- Atemtherapie.
- Ruhe und Nervenentspannung mit Meditation.
- Bei einem Chiropraktiker oder Osteopathen die Halswirbelsäule überprüfen lassen! Nach Reposition der Wirbel (meist C III) tritt sehr oft Blutdruckabfall ein.

Pflanzenheilkunde

Tee
- Weißdorn, Schafgarbe, Mistel, Olivenblätter zu gleichen Teilen mischen, 10 Min. kochen lassen und täglich davon trinken.
- Bärlauch, Pfefferminzblätter.
- Weißdornkur: 2 Eßl. Weißdornblüten mit 1 Tasse Wasser kalt ansetzen, ca. 3 Stunden, danach mit 2 1/2 l Wasser kurz aufkochen und stündlich 1 Tasse trinken. 3 Tage lang, ab 4. Tag 3–5 × täglich 1 Tasse.
- Rauwolfia serpentina (indische Schlangenwurzel) ist rezeptpflichtig (Mahatma Gandhi trank jeden Abend Schlangenwurzeltee).
- Zur Streßvermeidung und Beruhigung eine Mischung aus Melisse, Baldrian, Mistel und

Wein- oder Gartenraute, kurz überbrühen, abends 1 Tasse.

- Bei Nierenhochdruck: Goldrutentee oder Goldrutentinktur *(Tinctura Solidaginis).*

Tinkturen

- Knoblauch als Tinktur oder in geruchsfreien Kapseln.
- Mistel.
- Wein- oder Gartenraute.
- Weißdorn (Crataegus Urtinktur), 3 × 5 Tropfen täglich.
- Weizenkeimöl.

Aromaöle

- Majoran, Lavendel, Ylang-Ylang.

Mineralstoffe

- Magnesium phos. D 6 – täglich 7 Tabl. abends in heißer Flüssigkeit, gegen Krämpfe.
- Natrium phos. D 6 – tägl. 2 × 3 Tabl., bei Streß und großporiger Haut.
- Natrium chlor. D 6 – tägl. 2 × 3 Tabl., wenn zuviel Salz die Ursache ist.
- Calcium flour. D 12 – tägl. 2 × 3 Tabl., bei beginnender Verkalkung.
- Silicea D 12 – 3 × 3 Tabl., um Ablagerungen loszuwerden und für mehr Elastizität.
- Calcium phos. D 6 – 2 × 3 Tabl., bei zu schnellem Wachsen, zum Knochenaufbau und zur Blutunterstützung.
- Calcium (befindet sich in besonders guter Form in reinem geklärtem Butterschmalz, Ghee, siehe Seite 153).

Vitamine

- Vitamin E und Nachtkerzenöl.

Bachblüten

- Impatiens – bei innerer Rastlosigkeit und Ungeduld.
- Vine – bei innerer Anspannung aufgrund Überfürsorge.
- Vervain – wenn feste Prinzipien eingehalten werden wollen.

Farbtherapie

- Blau – auf die Achselhöhlen bestrahlen oder als Farbuntersetzer, um das Glas Wasser damit aufzuladen, weil Blau beruhigt.
- Purpur – zur Beruhigung ans Herz bestrahlen.
- Magenta – zur Anregung an die Nieren bestrahlen.

Feng-Shui

- Lassen Sie von einem Rutengänger überprüfen, ob eine Wasserader (oder mehrere) oder ein elektromagnetisches Kraftfeld vorhanden ist. Kein Handy in der Brusttasche tragen!
- Gibt es evtl. zuviel Rot im Umfeld oder was erzeugt den Zustand?

Homöopathie

- Arnica C 30 bei drohendem Schlaganfall, wenn das Gefühl von „Fallengelassen" vorliegt.
- Aurum C 30 bei Schwindelgefühl und hochrotem Kopf.

Blutdruck, niedriger (Hypotonie)

Ein zu niedriger Blutdruck weist auf ein langes Leben, sagt der Volksmund. Es können manchmal Benommenheit oder Ohnmachtsanfälle auftreten. Bitte lassen Sie von einem erfahrenen Heilpraktiker, Homöopathen oder naturheilkundlichem Arzt überprüfen, ob es sich etwa um eine Lebensmittelvergiftung aufgrund tierischer Eiweißunverträglichkeit handelt.

Überlieferte Hausmittel

- Auf keinen Fall das tägliche Glas Sekt!
- Wechselfußbäder.
- Trockenbürstenmassagen.
- Ernährung umstellen und tierische Eiweiße weglassen!
- Mindestens 2 1/2 l Flüssigkeit (ohne Kaffee) am Tag trinken, damit der Motor Niere seine Arbeit erfüllen kann.
- 1–3 Kelp-Tabletten täglich (Vorsicht bei Schilddrüsenpräparaten, denn Kelp kann die Dosierung senken!).
- Morgens 1 Tasse heißen Ingwertee, eine Scheibe der Wurzel einfach mit kochendem Wasser überbrühen.
- Morgens Gymnastik.

Pflanzenheilkunde

Tee

- Benediktenkraut.
- Rosmarinblätter.
- Zimtrinde (aufkochen).
- Kalmuswurzel.
- Mate.
- Ginseng.

Tinktur
- Zimtrinde.
- Kalmuswurzel.
- Hypericum (auch als Kapseln).
- Johanniskrautöl zum Einreiben der Wirbelsäule.

Aromaöle
- Rosmarin, Pfefferminze, Schwarzer Pfeffer, Ysop, Salbei.

Mineralstoffe
- Calclium phos. D 6 – 2 × 3 Tabl. täglich, für Blut und Knochen.
- Natrium chlor. D 6 – 2 × 3 Tabl. täglich, für den Wasserhaushalt.

Vitamine
- Vitamin C und Vitamin B.

Bachblüten
- Scleranthus – bei mangelnden Selbstwert und schwankender Entschlußkraft.

Farbtherapie
- Scharlachrot – auf Herz und Nieren bestrahlen.
- Gelb – oberhalb des Herzens bestrahlen oder als Untersetzer für das Glas Wasser zum Trinken.

Homöopathie
- Arsenicum album C 30 – bei Lebensmittelvergiftung.
- Nux vomica C 30 – bei Medikamentenmißbrauch oder zuviel Genußmitteln.

Bluterguß → *Blaue Flecken*

Blutungen bei Frauen (außerhalb der Menstruation)

Bei Frauen treten manchmal länger anhaltende Blutungen auf, die nicht normal sind, aber auch kurzfristige Zwischenblutungen. Sehr oft hängt dies mit den Wechseljahren zusammen, aber nicht immer. Wenn Blutungen außerhalb des Menstruationszyklus' auftreten, suchen Sie bitte Ihren Gynäkologen auf.
Es kann sich möglicherweise eine Fehlgeburt ankündigen, aber auch Myome (gutartige Tumore), Fibroide und Polypen (gutartige Wucherungen) oder bösartige Tumore können die Ursache für plötzlich auftretende Blutungen sein. Leider habe ich in der Praxis feststellen müssen, daß fast immer eine elektromagnetische oder terrestrische Strahlung – oder beides – der Auslöser für das Geschehen war. Solche Strahlenbelastungen können unmittelbar zu Blutungen führen.
Natürlich sollte auch ein extremer Vitamin-B-Mangel in Erwägung gezogen werden. Möglicherweise kann es auch der Eisprung in der Mitte des Zyklus sein oder hormonelle Umstellungen, Schock oder Schreck, Verlust des Partners oder Reisen mit extremen Klimaveränderungen.
Lassen Sie medizinisch klären, um was es sich handelt. Bevor Sie sich die Gebärmutter herausoperieren lassen, gehen Sie zu einem anderen Behandler und fragen nach anderen Möglichkeiten. *Jedes* Organ wird gebraucht, auch wenn es scheinbar nutzlos ist. Alle Drüsen stehen in einer Informationskette in Verbindung. Wenn ein Glied fehlt, tanzen die anderen Drüsen aus der Reihe. Im Falle der Gebärmutter ist dies die Schilddrüse oder die Galle!

Überlieferte Hausmittel	• Stellen Sie Ihre Ernährung um, vermeiden Sie tierisches Eiweiß, vor allem Fleisch, Fisch oder Wurst. • Aderlaß, zur Neubildung von Blut und um die Regeneration anzuregen. • Meditation.
Pflanzenheilkunde	• Beifußkraut als Tee zum Trinken. • Beifußtinktur, verdünnt zum Einnehmen. • Beifußtinktur, äußerlich zum Einreiben des Unterleibs. • Beifußkraut zur Moxa-Behandlung beim Heilpraktiker oder Akupunkteur, 2 Finger breit unter dem Bauchnabel.
Aromaöle	• Geranie, Rose, Zitrone, Lavendel.
Mineralstoffe	• Calcium phos. D 6 – 2 × 3 Tabl. täglich, für den Blutaufbau. • Kalium phos. D 6 – schwärzlich rot, dünn und nicht gerinnend. • Natrium phos. D 6 – hellrot und wäßrig und zur Entsäuerung. • Ferrum phos. D 12 – bei frischen Verletzungen, Schlagverletzungen oder Schnitten und im Anfangsstadium bei Entzündungen.
Vitamine	• Vitamin C.
Bachblüten	• Rescue Remedy.

Farbtherapie

- Indigoblau – zum Bestrahlen an die Mitte der Schamhaargrenze.
- Grün – zum Bestrahlen an das Dritte Auge, wenn klimakterische Beschwerden vorliegen.
- Magenta – zum Bestrahlen an das Kreuzbein, wenn klimakterische Beschwerden vorliegen.

Feng-Shui

Bitte lassen Sie einen erfahrenen Rutengänger kommen, um festzustellen, ob elektromagnetische oder geopathische Strahlungen vorliegen. Auch wenn Ihnen dies merkwürdig vorkommt. Diese Frequenzen existieren und sind für unseren Körper schädlich. Diese Strahlung wurde schon vor vielen Jahren in Moskau an der amerikanischen Botschaft gezielt eingesetzt. Als Folge wurden die amerikanischen Botschaftsangehörigen krank und starben teilweise. Die Lymphe reagiert und entzündet sich, vor allem die Milz.

Homöopathie

- Aurum muriaticum natronatum C 30 – bei Uterustumoren.
- Calcium carb. C 30 – wenn die Strahlungen die Ursache sind und die Menses zu früh kommt bzw. zu lange dauert, das Blut klumpig ist und große Kälteempfindlichkeit besteht.
- China C 30 – wenn die Menses zu früh kommt, dunkles Blut, klumpig und stoßweise; oder wenn Sie durch Erschöpfung übernervös und zittrig sind.
- Belladonna C 30 – wenn die Periode zu früh kommt und das Blut hell und klumpig

sowie heiß und übelriechend ist und pulsierend fließt.

- Kalium carb. C 30 – wenn die Periode zu früh kommt, das Blut übel riecht und eine Schwäche im Rücken vorhanden ist.
- Agnus castus C 30 – bei Depressionen während der Blutung und mangelnder Libido.
- Hamamelis C 30 – bei einer dunklen, passiven, fadenziehenden Blutung.

Brechdurchfall

Überlegen Sie, was hat dies ausgelöst? Lebensmittel, Eier, Meeresfrüchte, ein Getränk bzw. Alkohol, Nikotin, Medikamente oder zu starke Sonneneinwirkung?
Es sind offensichtlich Giftstoffe aus Bakterien und Zersetzungsprodukte in den Magen gelangt und nun setzen starke Leibschmerzen mit Übelkeit, Erbrechen und Durchfall ein, begleitet von Mattigkeit und Durst.
Wenn der Brechdurchfall bei einem Erwachsenen länger als 1 Tag dauert, begeben Sie sich bitte in medizinische Behandlung wegen Verdachts auf Salmonelleninfekt oder Amöbenruhr.

Überlieferte Hausmittel

- Rohe, geriebene Äpfel essen und Wärme auf den Bauch.
- Die Füße warm halten!
- Roggenmehl wird angeröstet und mit abgekochtem Wasser zu einem Brei angerührt. Davon stündlich 1 Eßlöffel einnehmen.

- Kamillentee mit etwas Salz.
- Heilerde (sollte in jedem Haushalt sein).

Pflanzenheilkunde

- Kamille oder Heublumenabsud.
- Pfefferminze, wenn die Galle beteiligt ist.

Aromaöle

- Pfefferminze.

Mineralstoffe

- Kalium phos. D 6 – 3 × täglich 21 Tabletten in heißem Wasser (Tee). Bei Durchfall wird extrem viel Kalium ausgeschieden. Kalium befindet sich vor allem in der Herzmuskulatur! Also vorerst kein Herzschrittmacher, sondern Kalium.

Bachblüten

- Rescue Remedy – 1 Tropfen stündlich auf die Lippen.

Homöopathie

Bitte lassen Sie unbedingt abklären, ob es sich um eine Lebensmittelvergiftung oder eine bakterielle Infektion handelt.

- Carbo vegetabilis C 30 – bei großer Schwäche, Mattigkeit und Eiseskälte an Händen und Füßen (kalter Schweiß, Blässe, empfindliche Kopfhaut, feuchtwarme Luft verschlimmern den Zustand).
- Okoubaka C 6–C 30 – bei Vergiftung, speziell Insektizidvergiftung.

Bronchialasthma → *Asthma*

Eines der ältesten Hausmittel ist Salbeitee, und das ausnahmsweise monatelang. Es wird sich der Erfolg zeigen. Nur sollte das Rauchen wirklich eingeschränkt bzw. eingestellt werden.

Bronchien, schleimige

Sehr oft ist die Ursache eine Formaldehydbelastung oder zuviel Chlor im Badewasser. Ein sehr guter Rutengänger oder Baubiologe kann dies messen. Ein naturheilkundlicher Behandler wird Ihnen helfen, Formaldehyd wieder auszuleiten.

Bronchitis

Bereits ein einfaches Verschlucken kann einen Anfall auslösen, wenn z.B. ein Teil der Nahrung anstatt in die Speiseröhre an die hochempfindliche Schleimhaut der Luftröhre gelangt. Diese Schleimhaut ist durch kleine Flimmerhärchen geschützt und jeder Fremdkörper wird von einem Sekret eingehüllt und in mechanischen Bewegungen Richtung Mund abgesondert. Wenn zu viele Fremdkörper eindringen (bei Staubteilchen) können sich die Luftwege entzünden. Aber auch Überempfindlichkeit gegen Pflanzen oder eine verschleppte Erkältung des Rachenraums können die Ursache sein.

Wichtig ist, daß der Schleim herauskommt, denn er darf sich nicht in den Luftwegen absetzen.
Übrigens: Jedes alte Verhaltensmuster, von dem man sich gerade löst, kann ein emotionaler Grund sein; dabei ist es egal, ob es sich um einen Wohnungswechsel, das Loslassen eines geliebten Menschen oder eines Tieres handelt.
Lassen Sie testen, ob möglicherweise ein Parasitenbefall die Ursache der Bronchitis sein kann, denn dies habe ich in der Praxis immer wieder festgestellt.

Überlieferte Hausmittel

- Bitte überprüfen Sie, ob Sie genügend reines Wasser trinken (ca. 2 1/2 l täglich).
- Achten Sie unbedingt auf genügend Luftfeuchtigkeit!
- Pfarrer Kneipp empfahl morgens und nachmittags Oberkörper- oder Ganzwaschungen, für den Abend einen kalten Wadenwickel oder ein warmes Fußbad mit Salz zur Ableitung.
- Die Veden raten, die Brust mit reinem geklärtem Butterschmalz (Ghee siehe Seite 153) einzureiben.
- Zwischen die Schulterblätter ein mit einer geriebenen Zwiebel bestrichenes Leintuch legen. Mit einem Wolltuch zudecken bis alles erwärmt ist und dann das Leintuch entfernen. Wenn die Wärme nachläßt, wiederholen.
- Heiße Essigwasser- oder Heublumenauflagen auf die Brust, alle 1/2 Stunde wiederholen.
- Ingwerwurzel kauen.
- Klopfen Sie mehrmals auf die Thymusdrüse.

Pflanzenheilkunde

Tee

- Von diesen Mischungen 1 Teel. auf eine Tasse, mit kochendem Wasser überbrühen und täglich 3 Tassen trinken. Anis (10 g), Eibischwurzel (40 g), Huflattichblätter (20 g), Süßholz (15 g), Veilchenwurzel (5 g), Wollblume (10 g).
  Oder: Spitzwegerich, Lungenkraut, Zinnkraut, Vogelknöterich und Thymian.
- Bei starker Verschleimung: Isländisch Moos, 1 Eßl. auf 1 Tasse kochendes Wasser, schluckweise trinken. Und Salbei- oder Taubnesseltee, damit die Nieren unterstützt werden.
- Zwischendurch als schweißtreibendes Mittel: Lindenblütentee.

Wein:

- Holunderblüten und Bockshornklee mit etwas Schafgarbe in (insgesamt ca. 2 Eßl.) in 1 l Weißwein kochen, stündlich einen Schluck davon trinken.
- Bei plötzlicher Atemnot: etwas geriebene Muskatnuß mit einer Tasse Wasser trinken.

Aromaöle

- Eukalyptus, Latschenkiefer und Ingwer.
- Zum Inhalieren und Schleimlösen: Basilikum, Benzoe, Bergamotte, Majoran, Myrrhe, Sandelholz, Thymian, 1–3 Tropfen ins Wasser.
- Zedernholz, Weihrauch, Wacholder, Rosmarin und Myrrhe hemmen die Schleimproduktion.

Mineralstoffe

- Kalium chlor. D 6 – bei Verschleimung, 3 × 3 Tabl. täglich.

Vitamine
- Vitamin C und Acerolataler, Vitamin E.

Bachblüten
- Crab Apple – zur Reinigung.
- Honeysuckle – um Altes loszulassen.

Farbtherapie
- Bei akuter Bronchitis: Die Brust mit Türkis bestrahlen, die Milz mit Violett.
- Bei chronischer Bronchitis: Die Thymusdrüse mit Lemon bestrahlen, danach mit Blau. Und die Milz mit Violett, wenn der Husten trocken ist.

Feng-Shui
- Von einem Baubiologen oder Rutengänger überprüfen lassen, ob Formaldehyd in den Möbeln, Vorhängen oder im Teppichboden vorhanden ist. Es kann bereits aus der vorherigen Wohnung stammen!

Brustbeschwerden, weibliche

- Gefühl von Wundheit oder übergroßer Empfindlichkeit
- Lymphstau und Lymphknoten
- Schrumpfung

Die jahrelange Praxiserfahrung zeigt, daß unsere hochmoderne elektrotechnische Umwelt oft Ursache der Beschwerden ist. Wir alle brauchen die nützlichen Geräte, jedoch sollte darauf geachtet werden, daß wir nicht darunter leiden müssen. Wie oft sind Geräte oder

ganze Heizungsanlagen nicht richtig geerdet. Der menschliche Organismus verkraftet die Frequenz der elektromagnetischen Strahlung auf längere Zeit einfach nicht. Dazu gehören auch Handys oder Funktelefone oder Fernsehapparate, die nur auf „stand by" geschaltet sind.
Lassen Sie jedoch bitte immer auch von einem Gynäkologen überprüfen, was die Ursache der Beschwerden sein kann, ob evtl. eine Geschlechtskrankheit oder ein entstehender Tumor der Auslöser ist.
Berührungsempfindlichkeit der Brust tritt sehr oft nach Ärger oder Zorn auf; es ist aber auch nach zuviel Kaffeegenuß oder Schmerzmittel möglich; evtl. auch die falsche Hormongabe (Pille).
Knoten entwickeln sich durch schlechten Lymphfluß der Milchgänge. Und die Lymphe reagiert bei Elektrosmog!
Eine Schwellung der Brüste kann auch eine beginnende Schwangerschaft anzeigen oder eine Hormonumstellung kurz vor der Menstruation infolge eines gestauten Lymphflusses.
Bei Schrumpfung liegt meist eine extreme Erschöpfung des Organismus vor, verbunden mit einem Mangel an Lebensfreude oder Ablehnung der eigenen Weiblichkeit.

Überlieferte Hausmittel

- Alles unternehmen, damit die Lymphe wieder fließt → Lympe.
- Notfalls die Ernährung umstellen. Viel frische Säfte, Gemüse und Obst. Kein tierisches Eiweiß und möglichst auch wenig Getreide, ausgenommen Reis und Hirse.
- Bei entzündeten Brustdrüsen: Kamilleauflagen und Quarkauflagen.

Pflanzenheilkunde

- Kamillensalbe oder Ringelblumensalbe.
- Feuchtwarme Auflagen mit Basilikumtee.
- Rosenwasserauflagen, in die mehrere Stunden lang Samen von Basilikum gelegt wurde.

Tee
- Kerbelkraut, Schafgarbe, Majoran, Bockshornklee, Ringelblume.

Aromaöle
- Lavendel, Salbei, Wacholder oder Zwiebel.

Mineralstoffe
- Calcium flour. D 12 – bei verhärteten Drüsen oder Rissen, 2 × 3 Tabl. tägl.
- Natrium chlor. D 5 – bei wunden Brustwarzen, 2 × 3 Tabl. tägl.
- Silicea D 12 – wenn das Bindegewebe schlaff ist.

Vitamine
- Vitamin A und Vitamin E (besonders Nachtkerzenöl).

Bachblüten
- Centaury – bei großer Gutmütigkeit, verpaßt das eigene Leben.
- Holly – Ärger und Irritation über andere kostet Kraft.
- Olive – bei Erschöpfung.

Farbtherapie
- Blau – zum Bestrahlen bei jeder Art von Schwellung oder als Untersetzer für das Glas Wasser zum Trinken.
- Orange – zum Bestrahlen an die Schamhaargrenze zur Stärkung der Weiblichkeit.
- Rot – zum Bestrahlen ans Steißbein zur Stärkung des Selbstbewußtseins.

- Grün – zum Bestrahlen ans Herz, um Verzeihen zu können.

Feng-Shui

- Bitte lassen Sie überprüfen, ob Elektrosmog oder eine terrestrische Strahlung die Ursache sein kann. Wie viele geschwollene Lymphknoten in der Brust entstanden nur dadurch!

Homöopathie

- Calcium carb. C 30 – das meistgebrauchte Mittel bei Elektrosmog.
- Silicea C 30 – das meistgebrauchte Mittel bei Wasseradern.
- Chamomilla C 30 – bei Berührungsempfindlichkeit aufgrund von Ärger und Zorn.

Darmkrämpfe

Wie schnell kann es sich aufgrund von Chemikalien, Toxinen und Pestiziden, die in unserer Ernährungskette verwendet wurden, um eine Vergiftung handeln. Aber auch Haltbarkeitsmittel, Hormone oder Medikamente, die z.B. vorher Tieren verabreicht wurden, sind natürlich später in Ihrem Braten oder Ihrer Wurst. Guten Appetit! Im Sommer, wenn die Fleisch-, Fisch- oder Wurstwaren nicht mehr ganz frisch sind, gilt es besonders aufzupassen.
Wenn möglich, essen Sie bitte nur ungespritzte Obst- und Gemüsearten. Besonders Weintrauben sind oft extrem behandelt und „geschützt" worden.

Wenn Sie im tropischen Ausland sind, achten Sie darauf, nur Früchte, die geschält werden können, zu essen.
Lebensmittel, in denen Eier verwendet wurden, sind in heißen Jahreszeiten wegen der Salmonellengefahr nicht unbedingt zu empfehlen.
Wer viele Wanderungen unternimmt, kann auch mit Giftpflanzen in Berührung kommen.
Meist beginnt der Leidensweg durch intensives Bauchweh. Wichtig ist, daß für eine Verdauung gesorgt wird. Der Darm muß geleert sein, um eine Entgiftung zu erreichen (siehe auch → Durchfall und → Verstopfung).
Wenn es sich nur um Krämpfe ohne eine Vergiftung handelt, liegt übrigens sehr oft Magnesiummangel vor.
Überprüfen, ob es sich vielleicht um eine → Blinddarmreizung handelt.
Emotionen kommen aus dem Bauch! Kinder reagieren noch intensiver auf Ereignisse, die im Bauch liegen. Oft ist es einfach Angst.

Überlieferte Hausmittel

- Unbedingt für eine Darmentleerung sorgen.
- Wickel mit heißem Essigwasser auf den Bauch.
- Wickel mit einem heißem Zinnkrautabsud auf den Bauch.
- 10 Tropfen Kampferöl auf ein Stück Zucker.

Pflanzenheilkunde

Tee
- Gänsefingerkraut, Pfefferminze, Wermut, Fenchel.
- Baldrian, wenn Nervosität die Ursache ist.
- Gekochte Angelikawurzel.

Aromaöle

- Pfefferminze, Lavendel.

Mineralstoffe
- Magnesium phos. D 6 – 7–21 Tabl. in heißer Flüssigkeit auflösen und trinken, wirkt krampflösend.

Bachblüten
- Rescue Remedy bzw. Notfalltropfen, davon 1 Tropfen in 1 Glas Wasser und schluckweise trinken.

Farbtherapie
- Grün – zum Bestrahlen auf den Bauch im Wechsel mit
- Orange – zum Entkrampfen.

Depressionen

Die Stimmungen schwanken von Traurigkeit bis hin zur Todessehnsucht. Damit verbunden sind oft Teilnahmslosigkeit, Apathie, Konzentrationsunfähigkeit und Arbeitsunlust oder Realitätsverlust. Es ist wie ein schwarzes Loch.
Sehr oft sind Hormonstörungen Auslöser von depressiven Anwandlungen. Der berühmte griechische Leibarzt Galen von Marc Aurel sagte: „Melancholische Frauen werden schneller krank als fröhliche und lustige." Die heutige Wissenschaft erforschte dies nochmals und konnte dies bestätigen. „Lachen ist gesund", heißt es auch, dies wurde auch „wissenschaftlich" bestätigt.
Körpereigene Gifte, die nicht ausgeschieden werden, können zu einer Selbstvergiftung führen und letztendlich der Auslöser für Depressionen sein. Dazu gehören auch unedle Metalle wie Amalgam oder Knochenersatzteile im Körper oder aber auch geopathische

Störzonen und elektromagnetische Strahlungen, die eine Auswirkung an Hypothalamus und Hypophyse haben. Der Hypothalamus im Gehirn dient als Mittler zwischen Seele und Körper und gibt Befehle an die Hypophyse (Hirnanhangdrüse), die wiederum alle anderen Drüsen im Körper regiert und informiert. Emotionen beeinflussen den Hypothalamus, und als Folge wird die Hypophyse in ihrer Informatik gestört. Und schon haben wir ein Durcheinander im Drüsensystem und sogar das Immunsystem wird betroffen.
Die American Psychological Association veröffentlichte eine Studie, die nachweist, daß die Ursachen für Depressionen hauptsächlich in psychologischen Einflüssen und einer negativen Lebenseinstellung liegen und nicht so sehr in biologischen Fehlfunktionen wie Menstruation, Fehlgeburt, Schwangerschaft und Wechseljahrbeschwerden.
Depressionen gelten als Alarmzeichen der Seele.

Überlieferte Hausmittel

- Körperliche Bewegung in Licht, Luft und Sonne.
- Ortsveränderung, Milieuwechsel.
- Falls in den Zähnen noch Amalgam ist, sanieren lassen und homöopathisch entgiften.
- Ernährungsumstellung.
- Den Milzstau lösen.
- Die Leber entschlacken.
- Entschlackungs- oder Fastenkur.
- Ayurveda-Kur zur Reinigung.
- Solarium.
- Versuchen, anderen Menschen eine Freude zu bereiten, z.B. durch Hilfsbereitschaft.
- Medikamente überprüfen lassen.
- Positive Affirmationen.
- Gebet und Meditation.
- Musiktherapie oder kreatives Malen.

Pflanzenheilkunde

Tee

- Johanniskraut, Herzgespann, Melissenblätter, Baldrianwurzel, Basilikum.

Lebensmittel

- Edelkastanien (heiße Maroni)
- Fenchel.
- Basilikumblätter.

Gewürze

- Zimt und Vanille.

Tinktur

- Hirschzunge (Scolopendrium), mind. 2 × tägl. 20 Tropfen.

Aromaöle

- Bergamotte, Geranie, Melisse und Rose sind sehr stimmungsaufhellend, 1–3 Tropfen in das Badewasser oder in die Duftlampe.
- Lavendel und Fichtennadel für guten Schlaf.

Mineralstoffe

- Natrium chlor. D 6 – bei melancholischer Stimmung, die sich verschlimmert oder zum Trösten.

Vitamine

- Vitamin E oder Nachtkerzenöl.

Bachblüten

- Crab Apple – zur Reinigung des Gemüts und der Schlacken, vor allem für die Milz.
- Elm – wenn man glaubt, die Aufgabe sei zu schwer.

- Larch – man traut sich nicht.
- Oak – um trotz allem tapfer weiterkämpfen zu können.
- Pine – wenn man glaubt, an allem Schuld zu sein.
- Star of Bethlehem – man ist unglücklich aufgrund einer traurigen Nachricht.

Farbtherapie

- Orange – zur Förderung der Lebensfreude, zum Bestrahlen, als Farbuntersetzer oder in der täglichen Nahrung mittels Karottensaft, Aprikose oder Kürbis u.a.
- Violett – um den Milzstau zu lösen, direkt auf die Milz bestrahlen oder in der Nahrung mit Heidelbeeren, Auberginen.

Feng-Shui

- Dringend einen erfahrenen Rutengänger kommen lassen. Es gibt sogenannte „Blitzgitter", die meist Depressionen auslösen.
- Bilder von Vorfahren können merkwürdige Energien abstrahlen, die nicht immer aufhellend sind. Spiegel sind Informationsträger! Wer besaß den Spiegel vorher, oder was ist alles gespeichert?
- Alte Erinnerungsstücke an „Verflossene" sind manchmal nicht so günstig für die Stimmung.
- Mehr Licht in die Räume strahlen lassen.

Homöopathie

- Aurum met. C 30 – bei Folgen von Kummer, Schreck, enttäuschter Liebe, Widerspruch, unterdrücktem Verdruß oder Ärger. Gestautes Gefühl im Kopf. Verschlimmerung nachts und durch geistige Anstrengung.

- Ignatia C 30 – bei Folgen von enttäuschter Liebe, kann über unglückliche Erlebnisse und Kränkungen nicht hinwegkommen; auffallender Stimmungswechsel. Kummer über eine Kränkung ruft Krämpfe hervor. Verschlimmerung durch Rauchen, Darandenken und Eifersucht.
- Natrium mur. C 30 – höchst ärgerlich und gereizt; viele Tränen; Verlangen nach Salz; Verschlimmerung durch Trösten, körperliche und geistige Anstrengung, durch Kälte, durch Aufenthalt am Meer, durch Ärger.
- Staphisagria C 30 – Nervenzerrüttung und gereizt; allgemeine Müdigkeit mit Zittern; Verschlimmerung durch Tabak, Ärger, Kummer durch Beleidigung, gekränktem Stolz und verletzter Eigenliebe, durch Kälte. Besserung durch Liegen und Bewegen im Freien.

Desinfizierung

Es gibt viele Situationen, in denen desinfiziert werden muß. Jemand hat eine ansteckende Krankheit, die Kinder sind in einen Hundehaufen getreten oder haben sich im Sandkasten angesteckt (meist Soor bzw. Maul- und Klauenseuche). Oft hat man auch nur den Wunsch zu desinfizieren.
Zur Unterstützung hat sich bewährt:

Pflanzenheilkunde

- Kapuzinerkresse und Brunnenkresse roh essen (ideal auch zum Vernichten von Parasiten).
- Meerrettich, roh gerieben unter Karottensalat.

Tee

- Geißraute (gilt als insulinhaltigste Pflanze): Geißrautensamen, Bockshornkleesamen, Mariendistelsamen, Heidelbeerblätter und Salbeiblätter zu gleichen Teilen mischen, 1 Teel. auf 1 Tasse, 1/4 Stunde kochen lassen, mittags und abends 1–2 Tassen trinken.
- Bockshornklee, Nußblätter, Bohnenschalen und Heidelbeerblätter.

Tinktur

- Pestwurz, Kapuzinerkresse, Meerrettich, Brunnenkresse
- Gartenkresse.

Aromaöle

- Teebaum, Eukalyptus, Lavendel, Gewürznelke, Thymian, Wacholder oder Bergamotte.

Die o.a. Öle sind bestens geeignet, Räume während oder nach einer ansteckenden Krankheit zu desinfizieren.

Mit einer hochkonzentrierten Öl-Wasser-Mischung alle Oberflächen, die berührt wurden, abwischen oder die ätherischen Öle mit einem Zerstäuber im Zimmer versprühen. Sie können auch eine Aromalampe verwenden oder einen Aerosolerzeuger, oder auf einen Heizkörper einen frischen Lappen mit einigen Tropfen des Öls legen.

Mineralstoffe

- Kalium sulf. D 6 und Magnesium phos. D 6 – je 2 × 3 Tabl. tägl., zur Entgiftung und Entkrampfung.

- Wenn die Niere beteiligt ist: Kalium phos. D 6 und Natrium chlor. D 6 – 2 × 3 Tabl. tägl.
- Chrom mit Glucose-Toleranzfaktor – 200 mg 1–3 × tägl.

Vitamine

- Vorsicht bei Vitamin B 1 und C! Die Insulinwirkung wird eingeschränkt!

Farbtherapie

- Lemon – zum Bestrahlen auf die Thymusdrüse, Brustbein und Solarplexus.
- Gelb – an Leber und Bauchspeicheldrüse.

Durchfall

Falls ein Durchfall länger als 1 1/2 Tage andauert, sollte mit „Tee-Diät" angefangen werden.
Bei Säuglingen, die nur Muttermilch trinken, gibt es natürlichen Schutz gegen Durchfall. Der Stuhl hängt von der Nahrung der Mutter ab. Bei künstlich ernährten Babys muß sofort ein Arzt benachrichtigt werden. Bis zum Eintreffen des Arztes nur Fencheltee verabreichen und die bisherige Ernährung stoppen.
Bei Kleinkindern und Erwachsenen bekämpft man den Durchfall am besten mit einer 24stündigen Fastenkur und ausschließlichem Teetrinken, mindestens 2–3 l am Tag. Die Beine und der Unterleib müssen warm gehalten werden!
Es können Giftstoffe mit der Nahrung in den Darm gelangt sein, oder es handelt sich um eine Entzündung aufgrund von Stoffwechsel-

giften, die im Darm durch zuviel tierisches Eiweiß entstanden sind. Bitte nach 14 Uhr kein tierisches Eiweiß mehr essen, auch keinen Käse. Die Verdauung für Eiweiß findet morgens statt und bleibt deshalb viele Stunden im Körper und fängt an zu gären und zu faulen. Normalerweise sind Blähungen ein Anzeigen für unverdaute Eiweißstoffe.

Überlieferte Hausmittel

- Wadenwickel und Lendenwickel.
- Heusack auf den Bauch.
- Teefasten mit anschließenden Schleimtagen.
- Fein geraffelte oder geriebene Äpfel (5 × täglich 1 Apfel).
- Heilerde zum Binden der Giftstoffe.
- Hochaktive Kaffeekohle.
- Rohe Haferflocken gut durchkauen und einspeicheln vor dem Hinunterschlucken.
- Zucker ist strengstens untersagt.
- Reisschleim, Leinsamenschleim mit Zitronensaft.
- Knoblauchkapseln.
- Hafergrütze und Graupenschleim.
- Geriebene Äpfel oder etwas getrocknete Heidelbeeren mit 1/2 l Wasser 45 Minuten kochen lassen.

Pflanzenheilkunde

Tee

- Tormentillwurzelsud trinken.
- Fenchel, Kamille und eine Prise Salz.
- Schafgarbe, Eichenrinde, Brombeerblätter, getrocknete Heidelbeere.

Aromaöle

- Eukalyptus – wenn Verdacht auf eine Virusinfektion besteht.
- Teebaumöl – zur Desinfektion.
- Kamille – bei Verdacht auf Lebensmittelallergie.
- Kamille, Lavendel und Neroli – wenn Angst und Streß im Vordergrund stehen.
- Eukalyptus, Kamille, Lavendel, Neroli, Minze und Zypresse – wirken krampflösend, jeweils 1–3 Tropfen zum Inhalieren.

Mineralstoffe

- Kalium phos. D 6 (21 Tabl. in heißem Tee aufgelöst). Bei Durchfall wird Kalium ausgeschwemmt. Kalium kommt hauptsächlich im Herzmuskel vor. Ein Zeichen von Kaliummangel ist z.B. nächtliches Wasserlassen während des Schlafs mit und ohne Erwachen.
- Natrium chlor. D 6 – wenn der Durchfall wäßrig-schleimig oder schaumig ist.
- Natrium sulf. D 6 – wenn wäßrig-gallig.
- Kalium chlor. D 6 – wenn blutig-schleimig.
- Natrium phos. D 6 und Silicea D 12 – wenn eitrig und möglicherweise mit Blut vermischt.
- Ferrum phos. D 12 – wenn unverdaute Speisen im Stuhl.
- Magnesium phos. D 6 – wenn wäßrig, verbunden mit Bauchkrämpfen vor jeder Darmentleerung.

Bachblüten

- Rescue Remedy Tropfen – jeweils stündlich 1 Tropfen an die Lippen.
- Scleranthus – wenn Unsicherheit und Zweifel über Entscheidungen bestehen.

Farbtherapie

- Gelb – zum Bestrahlen an Magen und Darm.
- Türkis – anschließend zum Bestrahlen.
- Indigoblau – falls nach 24 Stunden keine Reaktion bzw. Besserung.

Homöopathie

- Carbo vegetabilis C 30 – bei großer Schwäche und Mattigkeit, Eiskälte an Händen und Füßen, kaltem Schweiß, Blässe, empfindlicher Kopfhaut; feuchtwarme Luft verschlimmert den Zustand.
- Okoubaka C 6–C 30 – bei Vergiftung, speziell Insektizidvergiftung.
- Arsen album C 30 – bei leichter Nahrungsmittelvergiftung, besonders durch tierisches Eiweiß.
- Agentum nitricum C 30 – bei Aufregung und Sorgen um kommende Ereignisse.
- Gelsemium C 30 – nach schlechten Nachrichten, seelischer Erschütterung und Furcht.
- Calcium phos. C 30 – nach Süßmost.
- Sulfur C 30 – bei stinkendem, gelbem Durchfall, morgens aus dem Bett treibend, meist chronisch.

Drüsenschwellung → *Lymphe*

Es gibt verschiedene Arten von Drüsen, wie die Leber, Bauchspeicheldrüse, Speicheldrüsen, Schilddrüse sowie die Lymphknoten, Brustdrüsen, Tonsillen (Mandeln), Blinddarm (Wurmfortsatz), Milz und Thymusdrüse.

Wenn Drüsen anschwellen ist das ein Zeichen dafür, daß die Lymphe auf Hochtouren läuft und dringend Unterstützung braucht bzw. die Ursache dafür beseitigt werden muß. Dabei kann es sich um einen Infekt oder Fokus im Körper handeln oder um eine störende Einwirkung von Frequenzen, die dem Körper nicht guttun.
Wenn eine Schwellung chronisch wird oder stetig anschwillt, lassen Sie unbedingt eine Untersuchung vornehmen, um festzustellen, ob diese gutartig oder bösartig ist.
In der naturheilkundlichen Therapie wird immer nach der Ursache geforscht. Es kommen meist mehrere Therapieformen zur Anwendung, da das Immunsystem angegriffen ist.
Aber bevor Sie etwas herausschneiden lassen, suchen Sie einen anderen Therapeuten auf, ob eine Heilung auch ohne Operation möglich ist.

Überlieferte Hausmittel

- Bewegung und Atmung in frischer Luft.
- Höhensonne und Meeresluft.
- So viel Sauerstoff, wie Sie nur irgend aufnehmen können.
- Ernährungsumstellung.
- Zahnarzt aufsuchen.
- Tägl. 1 Teel. Meerrettich (unter frischen Quark) oder Karottensalat.
- Zucker ist verboten!
- Frisches Gemüse (auch dezent gekocht) und Salate.
- Obst, auch als Kompott.
- Täglich frischen ausgepreßten Gemüse- oder Obstsaft.

Pflanzenkunde

Äußerlich

- Echinaceablätter auflegen oder

- Echinaceatinktur auf einen Wattebausch und auflegen.

Tee
- Brennessel.
- Blühender Hafer.
- Alfalva.

Mineralstoffe
- Calcium phos. D 6 – zur Unterstützung für den Kalkstoffwechsel.
- Calcium flour. D 12 – bei verhärteten Drüsen.
- Magnesium phos. D 6 – bei Schwellung und Verhärtung.
- Silicea D 12 – bei Schwellung und Verhärtung, wenn die Ursache eine Wasserader ist.
- Natrium phos. D 6 – um die Säure auszuleiten.
- Kalium chlor. D 6 – wenn weißgraue Schleimabsonderungen begleitend sind.

Vitamine
- Vitamin A und Vitamin E (Nachtkerzenöl).

Bachblüten
- Hier wird dringend der *Heilblüten-Farbkarten-Test* empfohlen, damit eine präzise Selbstdiagnose möglich ist.

Farbtherapie
- Blau – ist die Farbe für Schwellungen und Tumore, zum Bestrahlen oder als Farbuntersetzer, um das Glas Wasser darauf zu stellen.
- Türkis – für die Schilddrüse, sie funktioniert – meist bei Frauen – wie ein Radarmeßgerät.

Feng-Shui

- Dringend einen erfahrenen Baubiologen oder Rutengänger kommen lassen, um zu testen, ob es sich um eine elektromagnetische Störung (electric low frequences) handelt. Es können auch andere geopathische Störzonen vorhanden sein.
- 90% aller Drüsenschwellungen in meiner Praxis basierten auf nicht geerdeten Leitungen. Nicht immer wird ordnungsgemäß geerdet. Jede zweite Heizung hat keine richtige Erdung!
- Handys und Funktelefone strahlen. Wenn ein Grundstück an einem Hochfrequenzmasten günstig angeboten wird, lassen Sie vorher alles messen.

Homöopathie

- Calcium carb. C 30 – sehr oft das richtige Mittel bei electric low frequences.
- Silicea C 30 – sehr oft das richtige Mittel bei Wasseradern.

Eifersucht

Eifersucht ist ein Machtproblem. Man fühlt sich übergangen, unbeachtet, ein Nichts. Viele Patientinnen erzählten mir, daß sie eigentlich gar nicht eifersüchtig wären, wenn sie beachtet würden oder eine Sache vorher besprochen würde.
Eindeutig hat Eifersucht mit mangelndem Selbstwert zu tun.
Eifersucht kann sich in vielen verschiedenen Ausprägungen zeigen. Die einen sind in sich gekehrt und einsilbig, die anderen traurig, nie-

dergeschlagen und depressiv; oder man möchte am liebsten alles vor Wut „zerschlagen", je nach Temperament. So ist auch die körperliche Reaktion dementsprechend unterschiedlich.
Ärger und Kummer schlagen auf die Leber (beleidigte Leberwurst), Wut läuft über die Galle ab, und bringt heftige Nackenschmerzen mit sich (es platzt der Kragen); letztendlich reagieren die Nieren und brauchen Wärme und viel Flüssigkeit.
Wenn man einmal verstanden hat, daß alles von einer höheren Warte aus betrachtet werden kann – als Außenstehender sozusagen – dann kommt automatisch die Frage: „Warum fühle ich mich übergangen? Wieso bin ich mir so unsicher? Was fehlt mir? Wieso habe ich ständig Angst, ich könnte etwas verlieren? Wieso wird jemand bevorzugt?" Es bleibt Ihnen nichts anderes übrig, als es hinzunehmen und loszulassen.
Das Wort Loslassen ist ein Horror für diejenigen, die mitten in der Krise stecken. Und noch weniger Verständnis wird für Begriffe wie Karma und überpersönliche Liebe aufgebracht. Doch

- Karma ist das Gesetz von Ursache und Wirkung. Alles, was wir jemals gedacht oder getan haben, ist wie ein Samenkorn und irgendwann, ob in diesem Leben oder in einem anderen, müssen oder dürfen wir ernten.
- Liebe ist die Essenz, die uns seit Anbeginn der Schöpfung an nährt. Liebe hat nichts mit Besitz oder Festhalten zu tun. Kein Mensch gehört uns, auch nicht durch einen Trauschein. Ansonsten wäre es Sklaverei. Wenn wir einen Menschen lieben, sperren wir ihn nicht in einen Käfig, sondern zeigen ihm Vertrauen! Verwechseln Sie nicht körperlichen Besitz mit Liebe – der fatalste Irrtum. Liebe ist nun mal keine Handelsware. Wahre Liebe bedeutet, Liebe zu geben und nicht zu erwarten, daß Liebe von jemanden gegeben wird. Auch nicht von einer bestimmten Person, die wir uns vorstellen. Es ist nicht leicht, dies zu verstehen. Und dennoch ist es die reinste Form der Liebe.
  Wir Menschen sind hier auf der Erde, um wahre Liebe zu lernen. Dann fangen wir damit an.

Überlieferte Hausmittel

- Sport und körperliche Bewegung, möglichst an frischer Luft.
- Tanz.
- Musik machen bzw. ein Instrument erlernen.
- Tagebuch schreiben.
- Sich um einen hilfsbedürftigen Menschen kümmern.
- Einen Beruf erlernen, indem Sie anderen Menschen helfen können.
- Einfach anderen Menschen Freude bereiten.
- Gebet mit der Bitte, loslassen zu können.
- Meditation.
- Stimulieren Sie Ihre Thymusdrüse wegen des Selbstwerts (siehe Seite 104).

Pflanzenheilkunde

Tee

- Rosenblätter, Melisse, Kamille.
- Tausendgüldenkraut und Pfefferminze.

Aromaöle

- Rose, Kamille.

Mineralstoffe

- Je nach körperlichen Symptomen siehe unter dem entsprechenden Stichwort.
- Magnesium phos. D 6 – um die Nerven zu bewahren, abends 7 Tabl. in heißer Flüssigkeit einnehmen.
- Silicea D 12 – damit Sie keine Falten bekommen, abends 3 Tabl. lutschen.

Vitamine

- Vitamin E und Nachtkerzenöl.

Bachblüten

- Holly – bei negativen Gedanken an andere.
- Chicory – bei starkem Wunsch nach Zuwendung.
- Rock Rose – bei schockartiger Enttäuschung.

Farbtherapie

- Lemon – zum Bestrahlen an die Thymusdrüse, um loszulassen.
- Rot – ans Steißbein für den Selbstwert.
- Rosa × Grün – ans Herz, um verzeihen und überpersönlich lieben zu können.
- Grün – an Galle und Magen bei großer Wut.

Feng-Shui

- Meiden Sie momentan alle spitzen Ecken und sogenannten „geheimen Pfeile“.
- Suchen Sie sich sanfte Rundungen in der Umgebung aus.
- Gehen Sie viel ins Grüne, erklimmen Sie einen Berg zu Fuß und schauen Sie sich von oben die Schönheit der Natur an.

Homöopathie

- Lachesis C 30 und Hyoscyamos C 30 – sind die häufigst gebrauchten Mittel bei Eifersucht.

Ekzem

Wenn der Körper über die üblichen Organe nicht genug ausscheiden kann, tritt meist die Haut als Ersatzorgan ein. Oft ist falsche Ernährung die Ursache oder Essen, das viel chemische Zusätze enthält. In

der heutigen Zeit wird über die Bedeutung des Wortes *Lebens*mittel gar nicht mehr nachgedacht, und man füttert seinen Körper mit *toter* Nahrung. Als Lebensmittel gelten alle Dinge, die von der Sonne gereift sind.
Es spielt auch die Erbanlage eine Rolle. Milchschorf ist ein Zeichen dafür. Es dürfen auf keinen Fall Infektionskrankheiten, wie z.B. Keuchhusten, unterdrückt werden. Denn Bakteriengifte müssen aus dem Körper. Die Folge ist oft Asthma oder eine Herzschwäche.
Der Heilungsprozeß kann sich lange hinziehen, und man sollte darauf achten, ob die Ursache vielleicht auch an äußeren Dingen liegt, wie z.B. Unverträglichkeit von Medikamenten, Metallen, Kosmetika, Pflanzen oder tierischem Eiweiß.
Scharfe Reinigungsmittel, Terpentin und Waschmittel mit Enzymen (bioaktiv) weglassen. Seelisch sagt unsere Haut: „Bitte faß mich nicht an."

Überlieferte Hausmittel

- Blutreinigungskur.
- Waschungen: In eine Waschschüssel mit 1 l lauwarmen Wasser 2 Eßl. Weizenkleie in einem Leinenbeutel und den Saft von einer Zitrone geben. Das Ekzem täglich damit abwaschen.
- Salzfreie Kost.
- Die Leber und die Nieren unterstützen, täglich mindestens 2 1/2 l Wasser oder leichten Tee trinken.
- Tierisches Eiweiß weglassen; erlaubt sind: Quark, Butter-, Kefir- oder Sauermilch und Butter.
- Keinen Hartkäse.
- Ideal ist Ghee, der reine geklärte Butterschmalz (siehe Seite 153).
- Mandelmilch statt Vollmich.
- Absolut keine Eier und keinen Zucker.

- Weißmehl meiden.
- Frisches rohes Sauerkraut oder Weißkrautsalat, Kohlrabiblätter essen.
- Morgens 1 Glas rohen Sauerkrautsaft.
- Blaubeersaft zum Betupfen.

Pflanzenheilkunde

Tee
- Kamille, Löwenzahn, Majoran, Salbei, Zinnkraut, Ehrenpreis und Hauhechel.
- Wacholderbeeren.

Tinktur
- Wildes Stiefmütterchen.

Öle
- Sesam- oder Mandelöl für Nasenschleimhaut und Ohren.

Aromaöle

- Wacholder, entgiftet auch emotional.
- Teebaum.
- Bergamotte, Geranie, Kamille, Lavendel und Neroli, jeweils 1–3 Tropfen ins Badewasser oder in die Duftlampe.

Mineralstoffe

- Kalium chlor. D 6 – wenn äußere Gifte die Ursache des Ekzems sind, wie Atem-, Impf-, Arznei-, Narkose-, Nahrungsmittel (oft erkennbar an „bläulichem Weiß" unter den Augenlidern).
- Kalium phos. D 6 – baut Stoffwechselgifte ab, 2 × 3 Tabl. tägl. lutschen.

- Kalium sulf D 6 – zur Leberunterstützung, 2 × 3 Tabl. tägl. lutschen.

Vitamine

- Vitamin A.

Bachblüten

- Crab Apple – zur Reinigung.
- Impatiens – bei Neigung zur Ungeduld.
- Larch – mutlos und man traut sich nicht.
- Willow – sieht sich als Opfer des Schicksals.

Farbtherapie

- Türkis – zum Entgiften.

Feng-Shui

- Alle spitzen Ecken und Kanten meiden.
- Auf bestimmte Formen achten.
- Sanfte Rundungen bevorzugen.

Homöopathie

- Arsen. alb C 30 – Ekzem rötlich und schuppend, tierische Eiweißunverträglichkeit.
- Natrium mur. C 30 – Ekzem sieht aus wie eingetrocknetes und abblätterndes Salz, besonders an den Haaransätzen und Gelenkbeugen.
- Graphites C 30 – Haut rissig und nässend.
- Sulfur C 30 – starkes Jucken mit Bedürfnis zu kratzen, verursacht Brennen und Schmerzen, Neigung zu Fußschweiß, besonders im Bett.
- Hepar sulf. C 30 – verträgt keine Berührung.
- Rhus tox. C 30 – Bläschenausschlag, brennt und juckt.
- Sepia C 30 – trockene, schuppende und kreisförmige Flecken, die sehr jucken.

Erkältung

Sobald Jahreszeitenwechsel oder eine Temperaturveränderung auftreten, tauchen Erkältungen auf. Meist als Folge von Unterkühlung. Die schwierigste Phase ist die Übergangszeit vom Sommer zum Herbst und Winter. Dabei ist es ganz einfach, wenn es draußen kälter ist, muß man sich wärmer anziehen. Das wichtigste sind warme Füße. Wer eine sitzende Tätigkeit ausübt, klagt natürlich schneller über mangelnde Durchblutung und kalte Füße. Hier hilft Bewegung und wärmer anziehen! Auf keinen Fall Alkohol!
Ein altes Sprichwort sagt: „Wer friert, ist entweder arm oder dumm.“ Nun, wir haben natürlich auch öfters extrem kalte Winterperioden. Die Räume werden intensiver beheizt, und wenn man jetzt nach draußen geht, entsteht eine starke Reaktion der Schleimhäute, was eine Voraussetzung für die Entwicklung von Bakterien der sogenannten Erkältungskrankheiten ist. Diese äußern sich durch Frösteln und Niesen, Schnupfen, Katarrh, Halsweh und Schluckbeschwerden, Ohrenschmerzen, Husten oder Lungenentzündung. Sehr oft von Fieber oder erhöhter Temperatur begleitet.
Es ist aber auch der Sauerstoff- und Lichtmangel, der zur Abwehrschwäche führt. Wer zu wenig Vitamine und Mineralien im Körper besitzt, bekommt dann fast immer einen Schnupfen oder eine Erkältung.

Überlieferte Hausmittel

- Bewegung in frischer Luft, wenn auch nur kurz.
- Luftbefeuchter in überheizten Räumen aufstellen.
- Meiden Sie Menschenansammlungen und schlecht durchlüftete, verräucherte Räume.
- Kalkreiche Ernährung mittels Gemüse.
- Genügend Vitamin C, es reicht oft schon täglich den Saft einer Zitrone oder Orange zu trinken.

- Mineralhaushalt beachten, denn nur ein Mangel an Mineralien verursacht einen Mangel an Vitaminen.
- Morgengymnastik.
- Im Winter tut Schneeschaufeln gut.
- Trockenbürstenmassagen.
- Tiefes Ausatmen, um frischen Sauerstoff einatmen zu können.
- Schweißtreibende Tees.
- Sauna, ein heißes Bad oder Fußbad.
- Gesichtsdampfbad mit Kamille oder Pfefferminze, dabei gut den Kopf einwickeln.
- Täglich mindestes 6–8 Gläser Wasser oder leichten Kräutertee trinken.
- Täglich Gemüse essen, z.B. Karotten, Kohlrabi mit Blättern, Sellerie sowie Nüsse, Feigen und Edelkastanien (Maroni).
- Pflanzenkeimlinge, Kresse und Petersilie.

Pflanzenheilkunde

Tee

- Holunder, Kamille und Lindenblüten zu gleichen Teilen mischen, 1 Eßl. auf 1 Tasse, mit kochendem Wasser überbrühen und so heiß wie möglich trinken, gleich 2–3 Tassen hintereinander, damit der Schweiß austreiben kann.
- Salbeiblätter.
- Bei Fieber hat sich bewährt: Gänseblümchen, Heublumen und Königskerze als Tee.

Tinktur

- Echinacea.
- Thymus.
- Chlorophyll.
- Angelikawurzel.

Aromaöle

- Teebaum und Eukalyptus verhindern das Vermehren von Viren, 1–3 Tropfen ins heiße Dampfbad zum Inhalieren.
- Rosmarin und Pfefferminze zum Anregen, 1 bis 3 Tropfen ins heiße Dampfbad zum Inhalieren.
- Lavendel und Majoran für den Abend, um gut schlafen zu können, 1–3 Tropfen ins heiße Dampfbad zum Inhalieren.

Mineralstoffe

- Ferrum phos. D 12 – am Beginn einer aufsteigenden Erkältung.
- Kalium phos. D 6 – um dem Organismus zu helfen, schneller mit dem Abwehrprozeß fertig zu werden.
- Kalium sulf. D 6 – zur Unterstützung für die Leber, wenn der Schleim gelb ist.
- Natrium sulf. D 6 – zur Unterstützung für Leber und Galle, wenn der Schleim gelb-grün ist.
- Calcium sulf. D 6 – wenn alles schon chronisch ist und der Schleim grün und alt und manchmal ein wenig Blut dabei ist.
- Zink – 15–20 mg (3 × tägl.).

Vitamine

- Vitamin A, Vitamin C und Vitamin E.

Bachblüten

- Rescue Remedy – täglich 1 Tropfen in ein Glas Wasser und schluckweise trinken.

Farbtherapie

- Lemon – zum Bestrahlen auf die Thymusdrüse.
- Violett – auf die Milz.

Feng-Shui

- Nichts ist schlimmer als Durchzug.
- Falls öfters Erkältungen auftreten oder chronisch sind, dann lassen Sie einen guten Baubiologen oder Rutengänger kommen. Das beste Immunsystem wird angegriffen, wenn geopathische Strahlen am Arbeits- oder Schlafplatz sind.
- Eventuell liegt eine Formaldehydbelastung vor (durch Preßspanmöbel oder Teppichkleber).

Homöopathie

- Aconit C 30 – nach Zugluft oder Wind.
- Belladonna C 30 – nach Haareschneiden.
- Bryonia C 30 – Erkältung setzt sich auf die Brust.
- Gelsemium C 30 – wie Grippe.
- Natrium mur. C 30 – die Nase läuft und tropft wie Wasser, viel Niesen.
- Nux vomica C 30 – häufiges Niesen.

Erschöpfung

Nach Überarbeitung, nach schweren Krankheiten oder Überanstrengung tritt oft ein Erschöpfungssyndrom auf. Sehr oft ist die Ursache aber auch psychosomatischer Art.
Der Mensch fühlt sich zu schwach, die Anforderungen des Alltags zu bewältigen, ist morgens schon müde und erschöpft und zu kraftlos, um Vorhaben und Planungen auszuführen; es besteht eine Antriebsschwäche und Lustlosigkeit bis hin zur Apathie. Manchmal kann dies bis zur Depression führen.

Viele Menschen haben keine Gelegenheit, sich von früheren Anstrengungen wie schweren Krankheiten, Operationen, Schwangerschaft, Fehlgeburt, oder Abtreibung zu erholen. Gründe können auch körperliche und/oder geistige Beschwernisse in Familie und/oder Beruf, schlechte Ernährung, Lebensmittelvergiftungen, Folgen von Fernreisen (Durchfall), Abführmitteln oder geopathische oder elektromagnetische Störzonen sein.
Auf jeden Fall ist dies ein Hinweis darauf, daß sich ein Mensch nicht genügend um die eigenen Bedürfnisse kümmert oder kümmern kann.
Es kostet sehr viel Energie, unliebsame Eindrücke und Kummer zu speichern und daran festzuhalten, d.h. daran zu denken. Es ist oft sehr schwer, alte Ereignisse loszulassen.
Vor allem, wenn wir verletzt oder gedemütigt wurden.

Überlieferte Hausmittel

- Viel Bewegung an der frischen Luft.
- Viel Licht.
- Atemübungen, das „alte" ausatmen.
- Gebet und Meditation.
- Yoga.
- Ernährungsumstellung mit viel frischem Obst und Gemüse.
- Keine „Rückführungen" (denken Sie an Frau Lot, die sich umdrehte – und zur „Salzsäule" erstarrte!).
- Die Thymusdrüse und Milz aktivieren (siehe Seite 104 und 256).
- Die Wirbelsäule massieren lassen.

Pflanzenheilkunde

Tee

- Isländisch Moos, 2 Eßl. auf 1 Tasse Wasser, überbrühen, 10 Min. ziehen lassen, abseihen und tagsüber schluckweise trinken.

- Enzian, Tausendgüldenkraut, Bockshornklee bei Erschöpfung durch zuviel Arbeit.
- Baldrian, Lavendel, Linde, Schafgarbe bei nervöser Erschöpfung.

Aromaöle

- Lavendelöl zum Einreiben für die Wirbelsäule.
- Basilikum, Rosmarin und Zitrone zum Inhalieren.

Mineralstoffe

- Calcium phos. D 6 – bei zu schnellem Wachstum, bei neuen, schwierigen Lebensumständen und bei Herzschwäche.
- Magnesium phos. D 6 – bei zusätzlicher innerer Unruhe.
- Kalium phos. D 6 – wenn Durchfall oder Abführmittel die Ursache waren oder eine längere Krankheit.
- Natrium chlor. D 6 – zur Unterstützung der Blutbildung und wenn Gifte, unedle Metalle oder Rauch die Ursache sind; wenn der Schleim glasig ist.
- Zink – 15–20 mg täglich 3 ×, zur Unterstützung der Nerven und Bauchspeicheldrüse.

Vitamine

- Vitamin E (am besten im Nachtkerzenöl) und Vitamin B.

Bachblüten

- Red Chestnut – bei zuviel Angst und Leid um andere.
- Hornbeam – wenn keine Kraft mehr da ist, um die Lebenslast zu tragen.

- Wild Oat – bei Unklarheit, wie es weitergeht.
- Olive – überfordert und erschöpft.
- Beech – bei zuviel Kritik am anderen.

Farbtherapie

- Orange – zum Bestrahlen an die Mitte der Schamhaargrenze.
- Rot – ans Steißbein und an die Leber.
- Gelb – ans Ende vom Brustbein.
- Grün – aufs Herz.
- Gelb und Orange in der täglichen Nahrung, mit Beigaben von roten Säften!
- Farbige Untersetzer in Rot, Gelb oder Orange für das tägliche Wasser zum Trinken.
- Falls es sich um eine Nervenerschöpfung handelt, auf blaue Untersetzer, vor allem vor dem Schlafengehen.

Feng-Shui

- Bei Erschöpfung stets überprüfen lassen, ob Erdstrahlen oder elektromagnetische Strahlung die Ursache sein kann. Früher ließ ein Bauer für den Kuhstall immer einen Rutengänger kommen, denn die Kühe sollen Milch geben und kalben können!
- Auch auf spitze Ecken und Kanten schauen, daß keine spitzen Pfeile auf uns einwirken. Es kann sich auch um eine Pflanze handeln, die spitze Pfeile aussendet.
- Manchmal sind es alte Spiegel, Bilder oder Edelsteine, die schwächen. Ein Edelstein von einem verstorbenen Schwerkranken sollte erst gereinigt werden bevor das Erbstück getragen wird.

Homöopathie

- Arsenicum album C 30 – bei Schwäche durch Lebensmittelvergiftung, meist von tierischem Eiweiß, bei Folgen von Durchfall.
- Carbo vegetabilis C 30 – bei nicht auskurierten Krankheiten oder zu großen Streßbelastungen.
- China C 30 – wenn viel Körpersäfte verlorengingen, z.B. Blut oder Durchfall.
- Conium C 30 – wenn die Schwäche im unteren Rücken und im Unterleib besonders zu spüren ist.
- Kalium phos. C 30 – nach geistiger Anstrengung.
- Arnica C 30 – nach körperlicher Anstrengung, wenn man glaubt, fallengelassen worden zu sein.
- Silicea C 30 – wenn eine Wasserader die Ursache ist.

Falten

Im Laufe der Lebensjahre läßt die Spannkraft des Bindegewebes nach. Jedoch können auch vorzeitige Falten entstehen. Sorgen, Kummer, Streß, Überlastung, zu wenig Bewegung und Sauerstoff, falsche Ernährung und innere Austrocknung, meist durch ein Fehlen von ausreichender Flüssigkeitszufuhr und oft zu trockener Luft und Rauch können Falten entstehen lassen.
Falten zeigen auch emotionale Erlebnisse an, bzw. wie die Seele die Emotionen verarbeitet. So gibt es Freuden- und Lachfalten, aber auch Kummer- und Sorgenfalten, Konzentrations- oder Müdigkeitsfalten. Falten, die nach oben zeigen oder nach unten.

Ein Phänomen: Wenn zur Stunde des Todes die Seele den Körper verläßt, ist das Gesicht faltenfrei! Ebenso sind die Hand- und Fußlinien verschwunden.
Die Falten bilden also eigentlich die Persönlichkeit des Menschen.

Überlieferte Hausmittel

- Da die Haut als Ersatzorgan für die Nieren und den Darm einspringt, gilt es, diese Organe zu unterstützen. Wer zu wenig trinkt, trocknet aus. Deshalb 2 1/2 l täglich, Wasser oder leichten Kräutertee.
- Keine Margarine, sie trocknet die Schleimhäute aus und führt dann zu Entzündungen.
- Kosmetika meiden, die die Poren verstopfen. Nur eine gut verarbeitende Haut kann jung bleiben.
- Hautatmung fördern durch Massage und frische Luft, damit sie nicht welk wird.
- Hautfunktionsöle verwenden, auch für den ganzen Körper.
- Wenn die Luft im Raum zu trocken ist, einen Luftbefeuchter aufstellen.

Pflanzenheilkunde

Salben und Cremes

- Aloe vera, für die Feuchtigkeit und gegen Austrocknung, auch bei starker Wind- und Sonneneinwirkung.
- Wallwurzcreme.
- Rotes Johanniskrautöl für den Abend.
- Avocadoöl.
- Sesamöl.
- Jojobaöl.
- Mandelöl.
- Weizenkeimöl (hat zusätzlich noch Vitamin E).

- Pferdemilch.
- Ghee (reiner geklärter Butterschmalz, siehe Seite 153) bei rissiger und entzündeter Haut.

Tee
- Goldrute, Salbei, Stiefmütterchen.

Tinktur
- Wildes Stiefmütterchen und Wallwurztinktur zum Betupfen.

Aromaöle
- Neroli und Weihrauch.

Mineralstoffe
- Silicea D 12 – täglich abends 3 Tabl. lutschen, für das Bindegewebe.

Vitamine
- Vitamin A und Vitamin E.

Bachblüten
- Holly – bei negativen Gedanken.
- Walnut – Schutz vor äußeren Einflüssen.
- Rock Water – zu strikte Lebensführung, verbunden mit Überfürsorge.

Farbtherapie
- Türkis – zum Bestrahlen auf die Haut und als Untersetzer für das Glas Wasser.
- Lemon – zur Aktivierung der Thymusdrüse, die als Jungbrunnen gilt (siehe Seite 104).

Feng-Shui

- Es ist auffallend, um wieviel schneller Ermüdungsfalten im Gesicht auftreten, wenn elektromagnetische Frequenzen im Raum sind.
- Jede Fußbodenheizung muß geerdet werden. Bei den Handwerkern ist es wie in der Medizin, alles wird scheibchenweise gehandhabt. Der Heizungsbauer macht die Heizung und der Elektriker die Elektrik, und der Wasserinstallateur ist nur für das Wasser zuständig. Aber, daß am Ende alles geerdet werden muß, daran denken sie leider nicht immer. Denken wenigstens Sie daran, in Ihrem ureigensten Interesse.

Fastenkur

Nach vielen Feiertagen, nach Urlaub oder einer depressiven Phase tut es unserem Körper gut, eine kleine Fastenkur einzulegen, um ihn von seinen überflüssigen Schlackenstoffen zu befreien. Viele Fastenkuren haben jedoch gefährliche Nebenwirkungen. Jedes tierische Eiweiß (außer Butter) belastet den Organismus bei einer Fastenkur.
Es sollten die überschüssigen tierische Eiweißstoffe und die stärkehaltigen Nahrungsmittel reduziert bzw. abgebaut werden.
Dies dient der Darmentlastung und mit Trinkkuren bietet sich die Möglichkeit, den Körper über Nieren und Leber durchzureinigen, damit die Stoffwechselgifte ausgeschieden werden können. Wichtig ist, daß dabei der Körper nicht zu sehr übersäuert.

Überlieferte Hausmittel

- Die beste und radikalste Kur: täglich 2–2 1/2 l klares Quellwasser trinken oder leichte Kräutertees zur Unterstützung für die Stoffwechselorgane. Dazu täglich meditieren und viel frische Luft und Bewegung zur Ablenkung.

Pflanzenheilkunde

- Weniger belastend und leichter durchzuführen ist es, täglich Obst- und Gemüsesäfte als Nahrungsersatz zu trinken (achten Sie unbedingt auf ungespritzte Ware!).
- Bitte keine Eiweißkur und auch keine Zitronenkur. Beides belastet die Leber aufs Äußerste!
- Sehr beliebt ist eine Salat- und Gemüsekur. Dabei sollte der Salat aus mindestens 4–5 verschiedenen Sorten bestehen. Das Gemüse darf gedämpft sein, z.B. bestehend aus Fenchel, Karotten, Chicorée, Sellerie und Kartoffeln, Reis oder Linsen. Auf keinen Fall die Lebensmittel während des Kochvorgangs salzen.
- Vielen Menschen reicht es, wöchentlichen einen Safttag einzulegen, z.B. den ganzen Tag frischen Karottensaft trinken oder im Herbst frischen Traubensaft (aber nicht gespritzt!).

Aromaöle

- Geranie und Rosmarin, 1–3 Tropfen ins Badewasser oder für die Duftlampe.

Mineralstoffe

- Kalium phos. D 6 – falls die Stuhlentleerung sehr rasant wird, abends 7 Tabl.
- Kelp (Meeresalgen).

Vitamine

- Vitamin A und Vitamin E.

Bachblüten

- Crab Apple – zur Reinigung.
- Holly – bei negativen Gedanken und zuviel Säure.
- Honeysuckle – um das Loslassen der Vergangenheit zu unterstützen.

Farbtherapie

- Lemon – zum Bestrahlen an die Thymusdrüse.
- Grün – zum Bestrahlen ans Dritte Auge und in der Nahrung wegen des Sauerstoffs.
- Scharlachrot – zum Bestrahlen an die Nierenpole.
- Rot – zum Bestrahlen an die Leber.

Homöopathie

- Calcium carb. C 30 – bei übermäßigem Appetit und Hunger.
- Graphites C 30 – bei Neigung zu Dickwerden und bei ungesunder Haut.
- Pulsatilla C 30 – bei Neigung zum Zunehmen, bei gefühlsbetonten, gastfreundlichen, scheuen und bemutterten Menschen.

Fieber

Ein alter Spruch lautet: „Gib mir die Macht, Fieber zu erzeugen, und ich zeige dir den Weg, alle Krankheiten zu heilen." Wer den Spruch liest, ahnt schon, wie wichtig Fieber ist. Fieber ist ein Zeichen des Organismus', daß die Abwehrtätigkeit auf Hochtouren läuft. Deshalb kann sich jeder gesund nennen, solange der Körper noch mit Fieber

reagiert. Es ist die Lymphe, die ihren „Hochofen" brennen läßt und einen Abwehrkampf gegen Bakterien und andere Eindringlinge führt. Die Lymphe wird im Darm gebildet, deshalb muß der Darm richtig arbeiten und funktionieren. Damit die verbrannten Giftstoffe ausgeschieden werden können, müssen die Ausscheidungswege frei und nicht gestaut sein.
Die Ausführungsgänge sind der Darm, die Niere und die Haut.
Da die Nieren und die Haut beteiligt sind, gehören Trinken und Schwitzen mit zur Grundregel bei Fieber.
Regen Sie alle Stoffwechselorgane an, dann können Sie auf eine Behandlung mit Tabletten verzichten. Ausnahmen sind Fieber als Folge von Medikamenteneinnahme, Paratyphus, versteckte Tuberkulose; Eisenmangelfieber; Basedow und Herzklappenentzündung.
Fieber sollte möglichst langsam fallen. Wenn es weiter steigt, heißt das, daß noch vorhandene Bakterien oder Gifte abzuwehren bzw. zu verbrennen sind.
Nichts ist schlimmer, als unterdrückte Krankheiten zu behandeln, oder, wenn ein Patient erzählt, er habe schon viele Jahre kein Fieber mehr gehabt. Solange der Mensch Fieber erzeugen kann, ist dies ein Zeichen einer funktionierenden Abwehr.

Überlieferte Hausmittel

- Gründliche Darmreinigung ist ein Muß, durch natürliche Abführmittel oder/und ein Klistier.
- Harntreibende Tees.
- Wadenwickel, handwarm bis kühl, die gewechselt werden müssen, sobald sie heiß sind.
- Wenn sehr viel Schwitzen das Fieber begleitet, dann verschaffen Essigsocken Linderung.
- Ernährung beachten. Ein Fiebernder hat keinen Hunger. Deshalb nicht zum Essen zwingen!
- Tee mit Honig oder Rohrzucker.
- Fruchtsäfte, möglichst frisch ausgepreßt.
- Alkohol meiden.

Pflanzenheilkunde

- Fliedertee im Wechsel mit heißem Zitronenwasser zum Schweißtreiben.
- Lindenblüten.
- Schafgarbe.
- Holunder.
- Lungenkraut.
- Prof. Sauermoser empfiehlt: Gänsefingerkraut 10 g, Angelikawurzel 10 g, Fenchel 30 g, Faulbaumrinde 20 g, Lindenblüten 30 g, Stechpalmenblätter 20 g und Wermut 15 g in einer Mischung; davon 2 Eßl. in 1 l Wasser 10 Min kochen, 2 Min. ziehen lassen und abseihen; 3 × tägl. 1 Tasse trinken.
- Zur Nachbehandlung ist bestens geeignet: Brennesseltee und Schafgarbentee.

Aromaöle

- Basilikum, Kamille, Lavendel, Minze, Rosmarin, Teebaum, Wacholder oder Zypresse treiben den Schweiß aus. 1–3 Tropfen ins Bad.
- Bergamotte, Eukalyptus, Lavendel und Minze helfen das Fieber zu senken. 1–3 Tropfen.

Mineralstoffe

- Ferrum phos. D 12 – bei Fieber bis zu 38,5°, 21 Tabl. in heißem Tee auflösen 3–4 mal täglich.
- Kalium phos. D 6 – bei hohem Fieber, 21 Tabl. in heißem Wasser auflösen, im Wechsel mit Ferrum phos. D 12.

Vitamine

- Vitamin C.

Bachblüten

- Crab Apple – zur Reinigungsunterstützung.

- Honeysuckle – um von alten Dingen loslassen zu können.
- Rescue Remedy – täglich 1 Tropfen in 1 Glas Wasser.

Farbtherapie

- Blau – zum Bestrahlen auf die Schädeldecke.

Feng-Shui

- Falls Fieber öfter auftritt, überprüfen, ob alles strahlungsfrei ist. Elektromagnetische Frequenzen wirken auf die Lymphe!

Homöopathie

- Aconit C 30 – akut, hoch, mit starkem Durst und großer Unruhe.
- Belladonna C 30 – akut, hoch, mit hochrotem Gesicht und meist blassem Kinn-Mund-Dreieck.
- Ferrum phos. C 30 – akut, hoch, jedoch munter und fidel dabei.
- Gelsemium C 30 – mittel, fühlt sich sehr schwach und schläfrig.

Frigidität

Es gibt immer noch Frauen, die das beschäftigt, wahrscheinlich aufgrund der bestehenden Partnerschaft.
Sexuelle Unlust entsteht meist durch Streß. Der Streß ist oft sehr vielschichtig, meist liegt er im partnerschaftlichen und emotionalen

Bereich. Jedoch kann einem der Körper auch aufgrund von Überlastung und Erschöpfung einen Streich spielen.
Sehr oft ist die Geburt eines Kindes der Grund dafür, Fremdgehen des Partners, ungenügendes Feingefühl des Partners oder einfach berufliche Überforderung. Alle Drüsenerkrankungen und -schwächen können eine gravierende Rolle spielen. Die Drüsen arbeiten auf einzigartige Weise zusammen, und wenn nur an einer Drüse etwas fehlt oder operiert wurde, kann das die Ursache für Fehlinformationen an die anderen Drüsen sein. Auch eine Erkältung oder Entzündung im Genitalbereich, Zuckerkrankheit, Gallenstörungen und Schilddrüsendysfunktionen sind zu beachten.
Immer häufiger stelle ich fest, daß elektromagnetische Frequenzen oder andere geopathische Strahlungen an der Ursache mitbeteiligt sind.

Überlieferte Hausmittel

- Heiße Bäder mit Kräuterzusätzen, z.B. Melisse.
- Heublumen-Sitzbäder.
- Kneippsche Anwendungen am unteren Rücken (Lendenwirbelsäule).
- Morgens Tau treten (notfalls in der Badewanne in Meersalzwasser).
- Trockenbürstenmassagen.
- Pflanzliche Öle verwenden (Sonnenblumen-, Kürbiskern-, Weizenkeim- oder erste Pressung von gutem Olivenöl).
- Keine Margarine!
- Tägliches Einreiben und massieren mit Sesam-, Weizenkeim- oder Avocadoöl, am besten abends vor dem Schlafengehen.
- Alle roten Früchte und Gemüsesorten regen die Libido an.
- Sellerie, Leinsamen, Spargel, Fenchel, Hafer, Haselnüsse und Mandeln. Ausgepreßter Zwiebelsaft.

Pflanzenheilkunde

Tee

- Ginseng.
- Melissenblätter, Lindenblüten (ist der weiblichste Baum), Johanniskraut.
- Damiana.
- Fenchelsamen.
- Ingwerwurzelscheiben als Grundlage für den Morgentee (nur überbrühen).
- Hier eine Teemischung für „müde Männer" von Konrad Kölbl: Yohimbe 50 g, Melisse 10 g, Rosmarin 5 g, Schafgarbe 15 g und Weißdorn 15 g, von dieser Mischung 1 Teel. auf eine Tasse und überbrühen, 5 Min. ziehen lassen.

Gewürze

- Zimt, Vanille, Nelken und Pfeffer.

Aromaöle

- Rose – ideales Öl für die Gebärmutter.
- Jasmin – zur Stärkung des Selbstvertrauens.
- Neroli – bei Ängsten.
- Ylang-Ylang, Sandelholz und Muskatellersalbei, jeweils 1–3 Tropfen ins Badewasser oder in die Duftlampe.

Mineralstoffe

- Natrium chlor. D 6 – falls Trockenheit eine Rolle spielt.
- Zink – tägl. 15 g oder 20 g.

Vitamine

- Vitamin A, Vitamin B 1 und Vitamin B 12, Vitamin E (am natürlichsten im Nachtkerzenöl).

Bachblüten

- Mustard – bei Depressionen und Schwermütigkeit.
- Willow – bei Groll und Verbitterung über das Schicksal.
- Gorse – bei Hoffnungslosigkeit.
- Star of Bethlehem – unglücklich über traurige Nachrichten.
- Honeysuckle – leben in der Vergangenheit.
- Rock Rose – Folgen von Schock, evtl. Rückweisen einer geliebten Person.
- Wild Rose – klaglos, ohne Lust das Leben sehen.

Bitte, machen Sie selbst den Heilblüten-Farbkarten-Test, um zu erkennen, was „in eine versteckte Schublade geschoben" wurde.

Farbtherapie

- Orange – zum Bestrahlen an die Mitte der Schamhaargrenze, als Farbuntersetzer für das Glas Wasser und in der täglichen Nahrung.
- Rot – zum Bestrahlen ans Steißbein und in der täglichen Nahrung.
- Gelb – als Farbuntersetzer für das Glas Wasser und in der täglichen Nahrung, alle „Säfte fließen".

Feng-Shui

- Bitte lassen Sie von einem erfahrenen Baubiologen oder Rutengänger überprüfen, ob alles strahlungsfrei ist. Strom gehört geerdet.
- Handys, Funkgeräte und Trafos sollten überprüft werden. Sie sollten ihn aber auch nach anderen geopathischen Strahlen suchen lassen.
- Wenn Ihre Räume in Blau, Grün oder Schwarz gehalten sind, bitte die Farben ändern.

Homöopathie

- Platin C 30 – oft notwendig, da die Katalysatoren der Autos Platin ausstoßen.
- Agnus castus C 30 – verbunden mit Katarrhen an den Schleimhäuten.
- Sepia C 30 – Gleichgültigkeit gegen alles.

Frostbeulen

Wenn die Venen und Blutgefäße in extremer Kälte gestaut sind, kann es zu Frostbeulen kommen.

Überlieferte Hausmittel

- Schneelaufen, wenn kein Garten vorhanden ist, geht auch der Balkon. Man beginnt mit zehn Sekunden jeden frühen Morgen, dann steigernd auf eine halbe Minute und dann bis auf 2–3 Minuten. Wichtig ist, daß man dabei nicht friert. Danach nochmals ins warme Bett zum Aufwärmen. Langsam werden die Frostbeulen verschwinden.
- Tägliche Bäder in Heublumenwasser, Birke oder Mistel.
- Eichenrindenbäder oder Baden in Kartoffelabsud.
- Im Sommer viel Barfußlaufen.
- Die betroffenen Stellen mit Zitrone einreiben und nachfolgend mit Öl, am besten sind Sesam-, Johanniskraut- oder Olivenöl geeignet.
- Nachts gequetschte Kohlblätter auflegen.
- Angestampfte alte Äpfel auflegen.
- Bewährt hat sich auch hier Ghee (siehe Seite 153), gut einreiben und gut einwickeln.

Bachblüten

- Rescue Remedy als Salbe: 1–3 Tropen in das Ghee (Butterschmalz) zum Bestreichen oder als Tropfen

Farbtherapie

- Gelb – damit alle Säfte wieder fließen.

Homöopathie

- Pulsatilla C 30 – wenn Bettwärme verschlimmert und alles juckt, brennt und blaurot geschwollen ist.
- Apis C 30 – bei stechenden Schmerzen, Schwellungen und unerträglichem Jucken.

Furunkel

Eine Haarbalgentzündung ist die anfängliche Ursache. Die Entzündung greift über auf das benachbarte Gewebe und das Unterhautzellgewebe. Eitererreger aufgrund von zuviel Schweinefleisch oder Rindfleisch bzw. Staphylococcen sind in den meisten Fällen daran beteiligt. Hier ist eine richtige Blutreinigungskur angesagt!
Lassen Sie Ihren Urin jedoch auch auf Zucker untersuchen.

Überlieferte Hausmittel

- Vollbäder mit Heublumen zum Entgiften und Ausschwitzen.
- Warme Kompressen mit Bockshornkleesamen auf die betroffene Stelle.
- Oder heiße, gequetschte Kartoffelauflagen.

- Warme Hafergrütze, in Kamillentee eingeweicht, hat schon Wunder vollbracht; Furunkel damit bestreichen.
- Nach der Eiterentleerung gequetschte Kohlblätter auflegen.
- Kamilledampfbäder.
- Kein Salz und kein tierisches Eiweiß.
- Alle Hefeteigwaren weglassen.
- Bananen, Birnen sowie Rosinen meiden.
- Tägliche mit Ghee (siehe Seite 153) einreiben.

Pflanzenheilkunde

Tee

- Melissenblätter, Frauenmantel und Rosmarin in einer Mischung zu gleichen Teilen, davon 2 Eßl. auf 1/4 l Wasser kalt ansetzen und dann kurz aufkochen, 10 Min. ziehen lassen und tagsüber 2–3 Tassen trinken.
- Zur Blutreinigung: Sennesblätter 10 g, Faulbaumrine 30 g, Fliederblüten 30 g und Stiefmütterchen 30 g. Von dieser Mischung 1 Eßl. auf 1/2 l kochendes Wasser, 5 Min. ziehen lassen, abseihen und vierzehn Tage jeden Morgen 1–2 Tassen trinken.

Denken Sie daran, daß Sie aufgrund der drastischen Blutreinigung Mineralsalze verbrauchen und diese auffüllen, siehe unten.

Tinktur

- Chlorophyll vom Blattgrün.

Aromaöle

- Teebaumöl in etwas abgekochtes Wasser und damit betupfen.

Mineralstoffe

Falls Sie eine drastische Blutreinigung mit mehrfachem Stuhlgang am Tag haben, dann brauchen Sie:

- Kalium phos. D 6 – täglich 3 × 7 Tabl. in heißer Flüssigkeit getrunken.
- Natrium phos. D 6 – täglich 3 × 3 Tabl. lutschen.
- Silicea D 12 – stündlich 1 Tabl. lutschen.
- Zink – täglich 15–20 mg.

Vitamine

- Alle, die in frischer Nahrung vorkommen.
- Vitamin A, Vitamin B, Vitamin C und Vitamin E.

Bachblüten

- Crab Apple – zur Reinigung.

Farbtherapie

- Rot – zum Bestrahlen auf die Stelle.
- Grün – zum Desinfizieren und als Farbuntersetzer, um das tägliche Wasser davon zu trinken.

Feng-Shui

- Überprüfen lassen, ob Wasseradern oder andere Störzonen die Mitursache sein könnten.
- Falls noch Amalgam im Körper ist, kann dies ein zusätzlicher Faktor sein, denn unedles Metall lädt sich auf, auch im Körper.

Homöopathie

- Hepar sulf. C 30 – bei ungesunder, geröteter Haut und Berührungsempfindlichkeit, meist wenn unedle Metalle im Körper sind.
- Merurius sol. C 30 – Abszesse im Mund mit viel Speichelfluß und Quecksilbervergiftung aufgrund von Amalgam.

- Myristica sebifera C 30 – um den Eiterabfluß zu öffnen (das homöopathische Messer).
- Silicea C 30 – bei langwierigen Eiterungen und sehr langsamen Heilung (oft Hinweiszeichen auf Wasseradern).

Fußpilz

Jeder Haut- oder Nagelpilz ist lästig. Jeder Pilz kann nur auftreten, wenn der Körper übersäuert ist. Dies kann durch falsche Ernährung, durch viel körperlichen, mentalen oder geistigen Streß und aufgrund von geopathischen oder elektromagnetischen Störzonen der Fall sein. Ansteckung ist nur möglich, wenn die Abwehr des Organismus zu schwach ist. Also die Abwehr stärken, sich richtig ernähren und harmonische Gedanken im Kopf haben.

Überlieferte Hausmittel

- Absolutes Zuckerverbot.
- Alkohol und Weißmehlprodukte meiden.
- Blutreinigungs- oder Fastenkur.
- Ernährungsumstellung.
- Kein Hefegebäck, keine Bananen und Rosinen.
- Nicht mehr als 200 g Getreide täglich.
- Amalgam aus den Zähnen entfernen lassen und aus dem Körper ausleiten.
- Molkekur.
- Ghee (reines geklärtes Butterschmalz, siehe Seite 153).
- Tierisches Eiweiß wie Fleisch, Fisch, Wurst und Eier weglassen.

- Mittels Yoga oder Meditation für seelisches Gleichgewicht sorgen.
- Milz und Leber unterstützen.
- Täglich rohe Gemüsesäfte.
- Täglich frische reife Ananas wegen der Enzyme (auch Papaya).
- Viel grünes Gemüse essen wegen der Desinfektion und der Sauerstoffutilisation, z.B. Brokkoli, Petersilie, Schnittlauch, Kohlrabiblätter, grüne Gurke u.a.
- Täglich 1 Kelp-Tablette, auch in Kräutersalz enthalten.

Pflanzenheilkunde

Tee
- Petersilie.

Tinktur
- Spilanthes (ein afrikanisches Pflanzenmittel).
- Chlorophyll, 2 × tägl. 20 Tropfen.

Aromaöle

- Teebaumöl, jeweils tropfenweise auf den Pilz einreiben.

Mineralstoffe

- Natrium phos. D 6 – 3 × 3 Tabl. täglich lutschen, zur Entsäuerung.
- Übermangansaures Kali als Pulver für das tägliche Fußbad und zum Auswaschen der Strümpfe bzw. der Schuhe.

Vitamine

- Vitamin A und Vitamin E.

Bachblüten
- Crab Apple – zur Reinigung.
- Holly – um die Säure abzubauen, die durch negative Gedanken entstanden ist.

Farbtherapie
- Grün – zum Bestrahlen, als Farbuntersetzer und in der täglichen Nahrung.

Feng-Shui
- Da der Körper zuviel Säure produziert, überprüfen, ob der Streß von elektromagnetischen Frequenzen oder anderen geopathischen Störzonen kommt.

Gallenbeschwerden, Gallensteine

Die Leber produziert den Gallensaft. Wenn dieser Vorgang gestört ist, entsteht oft ein Druck unter dem rechten Rippenbogen, manchmal verbunden mit Übelkeit und/oder Kopfschmerzen am Hinterhaupt (7. Halswirbel) und an den Schläfen. Es kann Fieber auftreten. Wenn bereits Gallensteine da sind und diese irgendwo im Gallengang steckenbleiben, kommt es zur Gallenkolik, verbunden mit starken Schmerzen im rechten Oberbauch bis zum rechten Schulterblatt, begleitet von Übelkeit oder Erbrechen und selten auch Schüttelfrost und Fieber.
Wenn wir wütend sind, kommt uns die Galle hoch. Die Galle ist das Organ, das auf Ärger und Wut reagiert. Wir wollen „Dampf" ablassen. Aber nicht immer können wir das, und daß wir schon so vollkommen sind, daß uns nichts mehr aufregt, liegt noch ein wenig in der Ferne. Wenn wir also, den „Dampf" nicht ablassen können, staut sich die

Gallenflüssigkeit in der Gallenblase und gelangt nicht in den Darm. Ein Gallenstau oder Gallensteine reagieren auf unterdrückten Zorn, Wut, Ärger und sogar Freude, weil dann die gestauten Säfte wieder fließen wollen. Ernährungsfehler sind jedoch sehr häufig die Ursache. Dazu gehören Reizstoffe, wie Kaffee, Alkohol oder zu fette Nahrung. Es können auch Koli- oder Typhusbakterien vom Darm her in die Gallenblase eindringen.
Daß sich die Galle bemerkbar macht, geschieht oft im Zusammenhang mit der Informatik der Drüsen untereinander. Wenn nur eine Drüse aus der Reihe tanzt, oder gar operiert oder entfernt wurde, spielen die anderen Drüsen „verrückt". Ein häufiges Beispiel: Einer Frau wurde die Gebärmutter entfernt, und jetzt hat sie Gallenbeschwerden, wenn nun aber auch noch die Gallenblase herausoperiert wird, kann die Schilddrüse aus der Reihe tanzen. Oder die Schilddrüse spielt „verrückt", und die Patientin bekommt jetzt Schilddrüsenhormone, als Folge kann die Gallenfunktion gestört sein.
Es gibt noch eine andere Ursache. Da die Schilddrüse auf fremde Frequenzen reagiert, gibt sie eine Information an die nächste Drüsenabteilung – Leber, Galle – und schon haben wir die Symptome eines Gallenstaus. Wie einfach doch die Informatik des Körpers zu durchschauen ist. Also haben Sie keine Angst, sondern unternehmen Sie etwas dagegen. Aber nicht mit Hormonen oder etwa Operationen. Die Naturheilkunde kennt mehrere Möglichkeiten.
Wenn im Körper zuviel Säure produziert wird, können sich Kristalle und Steine bilden. Gelangt nun ein Gallenstein in den Gallengang, der ja die Gallenflüssigkeit für eine gute Verdauungstätigkeit in den Darm leitet, und dieser Stein ist zu groß oder legt sich quer, löst das einen Schmerz aus. Es kann auch sein, daß „nur" das Mineralsalz Magnesium fehlt. Magnesium veranlaßt, daß sich bestimmte Muskeln, ähnlich wie ein Wurm, bewegen können. Wenn zu wenig Magnesium im Körper vorhanden ist, können diese Muskeln ihre Aufgabe nicht erfüllen. In diesem Fall kann der Stein nicht fortbewegt werden. Bei Aufregung, Ärger, unterdrückter Wut und aufgestautem Zorn und Groll reagiert das Gallensystem mit nervösen Verkrampfungen dieser magnesiumabhängigen Muskelwände.

Bei allen Gallenbeschwerden muß die Leber mitbehandelt werden, denn sie produziert den Gallensaft.

Überlieferte Hausmittel

Zur Leberstärkung

- Heiße Heublumenkompressen auf die Leber.
- Frischer Rettichsaft als 2-Wochenkur, innerhalb von 5 Tagen von 100 g auf 300 g steigern und dann wieder auf 100 g zurückgehen. Wem dies zu stark ist, kann den Saft 1:4 verdünnen und täglich 4–5 x 1/2 Glas mit Wasser vermischt trinken.

Um den Gallenfluß anzuregen

- Pfefferminze ist das Mittel, das man am einfachsten zur Hand hat. Jedoch nicht bei einer Entzündung verwenden.

Ernährung

- Fett, Kaffee, Alkohol, Nüsse, Steinobst, Lauch- und Paprikagemüse und Geröstetes unbedingt meiden.
- Morgens nüchtern 1 Glas Schwarzrettichsaft und Butterbrot mit gehacktem Schwarzrettich verzehren (es wurde übrigens festgestellt, daß in Bayern im Sommer weniger Gallenbeschwerden auftreten als in anderen Bundesländern, da die Bayern relativ oft „Radi" als Brotzeit zu sich nehmen).

Tee

- Pfefferminzblätter, Wermut, Löwenzahnwurzel und Schafgarbe zu gleichen Teilen (je 20 g) mischen. Davon 1 Eßl. auf eine Tasse Wasser abends kalt ansetzen und am nächsten Tag schluckweise trinken.

- Berberitze, Brennessel, Kalmuswurzel, Kamille, Löwenzahn, Mistel, Minze, Rosmarin, Salbei, Tausendgüldenkraut, Wegwarte, Wermut.
- Bei Gallensteinen: Kamille, Löwenzahnwurzel, Seifenkrautwurzel und Wollblume als Mischung zu gleichen Teilen.
- Wenn Sie Galle erbrechen, nehmen Sie 1/2 Tasse von diesem Tee und geben ihn in 1/2 l kochendes Wasser mit einer Handvoll Weizenkleie als Klistier, aber nur lauwarm.

Ölkur

- Den Mund mit Pfefferminztee ausspülen, dann 1 Eßl. bestes Olivenöl mit Zitronensaft und 1 Tropfen Pfefferminzöl einnehmen. Zum Abschluß heißen Pfefferminztee trinken mit 21 Tabl. Magn. phos. D 6 (siehe unten). Abschließend 6 Tage lang eine heiße Kompresse für ca. 20 Minuten auf die Leber.

Saftkur

- Apfelsaftkur nach Dr. Hohensee, der heute in USA praktiziert: Morgens, 8 Uhr, ein Glas (1/4 l) naturreinen Apfelsaft ohne Kohlensäure trinken. Danach um 10 Uhr zwei Gläser, um 12 Uhr zwei Gläser, um 14 Uhr zwei Gläser, um 16 Uhr zwei Gläser, um 18 Uhr zwei Gläser, um 20 Uhr zwei Gläser.
  Am zweiten Tag werden abends zusätzlich ein Eßl. Olivenöl und drei Eßl. Schlagsahne eingenommen, und mit einem Glas heißen Zitronen- oder heißem Apfelsaft wird nachgespült. An beiden Tagen keine andere Nahrung aufnehmen. Am folgenden frühen Morgen wird sich die Gallenblase vollständig entleeren.

- Rharbarbersaftkur.
- Zwiebelsaftkur: 1–2 Zwiebeln auspressen, mit etwas Puderzucker süßen, am 1. Tag jede Stunde 1 Teel., am 2. Tag jede zweite Stunde 1 Teel., am 3. Tag jede dritte Stunde 1 Teel.

Aromaöle

- Pfefferminzöl, innerlich und äußerlich.
- Lavendel und Rosmarin, 1–3 Tropfen in die Duftlampe.

Mineralstoffe

- Magnesium phos. D 6 – bei einer Kolik alle 20 Minuten 21 Tabl. in heißer Flüssigkeit auflösen und trinken, ansonsten jeden abend 7 Tabl. in heißer Flüssigkeit.

Bachblüten

- Rescue Remedy – weil es ein Notfall ist.
- Crab Apple – um zu reinigen.
- Holly – um Altes loszulassen.

Farbtherapie

- Lemon – zum Bestrahlen auf die Gallenblase.
- Orange – zum Bestrahlen, damit sich der Gallengang dehnen kann.
- Grün – zum Bestrahlen gegen den Schmerz.

Feng-Shui

- Überlegen Sie, was hat Sie gereizt? Es können auch Gegenstände sein!
- Strahlung kann Sie attackieren. Elektromagnetische Frequenzen können Sie aufladen, daß Sie glauben, Sie platzen vor Wut.

Homöopathie

- Nux vomica C 30 – wenn nach dem Essen saurer Geschmack und Übelkeit auftritt.
- Bryonia C 30 – wenn das Essen wie ein Stein im Magen liegt.

Gebärmutterschmerzen

Selbstverständlich ist ein Arztbesuch erforderlich, wenn die Schmerzen länger anhalten. Denn Schmerz ist immer ein Alarmzeichen.
In der Praxis stellte ich oft fest, daß unedles Metall im Körper schmerzauslösend wirkt, wie z.B. Amalgam, die Spirale oder andere Metallimplantate. Dazu kommt noch, daß unedles Metall sich leichter mit unliebsamen Frequenzen auflädt, die dann dem Körper zusetzen.
Natürlich kann eine ganz einfache Unterkühlung die Ursache sein oder aber auch eine ansteckende Krankheit bzw. Bakterien.

Überlieferte Hausmittel

- Dampfsitzbäder mit Dillkraut.
- Zinnkrautbad.
- Warme Leibauflagen.
- Gänsefingerkraut mit Milch aufkochen und warm trinken.
- Alkohol und Nikotin meiden.

Pflanzenheilkunde

- Baldrian, Melisse, Gänsefingerkraut, Johanniskraut, Kamille und Schafgarbe.

Aromaöle

- Majoran und Pfefferminze.

Mineralstoffe

- Magnesium phos. D 6 – 21 Tabl. in heißer Flüssigkeit auflösen und trinken, notfalls alle halbe Stunde wiederholen.

Vitamine

- Vitamin E (am besten im Nachtkerzenöl).

Bachblüten

- Crab Apple – zur Reinigung.
- Rescue Remedy – bei akuten Schmerzen.

Farbtherapie

- Grün – bei Entzündung zum Bestrahlen an die Mitte der Schamhaargrenze.
- Orange – zum Bestrahlen, wirkt krampflösend.

Feng-Shui

- Schon so viele Beschwerden im Unterleib sind verschwunden, nur weil die geopathischen Störzonen als Ursache entdeckt wurden.
- Falls eine elektromagnetische Strahlung vorhanden ist, kommt oft noch erschwerend hinzu, daß unedles Metall im Körper damit aufgeladen wird. Viele Patientinnen, die auf Wasseradern lagen oder „electric low frequences" ausgesetzt waren, hatten zusätzlich sehr starke Blutungen.
- Manchmal ist auch das Bett aus Metall, das sich aufgeladen hatte. Also lassen Sie einen guten Baubiologen oder Rutengänger Ihren Schlafplatz untersuchen.

Homöopathie

- Calcium carb. C 30 – oft notwendig nach elektromagnetischer Belastung.

- Menses zu früh, zu stark und zu lang,
- innnerliches Frieren und evtl. Nachtschweiß.

- Chamomilla C 30 – heftige und kolikartige Schmerzen und Abgang von dunklem, klumpigem Blut.
- Ignatia C 30 – seelischer Kummer, wechselnde Schmerzen an verschiedenen Körperteilen, Schmerzen und Krämpfe mit Drängen nach unten; manchmal sexuelle Überreizung, Neigung zu Hämorrhoiden.
- Pulsatilla C 30 – Menses zu spät und zu schwach; viel Frösteln und kalte Füße; Hitzewallungen und schwankende Gemütsverfassung vor und während der Menses sowie beim Ausbleiben der Menses; Menses kommt unregelmäßig.

Geburt

Hier will ich nicht die Arbeit einer Hebamme übernehmen und schon gar nicht die Aufgabe eines Arztes, sondern Ihnen einfach ein paar Tips geben, wie Sie sich den Vorgang zusätzlich erleichtern können.
Achten Sie darauf, daß Sie nicht vor Angst verkrampft sind. Der englische Arzt G.D. Read sagt: „Verkrampfte Frau – verkrampfter Muttermund."
Die Geburt ist ein ganz natürlicher Vorgang. Viele Paare wählen eine Hausgeburt, damit das kleine Wesen sich in einer natürlichen Atmosphäre wohl fühlen kann. Der Arzt und die Hebamme sollten dabei mit entscheiden.

Die Geburt beginnt mit der rhythmischen Muskelarbeit der Gebärmutter und der Scheide – den Eröffnungswehen – zur Dehnung des Geburtsweges. Die Gedanken sollten dabei völlig abgeschaltet sein. Nur eine regelmäßige Atmung ist notwendig. Wer meditieren kann, tut sich leichter. Wenn die Gebärmutter geöffnet ist, beginnen die Austreibungswehen, und jetzt sollte die werdende Mutter durch Pressen mitarbeiten. Normalerweise kommt zuerst der Kopf des Kindes und mit der nächsten Wehe der Körper des Babys. Das kleine Wesen ist nun auf der Welt.
Nach ca. 10 Minuten werden die Nachgeburt mit dem Mutterkuchen, die Eihäute und die restliche Nabelschnur ausgeschieden.

Überlieferte Hausmittel

- Tiefes Atmen und der Schöpferkraft danken für die Gnade.
- Ruhe in der Umgebung.
- Warmes Vollbad zum Entspannen oder für die Geburt.

Pflanzenheilkunde

Tee
- Wegwarte zur Stärkung.
- Lavendel, Wermut und Pfefferminze während der Wehen trinken.
- Für die Milchbildung: Fencheltee.

Aromaöle

- Mandelöl mit Lavendel, Jasmin oder Lilie zum Bestreichen des Bauches.
- Jasmin und Fenchel regen den Milchfluß an.

Mineralstoffe

- Magnesium phos. D 6 – zum Entkrampfen, 21 Tabl. in heißem Tee.

- Kalium phos. D 6 – bei Wehenschwäche.
- Calcium flour. D 12 – für die Elastizität der Fasern.
- Silicea D 12 – für das Bindegewebe und gegen die Falten.

Vitamine

- Vitamin E (im Nachtkerzenöl).

Bachblüten

- Rescue Remedy – für den Notfall, bei Komplikationen.
- Aspen, Agrimony, Chicory – bei versteckter und unterdrückter Angst.
- Elm, Impatiens und Mimulus – für den Geburtsvorgang als Mischung.
- Olive – bei vorübergehender Erschöpfung.
- Wild Rose, Walnut, Olive und Gentian – bei Wehenschwäche.
- Walnut – bei neuer, ungewohnter Umgebung, auch für das Kind gedacht.
- Wild Rose – wenn die Geburt besonders schwer verläuft.
- Star of Bethlehem – zur Nachbehandlung.

Farbtherapie

Tun Sie alles, damit Sie und das Neugeborene sich wohl fühlen. Mit Apricot-Beige-Orange fühlt sich das Neugeborene wie wenn es noch im Mutterleib wäre. Diese Farbe vermittelt das Gefühl von Geborgenheit.
Zum Bestrahlen oder Visualisieren.

Bei Wehenschwäche

- Grün – auf das Dritte Auge.

- Scharlachrot – auf die Mitte der Schamhaargrenze.

Nach der Geburt
- Grün und Magenta – auf die Mitte der Schamhaargrenze.

Bei starker Blutung nach der Geburt
- Indigo – auf die Mitte der Schamhaargrenze.

Zur Förderung des Milchflußes
- Orange – auf die Brust.

Zur Herabsetzung des Milchflußes
- Indigo – auf die Brust.

Feng-Shui

- Achten Sie darauf, daß nirgends Zugluft entsteht, damit die Energie im Raum bleibt.
- Achten Sie auf die Fenster- und andere Kreuze. Das einzige Kreuz, das 100% Energie vermittelt ist ein Pluszeichen. Sie können z.B. Fensterkreuze verändern, indem Sie einen kleinen Kreis an den Schnittpunkt der Mitte hängen oder verzieren.
- Auch sollten Sie darauf achten, daß keine spitzen Ecken oder geheimen Pfeile auf Sie oder das Kind einwirken.

Homöopathie

- Caulophyllum C 30 – um schmerzhaften Wehen vorzubeugen und den Wehenvorgang zu verkürzen, eine Woche vor dem Geburtstermin einnehmen (tägl. 3 Globuli).

- Carbo vegetabilis C 30 – wenn während des Geburtsvorgangs völlige Erschöpfung und das Verlangen nach frischer Luft eintritt.
- Arnica C 30 – wenn man sich nach der Geburt wund und zerquetscht fühlt.
- Chamomilla C 30 – die Schmerzen sind nicht mehr auszuhalten, verbunden mit sehr schlechter Laune und extremer Gereiztheit.
- Cimicifuga C 30 – der reißende Wehenschmerz geht bis zu den Hüften oder von einer Seite zur anderen im Bauch.
- Aconit C 30 – große Panik und Angst, daß irgend etwas schiefläuft, alles ist trocken und nicht flexibel.
- Belladonna C 30 – bei sportlichen, nicht mehr ganz jungen Erstgebärenden sehr oft nützlich. Heißer Kopf und klopfende Kopfschmerzen, mit jeder Wehe schießt das Blut zum Kopf, und das Gesicht wird hochrot, die Augen können blutunterlaufen sein, Neigung zu Krämpfen in den Beinen.

Gedächtnis, stärken

Eines steht fest: Es ist möglich, daß unser Gedächtnis bis ins hohe Alter frisch, konzentrationsfähig und voll benutzbar bleibt. Wieso funktioniert dies nicht immer?
In der Praxis stellte ich fest, daß eine zunehmende „Verkalkung", „Sklerose" oder eine mangelhafte Hirndurchblutung die Ursachen sind.

Schwindelanfälle und eine schlechte Konzentration gibt es jedoch nicht nur im Alter! Und es gibt alte Menschen, die noch Erstaunliches leisten und topfit sind! Woran liegt das?
Leider leben wir in einer Zeit, in der nur „wissenschaftliche Beweise“ die Menschen überzeugen. Und das, obwohl die Menschheit seit Tausenden von Jahren Erfahrungen gesammelt hat, Wissenschaftler sogar entsprechende Entdeckungen gemacht haben, aber der einzelne etwas einsehen oder erkennen mußte, seine Gewohnheiten ändern mußte! Aber kluge Menschen gibt es auch. Eben solche, deren Gehirn noch nicht sklerosiert ist.
Der Heidelberger Forscher Dr. Quadbeck stellte fest, daß nicht die Menge des Blutes, die das Gehirn durchfließt, ausschlaggebend ist, sondern wieviel Nährstoffe das Gehirn daraus für sich entnehmen kann! In haarfeinen Kapillargefäßen findet ein Austausch von Nahrung und Schlackenstoffen statt. In diesen Kapillargefäßen darf also keine Störung auftreten, damit die Nahrung voll aufgenommen werden kann. Je mangelhafter ein Gehirn ernährt wird, desto höher ist der tierische Eiweißanteil im Blut. Wird der Eiweißgehalt herabgesetzt, dann wird das Gehirn auch wieder besser ernährt. Mit anderen Worten: Das Gehirn bleibt frisch, wenn Sie sich ohne tierische Eiweiße ernähren.

Überlieferte Hausmittel

- Frische Luft und Bewegung im Freien.
- Gesunde Ernährung, möglichst wenig tierisches Eiweiß.
- Yoga, Meditation und Entspannungsübungen. Es ist wissenschaftlich erwiesen, daß ein Mensch, der täglich meditiert, eine größere Hirnkapazität und Gedächtnisleistung besitzt und sich länger konzentrieren kann.
- Hirnnahrung ist alles, was Cholin enthält. Cholin wird zum Vitamin-B-Komplex gezählt. Es ist in Lecithin vorhanden, z.B. in Bierhefe, Melasse, Weizenkeimen, Nüssen, Linsen und vor allem in Soja.

Pflanzenheilkunde

Tee
- Melisse, Kalmuswurzel, Rosmarin, Weißdorn und Wermut.
- Weinrebe.
- Pfarrer Künzle empfiehlt: Ehrenpreistee, abends 1 Tasse.
- Zucker und Weißmehl meiden.
- Tierisches Eiweiß reduzieren oder Ernährungsumstellung.

Tinktur
- Gingko biloba.
- Ginseng.

Aromaöle
- Zitrone, Melisse, Pfefferminze.

Mineralstoffe
- Natrium chlor. D 6 – zum Auffrischen der Denkzellen, 3 × 3 Tabl. täglich.
- Kalium phos. D 6 – bei geistiger Erschöpfung.
- Zink – tägl. 15–20 mg
- Täglich Aminosäuren, z.B. L. Tryptophan und Glutamin.

Vitamine
- Vitamin-B-Komplex.

Bachblüten
- Hornbeam – bei Schwäche und dem Gefühl, als ob das Gehirn ausgeschaltet wäre.
- Water Violet – bei Starrheit und Sklerose.

Farbtherapie
- Lemon – auf die Schädeldecke bestrahlen.

- Gelb – vorne auf die Großzehenspitzen bestrahlen.

Feng-Shui

- Lassen Sie einen Baubiologen oder guten Rutengänger überprüfen, ob alles strahlungsfrei ist. Vielleicht liegen sie mit Ihrem Kopf genau auf einer Wasserkreuzung oder über der Heizung oder einem nicht geerdeten Gerät.

Homöopatie

- Argentum nitricum C 30 – bei Nervenerschöpfung und -zusammenbruch mit Zittern, schlimmer durch Alkohol.
- Apis C 30 – Konzentrationsschwäche.
- Gelsemium C 30 – geistig teilnahmslos und schwerfällig beim Gehen oder bei Durchfall durch Aufregung.
- Kalium phos. C 30 – nach starker geistiger Anstrengung und Verausgabung.
- Silicea C 30 – hat Angst vor geistiger Anstrengung oder wenn Wasseradern die Ursache sind.

Ghee (reines geklärtes Butterschmalz aus Sauerrahm)

Ghee kommt aus dem indischen Ayurveda – eine der ältesten Wissenschaften. Ghee kann aus dem reinen Sauerrahm der Milch oder aus guter Sauerrahmbutter hergestellt werden. Die Herstellung ist einfach:

Die frische Butter wird auf kleinster Flamme zerlassen bzw. die Butter läßt man so lange leicht köcheln, bis sich weißer Schaum und unten im Topf Flocken bilden, mindestens jedoch 40 Minuten. Diese geklärte Butter wird nun durch ein feines Sieb und Mulltuch gegeben, das den Schaum und die Flocken auffängt. Das Ghee kann in einem Glas oder dem typischen „Schmalztopf“ aufbewahrt werden, jedoch nicht im Kühlschrank. Das Ghee kann nicht mehr ranzig werden, höchstens schimmlig, wenn ungewaschenes Besteck benutzt wird.
Ghee kann als Koch-, Back- und Bratfett verwendet werden; als Salbe und als Nahrungsergänzung.
Besonders gut anzuwenden bei Osteoporose, bei Knochenbrüchen, morgens und abends 1 Tasse heiße Milch oder heißes Wasser mit 1 Teel. Ghee. Bei Knochenbruch oder manifester Osteoporose ansteigend bis zu je 2 × 3 Teel. täglich.
Gegen Übersäuerung, für das Entschlacken der Lymphe und für die Stärkung des Immunsystems!
Ghee läßt den Körper das wertvolle Calcium besser aufnehmen und verwerten.

Grippe → *Erkältung*

Gürtelrose

Gürtelrose wird durch einen Virus verursacht, der dem der Windpocken sehr ähnlich ist. Während bei Windpocken ein allgemeiner Hautausschlag auftritt, entsteht bei der Gürtelrose der Ausschlag

meist nur um die Taille, wenn der Zwischenrippennerv betroffen ist, oder entlang der Nervenbahnen oder Nervenenden.
Der Virus befällt die empfindlichen Nerven, die sich meist in der Nähe des Rückenmarks (Spinalnerven) befinden und zeigt sich äußerlich durch viele Bläschen auf den nervenversorgten Hautpartien. Meist beginnen die Schmerzen bevor die Bläschen da sind. Es kann Fieber auftreten. Wenn die Bläschen abgeheilt sind, dauern die Schmerzen jedoch oft noch wochen- und monatelang an. Streß ist immer eine der Hauptursachen.

Überlieferte Hausmittel

- Kompressen mit Huflattich- oder Zinnkrautabsud.
- Kompressen mit Rescue-Remedy-Verdünnung.
- Abreibungen mit Obstessigwasser (1:5).
- Warme Kohlblätterauflagen.
- Rumpfwickel: vorher Bläschen mit Olivenöl betupfen und dann Heilerdeauflagen.
- Fasten oder Safttage einlegen.
- 3 Wochen Fasten mit Ghee (siehe Seite 153).
- Säure aus dem Körper ausleiten.
- Keinen Kaffee, Zucker oder Alkohol.
- Eiweiß- und salzarm essen, möglichst keine Eier, keinen Käse, kein Fleisch, keine Wurst, keinen Fisch.
- Viel Karottensaft trinken.

Pflanzenheilkunde

Tee
- Zinnkraut und Brennessel.
- Goldrute und Hagebuttenkern.

Tinktur
- Ringelblumen und Zitronenmelisse.

Salben
- Rescue Remedy, Five Flower Cream der englischen Bachblüten oder Self-Heal-Blütenessenz-Hautcreme von den kalifornischen Blüten.

Aromaöle
- Teebaum, Bergamotte und Eukalyptus.
- Lavendel nachts zur Beruhigung.

Mineralstoffe
- Kalium chlor. D 6 – 3 × 3 Tabl. täglich, als Entzündungsmittel.
- Natrium chlor. D 6 – mit etwas Wasser vermischen und dann zum Austrocknen der Bläschen als Paste auftragen.
- Zink – tägl. 20–50 mg – zur Unterstützung der Nerven.

Vitamine
- Vitamin A, Vitamin B und Vitamin C.

Bachblüten
- Crab Apple – zur Reinigung.
- Pine – bei Schuldgefühlen.

Farbtherapie
- Türkis und Grün.

Feng-Shui
- Alle fremden, dem Körper nicht zuträglichen Strahlen oder Einwirkungen meiden.
- Oft sitzt der Virus jahrelang stumm im Körper. Wenn der Körper einer plötzlichen Streßsituation ausgesetzt ist, wie z.B. eine geopathische

Strahlung oder electric low frequences, dann wir das Immunsystem geschwächt, und der Virus bricht aus.

Homöopathie

- Rhus Tox C 30 – bessert die Bewegung, wenn auch die Kopfhaut befallen ist.
- Natrium mur. C 30 – beim Abheilen der Bläschen bilden sich trockene Schuppen.
- Arsenicum album C 30 – bei brennenden und stechenden Schmerzen wie von heißen Nadeln, schlimmer nach Mitternacht, besser durch Wärme, ängstlich und unruhig.
- Aconit C 30 – Folgen von Wind.
- Magnesium phos. C 30 – krampf- und blitzartige, meist rechtsseitige Schmerzen, schlechter durch Kälte und beim Essen, besser durch Wärme, unerträgliche Schmerzen bei Berührung oder Druck.

Haarausfall

Ein Haar wächst in 24 Stunden durchschnittlich 0,4 mm bzw. im Jahr ca. 15 cm. Haarausfall ist eine Störung im Organismus. Die Ursachen dafür sind unterschiedlich. Es können Emotionen sein, eine Überfunktion der Schilddrüse, Mineralmangel – sehr oft bedingt durch Parasitenbefall – oder Giftstoffe, z.B. durch Medikamente, Getränke oder Umweltgifte. Aber auch langanhaltende Erschöpfungszustände, Strahlenbelastung, Chemotherapie oder schlechte Haarfärbemittel kommen als Ursache in Frage.

Überlieferte Hausmittel

- Mehr Licht, Luft und Sonne.
- Ernährungsumstellung.
- Streß reduzieren.
- Meditation.
- Keine formaldeyhdhaltigen oder ätzenden Schuppenshampoos verwenden.
- Mineralhaushalt auffüllen.
- Täglich 2 × 1 Teel. Ghee (siehe Seite 153) in heißer Milch trinken, und regelmäßig das Haar in einer Mischung aus Ghee und Milch baden.
- Essen Sie viel Hirse.
- Abends vor dem Schlafengehen Kopfmassagen mit Klettenwurzelöl oder mit Brennessel- und Klettenwurzelabsud.
- Vor dem Waschen die Kopfhaut mit einer rohen Zwiebel massieren.

Pflanzenheilkunde

- Brennessel, Zinnkraut, Wegwarte und Majoran.
- Für blonde Haare Kamillentee zur Spülung.
- Für dunkles Haar Rosmarintee zur Spülung.

Aromaöle

- Lavendel, Rosmarin und Thymian mit Oliven- oder Jojobamöl mischen und 2 Stunden vor der Haarwäsche in die Kopfhaut einmassieren.

Mineralstoffe

- Calcium phos. D 12 – 2 × 3 Tabl. täglich, für das Knochenwachstum.
- Kalium phos. D 6 – für die Nerven.
- Silicea D 12 – für das Bindegewebe.

Vitamine

- Vitamin A, Vitamin-B-Komplex und Vitamin E.

Bachblüten

- Beech – bei zuviel Kritik.
- Vervain – wenn die Prinzipien festgefahren sind.

Farbtherapie

- Orange – zum Bestrahlen auf die betroffene Stelle.
- Lemon – zum Bestrahlen auf die Thymusdrüse.
- Magenta – zum Bestrahlen auf den Scheitel, aber nur kurz.
- Grün – zum Bestrahlen rund um den Bauchnabel.

Feng-Shui

- Wenn die Schilddrüse belastet ist, kann eine elektromagnetische Strahlung oder Radioaktivität eine Rolle spielen.

Homöopathie

- Causticum C 30 – bei Haarausfall und matten, brüchigen Haaren.
- Carbo vegetabilis C 30 – bei Haarausfall aufgrund absoluter Erschöpfung, wenn Krankheiten nicht auskuriert sind.
- Lycopodium C 30 – bei zu starkem Haarwuchs.
- Thallium C 30 – bei Vergiftungen, z.B. Rattengift oder Reinigungslösungen.

Halsentzündung, Halsschmerzen

Der innere Hals gilt als Abwehrkampfplatz gegen Bakterien. Ist die Luft sauber und rein, ist der Kampf selten notwendig. Doch die heutige Atemluft ist oft alles andere als rein. Wer viel Auto fährt, an einer stark befahrenen Straße wohnt oder mit Raucherluft umgeben ist, hat schon einiges mehr abzuwimmeln. So lange der Organismus die richtigen Abwehrstoffe parat hat und die empfindliche Schleimhaut mit ihrer elastischen Fließschleimschicht geschützt ist, klappt ja auch alles. Doch ist es wieder einmal der Streß, der unsere Abwehr umkippen läßt. Streß bedeutet hier Zugluft, nicht ausgeschlafen sein, viel schlechte Luft, nasse Füße, plötzlicher Temperaturwechsel oder emotionale Erlebnissse.

Angina heißt Enge, und diese Enge wird durch *Angst* verursacht. Angst, den Aufgaben nicht gewachsen zu sein, das Soll nicht zu erfüllen. Dies gilt für Schulkinder mit schlechten Noten, Angst vor Eltern und Lehrern oder der Angst davor, einem Vorbild nicht gerecht zu werden. Wenn es sich um Geschwister handelt, zieht sich das oft bis ins Erwachsenenalter. Auch die Angst, als Versager zu gelten und deshalb nicht geliebt, sondern bestraft zu werden, spielt eine Rolle. Wenn Sie das als Kind erlebt haben, dann wissen Sie wovon ich spreche. Leider legen wir uns Verhaltensmuster zu und behandeln unsere Kinder dann ebenso. Oder wir haben Angst, daß unsere Kinder die Aufgaben nicht schaffen, und diese Angst überträgt sich dann wieder auf die Kinder. Wenn der Angstdruck zu stark wird, kann z.B. Scharlach auftreten. Spätestens zu diesem Zeitpunkt sollten Sie aufwachen, denn Scharlach ist als ein Warnsignal unterdrückter Ängste zu verstehen. Der Scharlach kann jedoch nur auf uns treffen, wenn wir diese Frequenz der Ängste ausstrahlen. Denn jeder Erreger findet seine passende Wellenlänge und kann dadurch herein. Später können sich Herzmuskel- und Nierenbeckenentzündungen oder Rheuma manifestieren. Mehr als 60% aller Rheumakranken haben diesen Erreger noch im Körper.

Es reicht aber nicht, nur das Kind von den Ängsten zu befreien, auch die Eltern müssen ihre eigenen Befürchtungen und Angstvorstellungen erkennen und versuchen loszulassen.

Überlieferte Hausmittel

- Halswickel mit frischem, kühlem Quark; mit Heilerde, angerührt mit etwas lauwarmem Salz-

wasser; mit gequetschten Kohlblättern; mit Zinnkrautabsud. Sobald der Wickel trocken ist, erneuern.
- Auspinseln mit Molkekonzentrat.
- Honig mit Zitronensaft kochen, davon 3–5 × tägl. 1 Eßl.
- Mit Salzwasser gurgeln.
- Meisterwurz (Imperatoria) kauen.
- Schwitzen.
- Unbedingt für genügend Luftfeuchtigkeit sorgen!

Pflanzenheilkunde

Tee
- Bei entzündetem Hals: Angelikawurzel, Fenchelsamen, Lungenkraut, Zwiebelsud.
- Bei Heiserkeit: Salbei und Spitzwegerich.
- Bei geschwollenen Drüsen (Mandeln): Eichenrinde, Huflattich, Malve und Veilchen.
- Bei Katarrh: Tannenspitzen.
- Bei rauhem Hals: Bibernelle, Engelwurz, Pfefferminze, Salbei.
- Bei Verschleimung: Brennesseltee zum Gurgeln und Trinken, Salbei.
- Bei steifem Hals: Holunderblüten und Salbei.

Zum Gurgeln, 5–6 × täglich
- Brennesseltee, Wegwarte.
- Reiner Zitronensaft.
- Salbei mit Honig.
- Salbei und Kamille.
- Zwiebelsaft mit Honig aufkochen.
- Eibischabsud.

Tinktur
- Rettichsaft.

Sirup
- Spitzwegerich und Tannenknospen.

Aromaöle
- Ingwer, Teebaum, Thymian und Zitrone.

Mineralstoffe
- Ferrum phos. D 12 – bei heißer Stirn, 21 Tabl. in heißem Tee.
- Natrium phos. D 6 – 2 × 3 Tabl. tägl., zur Entsäuerung.
- Kalium jod. D 6 – bei Schilddrüsenstörungen.

Vitamine
- Hohe Vitamin-C-Dosis.

Bachblüten
- Aspen – bei Panikgefühl.
- Centaury – bei Angst, zurückgestoßen zu werden.
- Cherry Plum – bei Angst, den Verstand zu verlieren.
- Larch – bei Prüfungsängsten, Angst zu versagen.
- Mimulus – bei Angst vor Verlust.
- Pine – bei Angst vor Strafe.
- Rock Rose – bei Angst, verlassen zu werden.

Farbtherapie
- Grün – zum Bestrahlen auf die betroffene Stelle oder als Farbuntersetzer für ein Glas Wasser.
- Blau – zum Bestrahlen ans Dritte Auge oder als Farbuntersetzer für ein Glas Wasser.
- Lemon – zum Bestrahlen an die Thymusdrüse, wenn chronisch oder als Farbuntersetzer für ein Glas Wasser.

Homöopathie

- Apis C 30 – geschwollen und stechende Schmerzen.
- Belladonna C 30 – Hals und Mandeln hochrot, evtl. auch Gesicht mit blassem Kinn-Mund-Dreieck.
- Hepar sulf. C 30 – Abszeß mit stechendem Splitterschmerz, Eiterpfropfen.
- Lachesis C 30 – blaurot und meist links, Schluckschmerz bis in die Ohren, Trockenheitsgefühl im Hals mit Erstickungsgefühl bei Berührung.
- Lycopodium C 30 – akut, meist rechts.
- Mercurius sol. C 30 – übelriechender Atem und Schweiß.

Hämorrhoiden

Hämorrhoiden sind ein Alarmzeichen der Blutgefäße.
Stellen Sie fest, ob eine Leberschwäche, Verstopfung oder geopathische bzw. elektromagnetische Störung vorliegt. Wenn sich zuviel giftstoffreiches Blut in der Leber staut, meist weil die Leber nicht mehr alle Aufgaben zur Genüge erfüllen kann, setzt sich die Stauung im Rücklauf über Venen nach unten fort, und die Folge sind prall gefüllte Hämorrhoiden. Es kann auch ein Pfortaderstau sein. Wenn Hämorrhoiden bluten, kann sich der Stau lösen, und die Leber kann sich wieder erholen. Hämorrhoiden können auch wegen Unterleibsbeschwerden, während einer Schwangerschaft, infolge mangelhafter Bewegung oder wegen eines chronisch gereizten Blinddarms auftreten.

Interessanterweise habe ich in der Praxis bei vielen Patienten festgestellt, daß ein Großteil der Hämorrhoidenfälle im Zusammenhang mit elektromagnetischer Beeinflussung und die damit entstehende Übersäuerung standen. Hier halten die Blutgefäße einfach den Spannungsdruck nicht aus. Eine Bindegewebsschwäche liegt immer vor. Woher auch immer. Bindegewebsschwäche entsteht auch durch Wasseradern. Falls nun eine Fußbodenheizung nicht geerdet ist oder ein Patient auf einer Wasserader liegt, die elektromagnetisch aufgeladen ist, dann treten Bindegewebsschwäche und Hämorrhoiden auf.

Überlieferte Hausmittel

- Darmreinigung, für guten Stuhlgang sorgen.
- Bauchmassage im Uhrzeigersinn mit ätherischen Ölen.
- Sitzbäder mit Kamillen- oder Zinnkrauttee.
- Einlauf mit Eichenrindenabsud.
- Heiße Dampfbäder mit Kamille und Kochsalz.
- Heublumensitzbäder.
- In Johanniskrautöl getränkte Watte hinter den Schließmuskel einführen.
- Ghee und Zwiebelsaft vermischen und damit einreiben.
- Täglich 4 × 1 Eßl. Leinöl.
- Mehr Bewegung an frischer Luft.
- Schwimmen.
- Ernährung umstellen, mehr Gemüse und Reis, Vollkorn.
- Weißmehl und Zucker meiden.
- Kaffee und scharfe Gewürze weglassen.
- Das Rauchen einstellen.
- Heilerde.
- Muskeltraining des Schließmuskels: täglich 21mal den Schließmuskel zusammenziehen und nach 3 Sekunden wieder loslassen.

Pflanzenheilkunde

Tee
- Brennesseltee mit Honig und mit Himbeerblättertee.
- Brennessel, Löwenzahn und Spitzwegerich zu gleichen Teilen mischen, als Aufguß, mindestens 3 × tägl. trinken.
- Schafgarbentee bei blutenden Hämorrhoiden.
- Angelikawurzel mit Wermut für die Entstauung.

Tinktur
- Mariendistelextrakt.
- Artischockensaft.
- Schafgarbenextrakt (Millefolium).
- Hamamelis.

Salben
- Hamamelissalbe, auch als Zäpfchen.
- Ghee mit getrocknetem Hirtentäschelkraut mischen und als Salbenauflage verwenden.

Aromaöle
- Rosmarin, Majoran, Fenchel, Wacholder, Weihrauch und Zypresse, 1–3 Tropfen für die Massage oder ins Dampf- oder Sitzbad.

Mineralstoffe
- Calcium flour. D 12 – blutend, juckend und stechend.
- Natrium phos. D 6 – bei zuviel Streß und Übersäuerung.
- Silicea D 12 – zur Stärkung des Bindegewebes.

Bachblüten
- Crab Apple – zur Reinigung.
- Red Chestnut – leiden um andere.

Farbtherapie

- Lemon – zwischen die Schulterblätter bestrahlen oder als Farbuntersetzer.
- Indigo – ans Kreuzbein bestrahlen oder als Farbuntersetzer.
- Violett – an die Milz bestrahlen oder als Farbuntersetzer.
- Rot – an die Leber bestrahlen oder als Farbuntersetzer.
- Türkis – an die Schilddrüse bestrahlen oder als Farbuntersetzer.

Feng-Shui

- Haben Sie es auch schon erlebt, Sie übernachten im Hotel oder in einem fremden Haus. Und nach einem oder mehreren Tagen tauchen Hämorrhoiden auf? Dann können Sie sicher sein, daß Sie in einem elektromagnetischen Feld schlafen.
- Es kommt auch vor, daß sich dort zusätzlich eine Wasserader befindet. Wenn Sie außerdem noch müde und leicht gereizt sind, als ob Sie gleich explodieren könnten, dann sind Sie sicher mit Strahlungen aufgeladen, die Ihrem Körper nicht guttun.
- Stellen Sie die elektrischen Geräte aus: Wechseln Sie den Schlafplatz.
- Leiten Sie die „Ladung" ab, indem Sie sich duschen oder ein Bad mit Salz und etwas Essig nehmen.
- Tragen Sie kein Handy. Im Hotelzimmer ziehen Sie die Stecker heraus, vor allem vom Fernseher, der meist auf „stand by" steht.

Homöopathie

- Hamamelis C 30 – dunkle Blutabsonderung.

- Ignatia C 30 – stechender Schmerz und hervorstehende Hämorrhoiden.
- Nuc vomica C 30 – juckende Hämorrhoiden.
- Acidum nitr. C 30 – brennend und wund, hellrot.

Harnbeschwerden → *Blasenerkältung*

Oft tritt ein Brennen beim Wasserlassen auf oder aber auch unwillkürlicher Harnfluß. Andererseits leiden einige an Harnverhalten.
Die Harnblase ist ein Hohlorgan aus Muskelfasern, ausgekleidet mit Schleimhaut. Harndrang kann durch den Druck der Harnmenge oder durch äußere Kälteeinwirkung entstehen. Auch seelische und emotionale Einflüsse spielen eine Rolle. Falls es sich um eine richtige Zystitis handelt, äußert sich das durch Brennen und stechende Schmerzen beim Wasserlassen. Der Urin ist in dieser Zeit meist etwas rötlich und trüb und hinterläßt einen schleimigen Satz. Möglich ist auch ein bakterieller Infekt oder Pilzbefall. Unter Umständen sollte auch auf eine Geschlechtskrankheit hin untersucht werden.
Wenn zu wenig klare Flüssigkeit getrunken wird und nur konzentrierte Fruchtsäfte, kann Brennen beim Wasserlassen vorkommen.
Bei Harnverhalten ist die Ursache meist eine Erkältung, Fieber oder einfach zu wenig Trinken. Es gibt Fälle, da basiert das Harnverhalten auf einer allergischen Reaktion gegen einen Bienen- oder Wespenstich.
Bei Männern kann es sich um eine Verengung der Harnröhre bzw. Vergrößerung der Vorsteherdrüse handeln.

Überlieferte Hausmittel

- Viel trinken, möglichst heiß und stündlich 1 Glas oder 1 Tasse.

- Wechselfußbäder.
- Heiße Sitzbäder.
- Für warme Füße sorgen.
- Absolutes Kaffeeverbot.
- Keine scharfen Gewürze.
- Solange eine Entzündung vorliegt, ist Bettruhe angesagt.

Pflanzenheilkunde

Tee
- Hagebutten, Gundelrebe und weiße Taubnesselblüten.

Brennen oder Schmerzen beim Wasserlassen
- Basilikumtee.
- Brennessel, Eibisch, Fenchel, Goldrute, Kamille, Salbei, Schafgarbe, Zinnkraut.

Bei Entzündung
- Eichenrindensitzbäder.

Bei Nieren- oder Harngrieß
- Goldrute, Hagebutte, Brennessel und Zinnkraut zu gleichen Teilen mischen und stündlich 1 Tasse trinken.

Bei Harnverhalten älterer Männer
- Sitzdampfbad mit heißem Kamillenabsud.

Aromaöle

Bei Entzündung der Harnröhre
- Bergamotte, Eukalyptus, Fenchel, Geranie, Lavendel, Petersilie, Salbei, Thymian, Weihrauch, Zitrone, Zwiebel, jeweils 1–3 Tropfen ins heiße Sitzbad.

Bei Harnverhalten:

- Anis, Fenchel, Kampfer, Knoblauch, Lavendel, Rosmarin, Salbei, Zwiebel, je 1–3 Tropfen ins heiße Sitzbad.

Mineralstoffe

- Natrium phos. D 6 – bei Entzündung oder Übersäuerung, 2 × 3 Tabl. tägl.
- Magnesium phos. D 6 – bei Krampfschmerzen, 7 Tabl. in heißem Tee, evtl. nach 20 Min. wiederholen.

Vitamine

- Vitamin A und Vitamin C.

Bachblüten

- Crab Apple – zur Reinigung.
- Oak – bei Mutlosigkeit.
- Olive – bei Verhalten.
- Rescue Remedy – wenn nichts mehr geht.

Farbtherapie

- Orange – an die Mitte der Schamhaargrenze bestrahlen.
- Blau – links und rechts an die Leisten bestrahlen.

Feng-Shui

Siehe → Blasenerkältung Seite 68.

Homöopathie

- Cantharis C 30 – bei brennenden Schmerzen und ständigem Harnfluß.
- Apis C 30 – bei stechenden und brennenden Schmerzen und unfreiwilligem Harnablassen.
- Aconit C 30 – wenn kalter Wind die Ursache war.

- Belladonna C 30 – Fieber und Entzündung, dampfendes rotes Gesicht mit freiem Kinn-Mund-Dreieck.
- Dulcamara C 30 – nach durchnäßten Füßen.
- Causticum C 30 – bei unwillkürlichem Harnfluß, speziell beim Husten und Lachen.
- Cina C 30 – bei Parasitenbefall.
- Natrium mur. C 30 – bei Vorliebe für Salziges und unfreiwilliges Harnen beim Gehen und Husten.
- Sepia C 30 – unfreiwilliges Harnablassen beim Lachen.

Hautausschlag

Die Haut ist ein besonders wichtiges Organ. Sie springt als Ersatz ein, wenn die Nieren und der Darm nicht genügend ausscheiden. Ohne Haut würde ein Mensch innerhalb weniger Stunden sterben. Die Haut ist das größte Organ.
Die Haut ist außerdem ein Sinnesorgan. Je mehr Licht die Haut aufnimmt, desto besser können wir hören und sehen. Sie ist wie eine Antenne, die Strahlen aufnimmt und wieder abgibt. Natürlich auch emotionale und mentale Strahlen bzw. Gedanken.
Eine gute Haut muß schwitzen können und darf nicht zugeklebt werden. Die Haut ist unsere Klimaanlage. Wenn die Haut gut funktioniert, dann wird sie auch vital aussehen.
Falsch behandelte Haut wird welk.

Überlieferte Hausmittel

- Für gute Hautatmung an frischer Luft und Sonnenlicht sorgen.

- Für gute Durchblutung der Haut sorgen.
- Täglich waschen.
- Hautfunktionsöle nach dem Waschen.
- Reizstoffe mindern oder meiden, z.B. Erdbeeren.
- Süßigkeiten und Eier machen schlechte Haut.
- Tierische Fette meiden, außer frischer Butter.
- Tierisches Eiweiß reduzieren oder meiden.
- Viel frisches Obst und Gemüse essen.
- Frische Säfte trinken.
- Viel trinken, 2 1/2 l klare Flüssigkeit oder leichten Kräutertee täglich.

Pflanzenheilkunde

Tee
- Stiefmütterchen, bei trockener Haut tägl. damit waschen.
- Brennesseltee innerlich und für Waschungen.
- Birkenblätter, Brunnenkresse, Wacholder, Veilchen.

Öle
- Johanniskraut-, Jojoba-, Mandel-, Avocado- oder Sesamöl.

Tinktur
- Molke bei unreiner Haut.
- Wallwurz verjüngt.

Gelee
- Aloe Vera bei trockener Haut oder Sonnenbrand.

Mineralstoffe

- Natrium phos. D 6 – bei fettiger Haut und Mitessern, 2 × 3 Tabl. tägl.

- Natrium chlor. D 6 – bei wassergefüllten Bläschen und weißen Schuppen.
- Natrium sulf. D 6 – Pickel oder Bläschen mit gelbem Wasser, gelbe Schuppen.
- Calcium flour. D 12 – bei Hornhaut, verhärteten Hautpartien.
- Silicea D 12 – bei Falten und Neigung zu Eiter.

Vitamine

- Vitamin A.

Bachblüten

- Crab Apple – zur Reinigung.
- Larch – Akne und Verzweiflung.
- Walnut – Akne und zum Schutz gegen äußere Einflüsse.
- Impatiens – Nervosität, Jucken.
- Holly – bei schmerzhaften Hautaffektionen.

Farbtherapie

- Violett – zur Reinigung, Bestrahlen oder als Farbuntersetzer für das Glas Wasser.
- Türkis – zur Beruhigung, Bestrahlen oder als Farbuntersetzer für das Glas Wasser.
- Indigo – zum Zusammenziehen und Abschwellen, Bestrahlen oder als Farbuntersetzer für das Glas Wasser.

Homöopathie

- Argentum nitricum C 30 – unregelmäßige Flecken.
- Calcium carb. C 30 – erleichtert Jucken und Kratzen.
- Mercurius sol. C 30 bei Jucken, Verschlechterung bei Wärme.

- Sulfur C 30 – bei Jucken, kratzen verbessert, brennt danach jedoch.
- Hepar sulf. C 30 – bei Neigung zur Eiterung.
- Graphites C 30 – rissige und nässende Haut.
- Lycopodium C 30 – Neigung zu Sommersprossen, speziell an Gesicht und Bauch.

Herpes Zoster → *Gürtelrose*

Herpes simplex

Wer kennt sie nicht, diese lästigen Bläschen, die zu den unmöglichsten und unpassendsten Momenten auftauchen. Herpes fängt an mit einem oder mehreren juckenden roten Flecken, die anschwellen und in deren Mitte ein eitergefülltes, schmerzendes Bläschen entsteht. Anfangs entsteht Jucken, dann ein Brennen und/oder Stechen. Meist sind die Bläschen an den Lippen, auf dem Gesäß oder an den Genitalien. Zugrunde liegt der Windpockenvirus, der noch im Körper ruht.
Verwechseln Sie nicht Herpes simplex mit Herpes zoster (Gürtelrose) und noch anderen Herpesvarianten. Genitalherpes ist meistens ein Herpes simplex. Bitte suchen Sie aber vorsichtshalber einen Arzt auf.
Wenn Hormonschwankungen, wie bei der Menstruation oder der Menopause, mit extremen körperlichen, mentalen oder geistigen Streß zusammenkommen und noch weitere Faktoren, wie geopathische Störzonen, elektromagnetische Strahlungen, und sogar

Mondphasen wie Vollmond oder Neumond irritierend einwirken, werden Viren wieder wach. Die Viren schlummern in den Nervenganglien und werden reaktiviert. Die Abwehr des Organismus wird durch die Summe der o.a. Faktoren geschwächt, und unser Immunsystem ist angreifbar. Es sind auch sehr oft emotionale Ereignisse oder extreme körperliche Belastungen wie starke Sonneneinwirkung oder ein Umzug, die eine Aktivierung auslösen. Nur eines ist sicher: Cortison heilt nicht, es unterdrückt die Symptome.

Überlieferte Hausmittel

- Streß abstellen.
- Entspannungsübungen.
- Meditation.
- Keine Reizstoffe in der Ernährung.
- Keine säurehaltigen Getränke.
- Heilerde auftupfen.
- Zahnpasta auf die betroffene Stelle.

Pflanzenheilkunde

Tee

- Baldrian, Melisse, Brennessel.

Tinktur

- Echinacea, stündlich 15 Tropfen einnehmen und zum Betupfen.
- Melissengeist.

Salben

- Natrium chlor. D 6 – auf die betroffene Stelle, im Wechsel mit
- Kalium chlor. D 6 – zur Entgiftung.
- Notfallsalbe als Rescue Remedy oder Five Flower Cream nach den englischen Bachblüten.
- Self-Heal-Blütenessenz-Hautcreme nach den kalifornischen Blüten auf Aloe-Vera-Basis.

Aromaöle

- Teebaumöl, 1 Tropfen auf etwas Wasser zum Betupfen.

Mineralstoffe

- Natrium chlor. D 6 – 3–4 Tabl. mit etwas Wasser oder Melissentee zerreiben und damit betupfen.
- Zink – tägl. 15–40 mg – zur Nervenstärkung.

Vitamine

- Vitamin A und Vitamin C.
- Vitamin B, evtl. alle 4 Wochen bei Frauen wegen der Menstruation.

Bachblüten

- Crab Apple – zur Reinigung.
- Holly – bei negativen Gedanken und Erinnerungen.
- Hornbeam – bei Unsicherheit und Schwäche.
- Impatiens – bei Streß und Ungeduld.
- Walnut – zum Schutz vor äußeren Einflüssen.

Farbtherapie

- Grün – wirkt desinfizierend, zum Bestrahlen und als Farbuntersetzer für das Glas Wasser, in der täglichen Nahrung.
- Rot – für das Steißbein zur Stärkung des Selbstbewußtseins, zum Bestrahlen, als Kissen oder Sitzunterlage für 5–10 Min. täglich.

Feng-Shui

- Auf alle schädlichen Einflüsse achten. Gegebenenfalls einen Baubiologen oder Rutengänger zum Überprüfen kommen lassen. Oft sind wirklich nur die elektromagnetischen Felder die Auslöser für die Streßsituation des Körpers.

Homöopathie

- Acidum nitricum – bei zusätzlicher Gereiztheit und Ärgerlichkeit.
- Dulcamara – bei Folgen von Durchnässung, nassen Füßen.
- Hepar sulf. – wenn Neigung zum Eitern.
- Rhus tox – wenn die Bläschen jucken und brennen, Bewegung nach Anfangsschwierigkeiten guttut, Wärme bessert.

Herzbeschwerden

Es gibt organische und psychosomatische Ursachen für Herzbeschwerden. Intensive Beschwerden erfordern einen Herzspezialisten. Es lohnt sich, die einfache Frage zu stellen, was tut meinem Herz weh?
Ist es Kummer, Aufregung, Schreck, Verlust eines Partners, Trauer, Sorgen oder die Nachwirkungen einer Grippe, einer Angina, einer Unterleibsentzündung, einer Nierenerkrankung oder die Folgen von zuviel schwarzem Tee und Kaffee, Tabak, zu üppigem Essen, falsche Ernährung oder körperliche und geistige Überanstrengung, falsche Sitzhaltung und falsches Atmen, Parasitenbefall, Störzonen elektromagnetischer Art?
Das Herz reagiert, wenn Gefühle blockiert sind, Gefühle wie Einsamkeit, Verzweiflung oder Angst. Manchmal fehlt einem einfach der Mut, sich den anderen gegenüber wieder zu öffnen, weil man so verletzt wurde. Es ist jedoch nur das Ego, das verletzt werden kann.

Auch ein Mangel an Urvertrauen führt zur Unsicherheit und mangelndem Selbstwert. Viele Menschen trauen sich nicht, Liebe zu erleben, aus Angst vor Enttäuschung. Enttäuschung kann nur auftreten, wenn wir etwas erwarten. Herzensliebe jedoch gibt man, ohne etwas dafür zu erwarten. Sonst wäre ja die auserwählte Person eine Handelsware.
Viele Herzschmerzen werden über Nervenimpulse von Magen und Leber hervorgerufen, die links unter der Brust oft als Stiche wahrgenommen werden. Wirklich ernsthafte Herzbeschwerden zeigen sich in der Mitte der Brust.
Natürlich hat die Ernährung einen sehr großen Einfluß auf die Gesundheit des Herzens. Alles zur richtigen Zeit gegessen, würde schon viele Beschwerden mindern. Oft sind Blähungen, die Druck ausüben, die Ursache.
Noch vor mehreren Jahren nahm man an, daß das Cholesterin in der tierischen Nahrung die Hauptursache für die Verkalkung der Gefäße sei. Heute jedoch weiß man, daß das überschüssige tierische Protein die Hauptursache ist. Der Proteinüberschuß wird in den Kapillaren und im Zwischenzellgewebe abgelagert und vermindert somit die Sauerstoffversorgung der Zellen. Dr. J. Gainers und Dr. med. F. Becker bewiesen in ihren Studien, daß schon eine geringe Proteinerhöhung im Blutplasma den Sauerstofftransport im Blut um 60% reduzieren kann.
Wenn die Herzkranzgefäße zu sehr verkalkt sind, kann es zu einem Verschluß kommen und zum Sekundentod führen. Dies zeigt sich durch einen plötzlichen bohrenden, krampfartigen und brennenden Herzschmerz, der auf Schulter und Arme ausstrahlt. Das auffälligste ist die Angst, Unruhe und der Schweißausbruch, evtl. mit Ohnmacht und einem kalkweißen Gesicht und blauen Lippen verbunden. Kürzere Anfälle weisen auf Angina pectoris, eine Anfallsdauer von ca. 30–45 Minuten deutet auf einen Herzinfarkt hin. Hier heißt es: *Sofort einen Arzt rufen!*
Auch die Schilddrüse kann Auslöser für ein nervöses Herz sein. Die Schilddrüse reagiert auf radioaktive und elektromagnetische Strahlung oft sehr empfindsam.

Überlieferte Hausmittel

- Ernährung umstellen, möglichst auf tierisches Eiweiß verzichten.
- Früchte, Gemüse, Salate und Frucht- oder Gemüsesäfte.
- Meiden Sie Kochsalz, Salz sollte übrigens *nie* mitgekocht werden, auch wenn alle Kochbücher der Welt dies schreiben sollten.
- Rauchen ist ein erheblicher Risikofaktor, denn Sie atmen dadurch zuwenig frischen Sauerstoff ein.
- Margarine meiden, reine Sauerrahmbutter und gute Pflanzenöle bevorzugen.
- Vitamin D meiden (Fluoretten fördern eine vorzeitige Verkalkung).
- Jeden Tag einen Apfel essen.
- Apfelsaft trinken wegen des Pektingehalts.
- Zuviel Alkohol verengt die Gefäße.
- Zuviel Kaffee verengt die Herzkranzgefäße.
- Meiden Sie Reisestreß wie Fernreisen oder extreme Klimaschwankungen.
- Genießen Sie eine gemütliche Wald- und Wiesenlandschaft, in der Sie täglich wandern können.
- Viel körperliche Bewegung, ohne Streß, z.B. schwimmen, radfahren, Trampolin springen.
- Wechselarmbäder.
- Gesunder Schlaf.
- Viel frische Luft.
- Viele positive Gedanken und Freude durch Lachen.
- Meditation und Entspannungsübungen.
- Eine Knoblauchkur, für eine Woche lang täglich 1–2 Knoblauchzehen frisch gehackt aufs Butterbrot oder als Knoblauchkapseln (wegen des Geruchs) zu sich nehmen.

Pflanzenheilkunde

Nervöse Verkrampfung und Beklemmung

- Gänsefingerkraut- und Melissenblättertee.
- Benediktenkraut, Pfefferminze, Schafgarbe, Waldmeister, Weißdorn als Tee.

Herzklopfen

- Baldriantee.
- Apfelsaft.

Nervöses Herz

- Johanniskraut, Baldrian, Lavendel, Schlüsselblume, Wacholder, Wermut, Zwiebelschalen.
- Fenchelsamen, Pfefferminzblätter und Maiglöckchenblüten zu gleichen Teilen mischen, 1 Teel. auf 1 Tasse kalt ansetzen und dann kurz aufkochen, nach dem Essen und vor dem Schlafen trinken.

Herzmuskelstärkung

- Liebstöcklwurzeltee.
- Baldrianwurzel, Waldmeister und Weißdornblüten.

Herzschwäche

- Baldrian, Himbeerblätter, Melissenblätter und Wollkraut zu gleichen Teilen mischen, 1 Teel. pro Tasse, kurz überbrühen und 5 Min. ziehen lassen, abends trinken.

Zur Herzunterstützung

- Der bekannte Phytotherapeut Josef Karl empfiehlt:
- Besenginstertinktur, Weißdorntinktur, Maiglöckchentinktur, alles gemischt zu gleichen Teilen auf 30 ml, 3–5 × täglich 20 Tropfen.

Salben

- Weißdornsalbe: 250 g reine Sauerrahmbutter erhitzen auf kleinster Flamme, nach 40 Min. Schaum abschöpfen und 150 g Weißdornblüten und Weißdornblätter dazugeben, noch ca. 15 Min. ziehen lassen und dann durch ein Sieb und eine Mullbinde durchseihen. In einem abschließbaren Glas außerhalb des Kühlschranks aufbewahren, und die Salbe 1–2 × täglich um das Herz herum im Uhrzeigersinn einmassieren.
- Ringelblumensalbe, siehe Seite 202.

Aromaöle

Bei nervösem Herz

- Lavendel, Melisse, Neroli, Ylang-Ylang, jeweils 1–3 Tropfen in die Duftlampe oder ins Badewasser.

Bei geschwächtem Herz

- Borneol, Knoblauch, Lavendel, Majoran, Pfefferminze, Rose und Rosmarin, jeweils 1–3 Tropfen in die Duftlampe oder ins Badewasser.

Mineralstoffe

- Calcium phos. D 6 – bei schneller Erschöpfung, evtl. zu schnellem Wachsen.
- Kalium phos. D 6 – bei geschwächten Nerven und Muskeln durch hohen Flüssigkeitsverlust, z.B. Durchfall, starkem Schwitzen oder Abführmittel.
- Magnesium phos. D 6 – bei krampfartigen Schmerzen und überforderten Nerven (Rauchen fördert Verlust von Magnesium, egal ob aktiv oder passiv).
- Zink – tägl. 15–40 mg – zur Nervenstärkung.

Vitamine

- Vitamin A, Vitamin B und Vitamin E.

Bachblüten

- Rescue Remedy – bei einem Notfall bis der Arzt kommt.
- Aspen – Herzbeschwerden aufgrund Angst und Panik.
- Agrimony – Herzklopfen bei Streß.
- Chicory – herzkrank durch mangelnde Zuneigung.
- Elm – bei nervösem Herzklopfen.
- Holly – Herz leidet, weil man nicht verzeihen kann.
- Honeysuckle – Hängen an der Vergangenheit.
- Impatiens – nervöses Herz durch Ungeduld.
- Oak – wenn das Herz schwächelt, weil man glaubt, etwas nicht zu schaffen.
- Rock Rose – der Schock des Ereignisses sitzt noch im Herzen.
- Star of Bethlehem – Herzschmerzen aufgrund einer traurigen Nachricht oder Verzweiflung.
- Vervain – man kann nicht loslassen.

Farbtherapie

- Gelb – wenn Angst dabei ist, ans Ende des Brustbeins bestrahlen.
- Türkis – wenn die Schilddrüse sich meldet, an den Kehlkopf bestrahlen.
- Grün – zum Neutralisieren von Gefühlen, ans Herz bestrahlen.
- Rosa – um verzeihen zu können, ans Herz bestrahlen.

Zu langsamer Herzschlag

- Lemon × Magenta – ans Herz bestrahlen.

- Scharlachrot – ans Herz, an die Nieren und die Fußsohlen bestrahlen.

Zur Unterstützung bei Angina pectoris
- Lemon × Magenta – ans Herz bestrahlen.
- Purpur (dunkles Rot) – ans Herz bestrahlen.

Akute Herzschwäche
- Magenta – ans Herz, unterhalb der Nase im rechten Winkel zur Oberlippe bestrahlen.

Feng-Shui

- Lassen Sie von einem Baubiologen oder Rutengänger überprüfen, ob geopathische oder elektromagnetische Aufladungen vorhanden sind.
- Manchmal liegt es nur am Radiowecker oder dem Trafo der Nachttischlampe!

Homöopathie

Bitte gehen Sie zu einem guten Homöopathen, um Ihr passendes Mittel zu erhalten. Die Herzsymptome sind sehr verschiedenartig und individuell. Sehr oft können Medikamente mit Nebenwirkungen durch andere Mittel ersetzt werden.
- Aconit C 30 – Herzklopfen bei seelischer und nervlicher Überlastung, Unruhe mit Todesangst, nachts schlimmer.
- Arnica C 30 – man fühlt sich wie zerschlagen und fallengelassen, das Mittel bei Herzinfarkt.
- Chamomilla C 30 – krampfartige Herzschmerzen nach Ärger und Verdruß.
- Coffea C 30 – bei Schlaflosigkeit, nach Schreck oder Freude mit Zittern.
- Cactus C 30 – bei Herzinsuffizienz.

- Crataegus /O/-C 30 – Herzschwäche durch zu wenig Sauerstoff.
- Ignatia C 30 – Folgen von Kummer, Weinerlichkeit und Stimmungsschwankungen.
- Laurus cersasus C 30 – blaue Lippen mit Herzschwäche und Atemnot.
- Pulsatilla C 30 – Neigung zur Weinerlichkeit, in der Pubertät, bei unterdrückter Regel.
- Veratrum album C 30 – Herzschwäche mit kaltem Stirnschweiß, Neigung zum Kollaps, Angst und Übelkeit.

Heu-Allergie, Heufieber, Heuschnupfen

Sobald der Winter vorbei ist und der Frühling naht, die ersten Blütenknospen aufgehen, die erste Wiese gemäht wird und die Pollen durch die Luft fliegen, beginnt für viele Menschen eine Leidenszeit. Dies äußert sich durch Fließschnupfen, häufigem Niesen, Bindehautentzündung, Bronchitis bis hin zu Asthma. Interessanterweise trat vor der ersten Pockenimpfung (1796) mit der Kuhpockenlymphe und vor der gesetzlichen Impfpflicht (ab 1874) kein Heuschnupfen auf. Heute gibt es keine Impfpflicht mehr, weil zu viele Schäden auftraten. Kein Mensch verträgt so viel artfremdes Eiweiß, manche vertragen es überhaupt nicht. Der Körper wehrt sich mit einer allergischen Reaktion. Nachdem mit übergroßem Eifer seit vier Generationen geimpft wurde, brauchen wir uns nicht zu wundern, wenn → Allergien und Heufieber oder Heuschnupfen rapide ansteigen.
Viele menschliche Organismen können trotzdem alles aushalten, es gibt jedoch immer mehr, die sich wehren wollen. Wenn nun zu den Impfungen aus tierischem Eiweiß noch viel tierisches Eiweiß in der

Nahrung hinzukommt, reicht oft nur ein Stück Käse oder ein Fisch, um das Maß voll zu machen. Der Körper will es loshaben. Er setzt sein Signal in Form von Heufieber, Heuschnupfen, Bindehautentzündung, Bronchitis, Quaddeln oder Asthma.
Also in erster Linie möglichst tierische Eiweiße weglassen. Oft ist es sinnvoll, die unverträglichen Stoffe der Impfungen noch auszuleiten. Meist muß erst die letzte Allergie herausgefunden und dann stufenweise zurückgegangen werden, um endgültig zu heilen. Dank der Homöopathie ist dies möglich. Verlieren Sie keine Zeit. Das nächste Frühjahr kommt bestimmt. Übrigens kann Cortison nicht heilen, nur Symptome nach innen drücken. Es sollte wirklich nur in lebensbedrohlichen Situationen verwendet werden.

Überlieferte Hausmittel

- Tierische Eiweiße meiden, auch wenn die jetzige Allergie gegen Pollen sein sollte.
- Tierisches Eiweiß, auch Käse, Milch oder Joghurt, nicht nach 14 Uhr essen!
- Mit Zucker zurückhaltend umgehen.
- Viel Vitamin C.
- Darmreinigung.
- Mehrmals täglich die Nase mit Kamillentee durchspülen.
- Bienenwaben kauen.
- Wechselfußbäder.
- Bürstenmassagen.
- Akupunktur.
- Entspannungsübungen und Meditation.

Das Rezept meines Großvaters

- Heißes Kochsalz-Dampfbad zum Einatmen, dazu kühles Salzwasser durch die Nasengänge hochziehen, 1Teel. Salz pro 1/8 l Glas Wasser.
- Mit Salzwasser gurgeln.

- Täglich in Salzwasser baden mit einem Schuß Apfelessig darin.

Für rote Augen zur Beruhigung
- In Rosenwasser baden oder kalte Kompressen damit machen.
- Fenchelteekompressen.

Pflanzenheilkunde

Tee
- Lindenblüten.
- Mistel.
- Brennesselblätter.
- Zur Stärkung des Herzmuskels, aufgrund des geschwächten Atemvolumens: Weißdorn.

Öle
- Leinsamenöl verwenden.

Tinktur
- Schwedenbitter mit Brennesseltee verdünnt 3 × täglich vor dem Essen 1 Eßl.
- Pestwurzsirup (Petasites off.).
- Chlorophyll, 2–3 × täglich 1 Eßl.

Aromaöle
- Lavendel, Ysop, Kamille und Melisse, Teebaum.

Mineralstoffe
- Natrium chlor. D 6 – wenn der Schleim glasig ist und wie trockenes Salz aussieht.
- Kalium chlor. D 6 – wenn der Schleim weißlich-grau ist.

- Kalium phos. D 6 – wenn die Muskeln schwach werden und eine Lähmung mit Schmerzen auftritt.
- Magnesium phos. D 6 – bei krampfartigen Schmerzen.
- Zink – täglich 15–40 mg – zur Nervenstärkung.

Vitamine

- Vitamin A und Vitamin C.

Bachblüten

- Beach – übertriebene Sorge um andere und Intoleranz.
- Crab Apple – zur Reinigung.
- Centaury – bei Überempfindlichkeit und Gutmütigkeit.
- Holly – bei Überempfindlichkeit mit starker Abwehrreaktion und negativen Gedanken.
- Rescue Remedy – im Notfall.

Farbtherapie

Akut

- Türkis – links und rechts an beide Nasenflügel bestrahlen oder als Farbuntersetzer.
- Blau – ans Dritte Auge bestrahlen oder als Farbuntersetzer zur Beruhigung.

Chronisch

- Lemon – links und rechts an beide Nasenflügel bestrahlen oder als Farbuntersetzer, um Altes loszulassen.

Fließschnupfen

- Grün – links und rechts an beide Nasenflügel bestrahlen oder als Farbuntersetzer.

Feng-Shui

- Bitte überprüfen Sie Ihre Zimmerpflanzen. Es könnte sein, daß eine davon bei Ihnen allergische Reaktionen auslöst.
- Haben Sie alte Spiegel, dann sollten Sie die 2–3 mal in der Woche unter fließendem Wasser reinigen oder mit Essigwasser abwaschen.
- Lassen Sie auch auf Umweltgifte messen, z.B. Formaldehyd oder FCKW (kommt in alten Kühlschränken vor).

Homöopathie

- Aralia D 6–C 30 – Nase trocken, verstopft mit Jucken, Stirnkopfschmerz, Atemnot.
- Arsenicum album C 30 – bei zuviel tierischem Eiweiß.
- Euphrasia C 6–C 30 – bei brennenden und wäßrigen Augen.
- Luffa D 3–C 30 – allergischer Fließ- oder Stockschnupfen, Stirnkopfschmerz, trockene Mundschleimhaut.
- Cepa C 30 – wäßrige, ätzende Tränen und Schnupfen, schlimmer im Warmen.
- Natrium mur. C 30 – Nase läuft dauernd, Durst, Erschöpfung, Folgen von früherer Enttäuschung und Kummer, Ekzeme am Haarrand und in den Gelenkbeugen, Menschen wollen beachtet werden.
- Sabadilla C 30 – krampfhaftes Niesen, trockene Nase, Augen geschwollen und lichtscheu.

Hexenschuß → *Bandscheibe*

Hühnerauge

Plötzlich ist der Schuh nicht mehr zum Aushalten, er drückt, das Hühnerauge wächst. Sorgen Sie für passende Schuhe!

Überlieferte Hausmittel

- Eine Scheibe Zwiebel auf das Hühnerauge binden, täglich erneuern, bis der Kern anfängt sich herauszulösen. Danach nehmen Sie ein heißes Brennessel-Fußbad und ölen hinterher die Füße ein, z.B. mit Sesamöl, Avocadoöl oder reinem Olivenöl.
- Efeublätter in Apfelessigwasser kochen und auflegen, bis sich der Kern herauslöst, hinterher die Füße in heißem Brennesselsud baden und einölen.
- Schwedenbitterauflagen.
- Naturseife reiben und mit einer feuchtwarmen Kompresse auflegen.
- In einem 200 Jahre alten Pflanzenbuch fand ich folgendes: Die Blätter einer Herbstzeitlose, wenn zur Hand, in den Schuh legen und damit gehen, nach zwei Tagen sind die Hühneraugen weg.

Pflanzenheilkunde

Tee

- Brennessel, 1 Eßl. pro Tasse, 5 Min. ziehen lassen, 3–4 Tassen täglich trinken.

Tinktur

- Frischer Schöllkrautsaft: Vom ganzen Kraut die Blätter, Stiel und Blüten waschen und im Entsafter entsaften, den frischen Saft 3–4 × täglich aufstreichen.

- Brennesselwein: Brennesselwurzel kleinhacken und mit mindestens 42prozentigem Branntwein übergießen, 14 Tage stehen lassen (nicht im Kühlschrank), dann ein paarmal täglich das Hühnerauge damit bestreichen.

Salben

- Beinwurzsalbe: 250 g reines Ghee (siehe Seite 153) mit ca. 5 klein geschnittenen Beinwurzwurzeln leicht aufkochen, dann über Nacht stehen lassen, nochmals kurz aufkochen und durch eine Mullbinde abseihen. Diese Salbe mehrmals täglich aufstreichen.

Mineralstoffe

- Calcium flour. D 12 – 2 × 3 Tabl. täglich, für die Sehnen und Bänder.
- Natrium chlor. D 6 – für den Wasserhaushalt.
- Silicea D 6 – fürs Bindegewebe.
- Calcium flour. – Salbe äußerlich.

Vitamine

- Vitamin A und Vitamin E.

Bachblüten

- Crab Apple – zur Reinigung.
- Sweet Chestnut – die äußerste Grenze der Belastbarkeit ist erreicht.
- Willow – man fühlt sich als Opfer des Schicksals.

Farbtherapie

- Violett im Wechsel mit Grün – zur Reinigung und Neutralisierung.

Homöopathie

- Antimon crudum C 30 – bei störrischer und mürrischer Verfassung, weiß belegte Zunge, Magengefühl wie überladen, Verschlimmerung durch kaltes Wasser und Baden.
- Carbo animalis C 30 – Neigung zu Drüsenschwellungen, Hitze im Gesicht, nachts Angstwallungen, wunde Mundwinkel, öfters morgens Nasenbluten.
- Ignatia C 30 – feinfühliges Gemüt, oft seufzen, kann über Kummer oder Kränkung nicht hinwegkommen.
- Lycopodium C 30 – Gallenprobleme nachmittags, liebt Süßes, Abneigung gegen Brot, Blähungen mit Unverträglichkeit von Gürteln, Gedächtnisschwäche.
- Sepia C 30 – venöse Stauungen, Gleichgültigkeit, Durchfall nach Milch, Neigung zu Bläschen auf der Haut.
- Silicea C 30 – jede Wetterveränderung wird gespürt, Mangel an Selbstvertrauen, eigensinnig, morgens vergeßlich und dusselig. Zeigt oft an, daß der Betreffende auf einer Wasserader liegt.
- Sulfur C 30 – erschrickt und weint leicht, die Absonderungen riechen unangenehm, vergeßlich, leichter Schlaf, Haut trocken, rauh und juckend, Silberschmuck wird nicht vertragen.

Husten → *Bronchitis*

Husten bedeutet: sich Lösen von Vergangenem. Loslassen von alten Dingen ist nicht für jeden so einfach. Der Körper hilft uns dabei.

Zugluft nach Schwitzen, nach Erschöpfung, das Einatmen von Staubteilchen oder auch Erreger können der Auslöser sein. Beim Raucherhusten liegt es auf der Hand, daß die Bronchien den klebrigen Teer loswerden wollen.

Überlieferte Hausmittel

- Nachts ein Öllappchen auf die Thymusdrüse legen.
- Zwiebelscheiben einkochen, mit Honig, Rohrzucker oder Kandis süßen, von dem Sud stündlich einen Teel.
- Ein Baumwolltuch mit Honig bestreichen und auf Brust und Rücken legen, hinterher warm abwaschen.
- 2–3 Eßl. Gerstenkörner in 1 l Wasser kochen, mit Honig oder Rohrzucker süßen und trinken.
- Der griech. Arzt Dioscorides (1. Jh. nach Chr.) gab den Rat: Huflattichblätter auf Glut werfen und den Rauch davon einatmen.

Pflanzenheilkunde

Tee

- Huflattich, Königskerze, Löwenzahn und Spitzwegerich zu gleichen Teilen mischen, überbrühen und mind. 3–4 Tassen tägl. trinken.
- Eibischwurzeltee, mind. 2 Stunden aufkochen, tagsüber trinken und den Raum mit getränkten Handtüchern befeuchten.
- Pfarrer Kneipp rät: 12 g Fenchel und 12 g Isländ. Moos mit 1 l Wasser einkochen bis zur Hälfte, mit Kandis- oder Rohrzucker süßen, nochmals aufkochen, abseihen, alle 3 Stunden 1 Eßl.
- Apfeltee, Huflattich, Holunderblüten, Lungenkraut, Schafgarbe, Spitzwegerich.
- Thymiankraut.

Aromaöle

- Thymian, Teebaum, Eukalyptus, Lavendel, Majoran, Sandelholz, Weihrauch, Benzoe (beruhigende Wirkung für den Rachen).

Mineralstoffe

- Kalium chlor. D 6 – tägl. 2 × 3 wenn Auswurf weißlich-grau ist.

Vitamine

- Vitamin A, Vitamin C und Vitamin E.

Bachblüten

- Honeysuckle – zum Lösen von Vergangenem.
- Holly – bei negativen Gedanken an die Vergangenheit.

Farbtherapie

- Lemon – zum Bestrahlen auf die Thymusdrüse, als Farbuntersetzer für das Glas Wasser oder in der Nahrung.
- Rot – zum Bestrahlen auf die Leber als Unterstützung zur Entgiftung.

Homöopathie

- Bryonia C 30 – bei trockenem Husten.
- Drosera C 30 – Kitzelhusten mit Schmerzen hinter dem Brustbein, plötzlich heftige Anfälle, Keuchhusten, besonders nachts.
- Gelsemium C 30 – mit Grippe, selten Auswurf, Kopfschmerz, Schwindel, Zittern.
- Ignatia C 30 – Kitzelhusten verschlimmert sich durch Husten, abends schlimmer.
- Ipecacuanha C 30 – trockner Husten mit Schleimrasseln, Neigung zum Erbrechen.

- Phosphorus C 30 – Husten mit Heiserkeit und Stimmverlust.
- Rumex C 30 – krampfartiger Husten, besonders bei Zugluft, morgens schlimmer.

Impotenz (Unfruchtbarkeit, Sexualschwäche)

Da alle Drüsen in einer einzigartigen Informationskette zusammenarbeiten, kann es auch vielerlei Ursachen für eine Sexualschwäche geben. Es ist also wichtig, den Stoffwechsel anzuregen, damit alle Säfte fließen können. Der Blutdruck darf nicht zu niedrig sein, die Nahrung sollte aus frischen *Lebens*mitteln bestehen. Frische Keimöle sind ein Muß.
Die Vorderzähne haben eine Beziehung zu den Geschlechtsorganen. Lassen Sie feststellen, ob hier ein Störungsherd sitzt, bzw. ein toter Zahn!
Es gibt keine körperlichen Symptome, ohne daß vorher eine Emotion da war, die der Auslöser war. Kummer und Sorgen wirken hemmend auf die Sexualkraft.
Manchmal ist ein nicht ganz ausgeheilter oder unterdrückter Mumps in der Kindheit die Ursache. Auch die Mumpsimpfung, die nicht vertragen wurde, kann Mitursache sein.

Überlieferte Hausmittel

- Das Wichtigste: Alkohol und Zigaretten meiden.
- Ernährung auf Vollwert umstellen.
- Täglich Zwiebel- und Selleriesaft trinken.

- Leinsamenkur (dazu mind. 2 1/2 l Wasser trinken).
- Die Nieren anregen.
- Viel Licht, Luft und Sonne.
- Bewegung.
- Freude – anderen eine Freude bereiten macht Freude!
- Durch Meditation wieder Kraft gewinnen.
- Hafer, Haselnüsse, Mandeln, Spargel, Sellerie und Zwiebeln wirken anregend.
- Anis, Fenchel, Ingwer, Ginseng, Nelken, Pfeffer und Zimt.
- Weizenkeime.
- Weizenkeimöl.

Pflanzenkunde

Tee

- Hopfen, Melisse, Rosmarin, Schafgarbe, Weißdorn, Yohimbe.
- Frauenmantel.
- Ginseng.

Essenzen/Tinkturen

- Hirtentäschel oder Wiesenbärenklau mit mind. 42prozentigem Branntwein ansetzen, 14 Tage stehen lassen, täglich damit den Unterleib einreiben und 25–30 Tropfen 2 × täglich einnehmen.
- Ginseng.
- Damiana.

Aromaöle

- Jasmin, Koriander, Neroli, Sandelholz, Ylang-Ylang, Zimt, 1–3 Tropfen ins Badewasser oder in die Duftlampe.

Mineralstoffe

- Zink – täglich 15 – 40 mg, zur Nervenstärkung.
- Kalium phos. D 6 – bei Nervenschwäche.
- Natrium chlor. D 6 – für den Wasserhaushalt.
- Natrium phos. D 6 – bei Übersäuerung.
- Silicea D 12 – bei Bindegewebsschwäche.
- Magnesium phos. D 6 – abends zum Entkrampfen 7 Tabl. in heißer Flüssigkeit.

Vitamine

- Vitamin A, Vitamin B, Vitamin D 1 und Vitamin E (am natürlichsten im Weizenkeim- und Nachtkerzenöl).

Bachblüten

- Impatiens – bei Ungeduld und Übererregtheit.
- Pine – bei moralischen Schuldvorstellungen.
- Star of Bethlehem – durch schlechte Erfahrungen.
- Vervain – schnell erregbar und starke Prinzipien im Vordergrund.

Farbtherapie

- Grün – ans Herz zum Bestrahlen.
- Orange – an die Mitte der Schamhaargrenze bestrahlen.
- Magenta – an die Mitte der Schamhaargrenze und an die Nieren bestrahlen.

Feng-Shui

- Überprüfen lassen, ob Sie nicht auf einer geopathischen Störzone oder Wasserader schlafen oder arbeiten.

- Es kann natürlich eine elektromagnetische Störung vorliegen durch Handy, Funktelefon, Metallbett, das aufgeladen ist usw. – Auch Federkernmatratzen laden sich auf!

Homöopathie

- Agnus castus C 30 – Nervenschwäche, Erschöpfung, dauernde Gedanken „daran".
- Belladonna C 30 – Blut steigt zu Kopf, vollblütig mit Neigung zur Reizbarkeit.
- Staphisagria C 30 – Folgen von unterdrückter Wut, gesteigertes Sexualverlangen.

Inkontinenz (unfreiwilliger Harnfluß)

→ ***Harnbeschwerden***

Viele meiner Patienten haben lange nicht von ihrer Blasenschwäche erzählt, weil sie sich nicht trauten oder weil sie glaubten, es sei nichts mehr zu ändern.
Ursächlich können es eine verschleppte Erkältung, Mineralienmangel, Bindegewebsschwäche oder Kummer und Sorgen sein oder ganz schlicht eine Störzone im Schlafbereich.

Überlieferte Hausmittel

- Füße warm halten.
- Keine Abführmittel, denn es werden dadurch die lebenswichtigen Mineralien ausgeschwemmt.
- Kneippsche Anwendungen.

- Sitzbäder mit Zinnkrautabkochung, Schafgarbe, Hirtentäschel oder Kochsalz.
- Entspannungsübungen.

Pflanzenheilkunde

Tee

- Johanniskraut und Schafgarbe, tägl. mind. 2 Tassen trinken.
- Zinnkraut, 2 × täglich.
- Frauenmantel.
- Heidelbeerblätter.
- Spitzwegerich, wenn es beim Husten tropft.

Tinktur

- Hirtentäschel, den Unterleib und die Nieren mehrmals damit einreiben.

Aromaöle

- Bergamotte, Teebaum, 1–3 Tropfen ins Sitzbad.

Mineralstoffe

- Kalium phos. D 6 – bei nächtlichem Wasserlassen und schwachen Nerven.
- Natrium chlor. D 6 – Nervenschwäche.
- Natrium sulf. D 6 – das wichtigste Salz bei Inkontinenz.
- Ferrum phos. D 12 – wenn Harn beim Husten wegspritzt.

Bachblüten

- Chicory – bei Mangel an Zuwendung.
- Crab Apple – bei einem Gefühl von Unreinheit.
- Mimulus – bei Erwartungsangst.
- Pine – bei Schuldgefühlen.

- Willow – der Betroffene fühlt sich als Opfer mit Groll, Trotz oder Verbitterung.

Farbtherapie

- Indigoblau – links und rechts an die Leisten bestrahlen oder als Farbuntersetzer für das abendliche Glas Wasser.
- Rot – auf die Mitte des Fußballens bestrahlen oder als Farbuntersetzer zur Stärkung des Selbstwerts.

Feng-Shui

- Lassen Sie überprüfen, ob sich Störzonen, Wasseradern, Gitternetze oder elektromagnetische Felder im Schlafbereich oder am Arbeitsplatz befinden. Federkernmatratzen können sich aufladen, ebenso Metallbetten.

Homöopathie

- Antimonium crudum C 30 – aufgestauter Kummer.
- Arsen. album C 30 – schwacher Kreislauf, ängstlich, leichtes Frieren.
- China C 30 – körperlich geschwächt wegen großen Säfteverlusten nach Krankheiten oder Blutverlust.
- Cina C 30 – Parasitenbefall.
- Causticum C 30 – beim Husten oder Lachen.
- Cuprum met. C 30 – verhärtete, erstarrte Gefühle und Enttäuschungen.
- Dulcamara C 30 – Folgen von Durchnässung, besonders nasse Füße.
- Ignatia C 30 – enttäuschte Liebe.
- Natrium mur. C 30 – chron. angesammelte Enttäuschungen oder zuviel Salzgenuß.
- Sepia C 30 – besonders beim Lachen.

Insektenstiche

Eines ist sicher, es sind meist Duftstoffe, die anziehend auf die Insekten wirken. Und ein Mensch ist (oder riecht), was er ißt. Haben Sie schon einmal gesehen, wie viele Insekten sich auf ein Aas, das am Straßenrand liegt, stürzen? Wenn ein Mensch den Geruch von Leichenteilen ausdünstet, und nichts anderes ist auch der „köstlichste Braten", dann brauchen wir uns nicht zu wundern, wenn wir Zielobjekt werden.
Vorbeugen können Sie mit Einreibungen von Eukalyptusöl oder Zitronensaft. Langfristig gesehen ist es sinnvoll, eine richtige Darmreinigung und Entschlackung vorzunehmen, und die Ernährung umzustellen. Wir haben nun mal nicht die Urikase zum Verdauen wie die Raubtiere.

Überlieferte Hausmittel

- Zum Schutz Farnkraut auf der Haut zerreiben.
- Mit Farnkraut die Kissen und das Bett ausfüllen, ist ein sehr guter Schutz gegen Mücken.
- Walnußblätter schützen.
- Falls ein Stachel vorhanden, erst den Stachel entfernen und die gerötete Stelle mit Salmiakgeist betupfen, am besten ist es, das Gift auszusaugen!
- Zwiebelscheibenauflagen.
- Weinessigauflagen.
- Petersilie zerquetschen und auflegen.
- Salzbrei auflegen.
- Würfelzucker anfeuchten und auflegen, damit die Gifte entzogen werden.
- Vitamin B schützt, ist im Vollkorn enthalten.

- Weißmehl und Zucker meiden, da Vitamin-B-Räuber.
- Ernährung umstellen, möglichst Fisch, Fleisch und Wurst meiden.
- Viel Früchte, Gemüse und Säfte sowie alles, was die Erde uns bietet und sonnengereift ist.

Falls ein Stachel im Hals steckt

- Sofort alles tun, damit keine Schwellung auftritt, → Notfallhomöopathie Seite 352. Wenn Sie keine Notfallhomöopathie haben, sofort einen Arzt rufen, da Erstickungsgefahr droht, sobald eine Schwellung da ist.
- Auf einen Teel. etwas Salz mit Wasser anfeuchten und langsam schlucken. Danach mit Salzwasser gurgeln und wieder ausspucken. Das Salz bindet die Gifte. In das Salzwasser ein paar Tropfen Efeutinktur.
- Auf einen Teel. Heilerde mit Wasser anfeuchten und langsam schlucken und danach damit gurgeln.
- Rescue-Remedy-Tropfen in ein Glas Wasser, langsam trinken und danach gurgeln.

Pflanzenheilkunde

- Efeu zum Betupfen.
- Zerquetschte Salbeiblätter oder Spitzwegerichblätter auflegen.
- Aloe vera Gel zum Betupfen.

Aromaöle

- Basilikum, Eukalytus, Geranie, Lemongras, Melisse, Nelke, Pfefferminze, Teebaum, Zeder,

Zitrone oder Zypresse für die Duftlampe als Schutz gegen Insekten.

Mineralstoffe

- Natrium chlor. D 6 – zum Betupfen mit etwas Wasser oder Speichel oder zum Einnehmen, 2mal stündlich.
- Kalium chlor. D 6 – wenn schon eine Schwellung da ist.

Vitamine

- Vitamin B.

Bachblüten

- Rescue Remedy oder Notfalltropfen der anderen Blütenessenzen.

Farbtherapie

- Grün – zum Desinfizieren.
- Blau – zum Abschwellen.

Homöopathie

- Apis C 30 – speziell bei Bienen- oder Wespenstichen, aber auch anderen Stichen, wenn schmerzhaft, hochrot und geschwollen.
- Hypericum C 30 – bei Bremsenstichen.
- Ledum C 30 – bei Stichen und Bissen.
- Vespa crabo C 30 – bei Hornissenstichen.

Ischias → *Bandscheibenbeschwerden*

Juckreiz → *Allergie*

Wenn die Haut juckt, will sie etwas loswerden, was die anderen Ausleitungsorgane, wie Darm, Nieren, Nase oder Bronchien nicht geschafft haben. Es kann sich um eine Metallbelastung handeln, um Umweltgifte und Waschmittelunverträglichkeit, um mangelnde Leber-Gallentätigkeit oder um eine tierische Eiweiß- oder Medikamentenallergie. Manchmal sind es Insektenstiche oder Pflanzengifte, die jucken.

Überlieferte Hausmittel

- Ursache herausfinden und ändern, falls möglich.
- Essigwasserwaschungen.
- Molkebäder.
- Schafgarbenbäder oder Waschungen.
- Ernährung umstellen.
- Leberreinigung.
- 2 Wochen eine Löwenzahnkur.

Pflanzenheilkunde

Tee

- Brennessel, möglichst frisch gepflückt, 3–4 Tassen tägl.
- Ehrenpreis, 1–2 Tassen tägl.
- Löwenzahnblätter, 1–2 Tassen tägl.

Salben

- Ringelblumensalbe: 250 g reiner geklärter Sauerrahm-Butterschmalz (Ghee, siehe Seite 153) mit einer Handvoll Ringelblumen (incl. Blüten, Blättern und Stiel) köcheln lassen, über Nacht stehen lassen, durch ein Mulltuch abseihen und

in ein Glas füllen. Die juckenden Hautstellen damit eincremen.
- Aloe Vera Gel.

Aromaöle
- Lavendel, Melisse und Rose.

Mineralstoffe
- Magnesium phos. D 6 – abends 7 Tabl. in heißer Flüssigkeit, bei Krämpfen.
- Natrium sulf. D 6 bei – Gallenbeschwerden, 2 × 3 Tabl. tägl. lutschen.
- Zink – tägl. 15–40 mg – zur Nervenstärkung.

Vitamine
- Vitamin B und Vitamin E.

Bachblüten
- Rescue Remedy – bei akutem Juckreiz.
- Holly – bei negativen Gedanken.
- Crab Apple – zur Reinigung.

Farbtherapie
- Grün und Blau – im Wechsel bestrahlen oder als Farbuntersetzer für das Glas Wasser.

Feng-Shui
- Überprüfen Sie, ob Pflanzen im Zimmer, die Ausdünstung von Malfarben oder neue Vorhänge den Juckreiz auslösen.

Homöopathie
- Argentum nitr. C 30 – Jucken auf der Kopfhaut.
- Mercurius sol. C 30 – Jucken wird schlimmer bei Wärme, oft bei Amalgambelastung.

- Sulfur C 30 – Kratzen bessert, brennt aber hinterher.

Kehlkopf-Katarrh, -Heiserkeit, -Entzündung

Der Kehlkopf ist am Eingang mit einem Deckel verschließbar, um zu verhindern, daß Fremdkörper oder Flüssigkeiten in die Luftröhre gelangen können. Falls jedoch trotzdem etwas hineingelangt, tritt ein heftiger Hustenreiz auf, um dieses wieder hinauszubefördern. Eine entzündliche Schwellung kann die Atmung behindern, sei es durch Fremdkörper, Staub, Rauch oder Bakterien.
Ein Kehlkopf-Katarrh meldet sich durch Kratzen, Hustenreiz oder Heiserkeit.

Überlieferte Hausmittel

- Halswickel mit Quark.
- Abends heiße Milch mit 1 Teel. Ghee (siehe Seite 153) trinken.
- Gurgeln mit 3prozentiger Wasserstoffsuperoxydlösung, 12 Tropfen auf 1 Glas Zitronenwasser.
- Meerrettichsaft zum Trinken oder Gurgeln, nicht das Gurgelwasser trinken!
- Mit Zwiebelsud inhalieren.
- Auf ausreichende Luftfeuchtigkeit achten.

Pflanzenheilkunde

Tee

- Kamille, Salbei und Zinnkraut mischen, 2–3 Tassen tägl. trinken.
- Huflattichblüten und -blätter, Fenchelsamen.

- Ehrenpreis, Tausendgüldenkraut, Zinnkraut zu gleichen Teilen, kurz überbrühen, tägl. 2–3 Tassen trinken, wirkt schleinlösend.
- Eibisch, Huflattich, Königskerze und Süßholzwurzel zu gleichen Teilen, wirkt entzündungshemmend.
- Angelikawurzel mit 1/2 l Wein und 1/2 l Wasser gekocht, tägl. 1–2 Tassen, wirkt entzündungshemmend.
- Baldrian, Lungenkraut, Salbei gegen Krämpfe.

Aromaöle

- Rose, Benzoe, Lavendel, Thymian, Sandelholz.

Mineralstoffe

- Kalium sulf. D 6 – 2 × 3 Tabl. lutschen, bei gelbem Schleimauswurf.
- Natrium phos. D 6 – 2 × 3 Tabl. lutschen, bei goldgelbem Schleim und Entzündung.
- Silicea D 12 – 2 × 3 Tabl. lutschen, zur Stärkung des Bindegewebes.
- Ferrum phos. D 12 – bei zusätzlich heißer Stirn, 3 × 7 Tabl. tägl., nach Überanstrengung durch Sprechen und Singen.
- Kalium chlor. D 6 – bei weißer Absonderung, 2 × 3 Tabl. lutschen.

Vitamine

- Vitamin A, Vitamin B, Vitamin C und Vitamin E.

Bachblüten

- Rescue Remedy – im Notfall.
- Elm – bei plötzlicher Erschöpfung.
- Chicory – bei Trost- und Liebesbedürfnis.
- Gentian – wenn sich alles verzögert.

- Holly – bei zuviel Gereiztheit.
- Mustard – Verzweiflung äußert sich durch schlechte Laune.

Farbtherapie

- Türkis – an den Kehlkopf bestrahlen.
- Violett – wenn Schmerzen dabei sind.

Homöopathie

- Drosera C 30 – bei bellendem Husten und kitzliger, trockener Kehle.
- Phosphor C 30 – Stimmverlust, harter und trokkener Husten.
- Apis C 30 – bei Schwellung und stechenden Schmerzen.
- Bryonia C 30 – trockener und schmerzhafter Husten mit klopfenden Kopfschmerzen.
- Stramonium C 30 – Stimme versagt plötzlich, Heiserkeit.
- Aconit C 30 – bei Folgen von Wind, zu Anfang einer Erkältung mit Fieber und Kitzelhusten, Heiserkeit.
- Arnica C 30 – bei Stimmenüberanstrengung, Durchnässung und Erkältung.

Keuchhusten

Informieren Sie auf alle Fälle einen Arzt. Im Gegensatz zu gewöhnlichem Husten sind die Anfälle nachts besonders stark und manchmal krampfartig. Die Kinder haben meistens Angst, sind müde und lustlos. Der Hustenreiz ist mit Brechreiz verbunden.

Husten bedeutet: sich lösen von Vergangenem, also einen neuen Lebensabschnitt beginnen.

Überlieferte Hausmittel

- Für genügend Luftfeuchtigkeit sorgen!
- Raum kühl halten.
- Brustwickel mit Zwiebelsud, Meerrettich oder Ghee (siehe Seite 153).
- Tannenknospensirup.
- Heiße Milch mit gekochtem Fenchelsamen und 1 Teel. Ghee (siehe Seite 153), morgens und abends 1 Tasse
- 3 Eßl. Hagebutten mit 1/2 l Wasser und Kandiszucker aufkochen, tägl. 1 Tasse trinken.
- Rettichsaft mit Kandiszucker in heißer Milch.
- Zwiebelsud mit Kandiszucker, tägl. 1–2 Tassen.
- Nur leichte Kost, wie Obst, Milch, Hirsebrei oder Zwieback.

Pflanzenheilkunde

Tee

- Schlüsselblumen, Thymian und Kleeblumen zu gleichen Teilen mischen, tägl. 2–3 Tassen.
- Eisenkraut, Fenchel, Holunder, schwarze Johannisbeere, Spitzwegerich.

Tinkturen/Säfte

- Holunder.
- Meerrettich.
- Zwiebel.

Aromaöle

- Teebaumöl, Lavendel, Thymian und Zypresse, 1–3 Tropfen ins Badewasser oder in die Duftlampe.

Mineralstoffe

- Magnesium phos. D 6 – bei Krämpfen, 3–5 × 7 Tabl. in heißer Flüssigkeit im Wechsel mit Natrium chlor. D 6 3–5 × 3 Tabl.
- Kalium chlor. D 6 – bei fadenziehendem Schleim, milchweiß oder grau.
- Kalium sulf. D 6 – gelblicher Schleim.
- Natrium chlor. D 6 – glasiger, durchsichtiger Schleim, wie gekochte Stärke.
- Kalium phos. D 6 – bei großer Erschöpfung, 2 × 3 tägl.
- Calcium phos. D 6 – Auswurf wie geronnenes Milcheiweiß.

Vitamine

- Vitamin A, Vitamin C und Vitamin E.

Bachblüten

- Honeysuckle – zum Lösen von Vergangenem.

Farbtherapie

- Lemon – auf die Thymusdrüse bestrahlen.
- Grün und Blau – zur Beruhigung.

Feng-Shui

- Überprüfen lassen, ob Formaldehydbelastung vorliegt.

Homöopathie

- Unbedingt homöopathischen Rat einholen!
- Drosera C 30 – lindert.
- Cuprum C 30 – bei krampfhaften Anfällen.
- Coccus cacti. D 4 – D 6 – kann, wenn schon anfangs gegeben, einen schlimmen Husten verhindern.
- Ipecacuanha C 30 – Husten mit Brechreiz.

Konzentration, mangelnde

Unser Gehirn wird durch das Blut ernährt. Je mehr Nährstoffe, Lebenssalze und Vitamine in der Nahrung sind, desto energiegeladener wird Ihr Hirn versorgt. Ungünstig wirkt sich auch eine Blutdruckschwankung aus, wie Bluthochdruck oder zu niedriger Blutdruck oder ein Sturz oder Schlag gegen den Kopf. Das Gehirn muß im Hirnwasser schwimmen, sonst spüren wir Schwindel und Gleichgewichtsstörungen bis hin zum Erbrechen. Oft weil ein feiner Riß in den Hirnhäuten entstanden ist.
Medikamente, Drogen, Alkohol, Impfungen, unedle Metallgifte (Quecksilber, Blei, Zinn), Spätfolgen von Geschlechtskrankheiten, Hirnhautentzündungen oder Tierbisse bzw. -stiche können die Gehirnfunktionen beeinträchtigen oder sogar schädigen. Aber auch Vitamin-B-Mangel, Ablagerungen von tierischem Eiweiß in den Blutgefäßen des Gehirns oder Allergien, speziell gegen Blütenduft, wie z.B. Jasmin, können Ursachen sein.
Mentale Probleme oder Blockaden können eine harmonische Zusammenarbeit der beiden Hirnhälften zwischen rechts und links behindern. Bestimmte geopathische Strahlungen oder elektromagnetische Felder spielen ebenfalls eine Rolle.

Überlieferte Hausmittel

- Ausreichend Schlaf, vor Mitternacht beginnen.
- Natürliche, sonnengereifte Nahrung.
- Vollwertkost bedeutet Vitamin B.
- Zucker meiden, Zucker gilt als Vitamin-B-Räuber!
- Alle Sprossen, besonders Weizenkeime, essen.
- Nüsse, Gemüse, Früchte, Kelp.
- Reinigungs- und Entschlackungskur.
- Bewegung in frischer Luft.
- Das beste Mittel ist Meditation.

Pflanzenheilkunde

Tee
- Baldrian.

Tinkturen
- Chlorophyll aus Blattgrün.

Tabletten
- Kelp.
- Spirulina.

Aromaöle

- Kardamom, Zirbelkiefer, Zitrone, Pfefferminze.

Mineralstoffe

- Natrium chlor. D 6 – 2 × 3 Tabl. tägl., für den Salzhaushalt.
- Kalium phos. D 6 – bei nächtl. Wasserlassen.
- Natrium phos. D 6 – bei zusätzlicher Zerstreutheit.
- Silicea D 12 – bei zusätzlicher Zerstreutheit.
- Magnesium phos. D 6 – wenn Arbeit nur mit Kaffee oder Zigarette möglich ist, fehlt Magn. phos., abends 7 Tabl. in heißer Flüssigkeit.
- Zink – täglich 15–40 mg, zur Nervenstärkung.

Vitamine

- Vitamin-B-Komplexe.

Bachblüten

- Cerato bei zusätzlicher Unsicherheit.
- Clematis – Tagträumerei.
- Chestnut Bud – Schwierigkeiten beim Lernen.
- Elm – Anforderungen vorübergehend zu hoch.
- Hornbeam – mentale Erschöpfung.
- Impatiens – Unruhe und Ungeduld.

- Mustard – aufgrund vorübergehender Depression.
- Scleranthus – bei Sprunghaftigkeit.
- White Chestnut – unkonzentriert wegen ständigem Nachdenken und Grübeln.
- Wild Oat – zu viele Gedanken auf einmal.

Farbtherapie

- Lemon – auf die Schädeldecke bestrahlen.
- Gelb – an die Spitze der beiden Großzehen bestrahlen.
- Indigoblau – zwischen die Augenbrauen ans Dritte Auge bestrahlen.

Feng-Shui

- Achten Sie auf mögliche spitze geheime Pfeile, die auf Sie einwirken könnten.
- Lassen Sie einen guten Baubiologen oder Rutengänger kommen, um etwaige Störzonen aufzuspüren.
- Schalten Sie nachts den Fernseher komplett aus, und drehen Sie den Bildschirm seitlich von Ihnen weg.
- Überprüfen lassen, ob alles richtig geerdet ist. Wenn der Arbeitsplatz oder Schulplatz auf einer Störzone steht, werden Sie sich immer schwer konzentrieren können.

Homöopathie

- Apis C 30 – nervöse Ruhelosigkeit, Schläfrigkeit, drückende, bohrende, klopfende Kopfschmerzen.
- Barium carb. C 30 – langsame Entwicklung, Arteriosklerose, Unaufmerksamkeit und Unentschlossenheit, mitten im Reden fehlen die Worte.

- Calcium carb. C 30 – Gedächtnis versagt, verwechseln der Worte, angstvolles Aufschrecken aus dem Schlaf, reichlich sauren Schweiß, besonders nachts.
- Causticum C 30 – Zittern und Schwäche am ganzen Körper, ängstlich, rheumatische Schmerzen.
- Phosphor C 30 – Kopf wie betäubt, kein Gedanke kann erfaßt werden, Schleimhäute der Nase geschwollen.
- Silicea C 30 – unstet und verwirrt, vergeßlich, zerstreut, besonders am Morgen, oft Hinweis auf eine Wasserader.
- Zincum met. C 30 – erschwertes Auffassungsvermögen, Gedächtnisschwäche, Müdigkeit des Kopfes, große Schlaftrunkenheit am Tage, nachts Schlaflosigkeit, das Sprechen anderer greift an und macht verdrießlich.

Kopfschmerzen

Erforschen Sie die Ursache der Kopfschmerzen. Der Körper sendet ein Warnsignal, das nicht durch Schmerzmittel unterdrückt werden sollte. Im Gegenteil, ein Teil der Substanzen lagert sich in der Niere ab und führt dann wieder zu Kopfschmerzen.
Die Ursachen können eine mangelnde Nierenentgiftung sein, weil die Niere zu wenig Wasser bekommt und ein oft damit verbundener zu hoher Blutdruck.
Die Leber schafft das Entgiftungsprogramm nicht, weil im Darm zu viele Gase und Fäulnisprozesse ablaufen und über das Pfortader-

system zur Leber gelangen. Fäulnisprodukte entstehen über tierisches Eiweiß, das nicht abgebaut werden kann, weil dem Mensch Urikinase fehlt, was z.B. ein Raubtier besitzt.
Die entstandenen Giftstoffe von mangelnder Nierentätigkeit und/ oder Überlastung der Leber verursachen Kopfschmerzen via Information der Nervenzelle, die vom Blut abgegeben wird.
Auch ein zu niedriger Blutdruck, der oft durch eine tierische Eiweißunverträglichkeit oder zu hohem Zuckerkonsum auftritt, kann zu Kopfschmerzen führen. Beschwerden im Unterleib wie Menstruation oder andere Leiden können beteiligt sein, sowie erschöpfte Nerven durch Überarbeitung und zu wenig Schlaf.
Eine verspannte Halswirbelsäule, evtl. mit verschobenen Halswirbeln löst auch Kopfschmerzen aus. Sehr oft will die Wirbelsäule der Spannung ausweichen, die von unedlen Metallen herrühren, die aufgeladen sind.
Eine gestaute Galle äußert sich auch über die Halswirbelsäule mit Auswirkungen zum Kopf und zu den Schläfen.
Auch Fieber kündigt sich oft mit starken Kopfschmerzen an, ebenso eine Grippe oder eine Infektionskrankheit.
Überlegen Sie, ob nicht etwa ein Zahn oder ein falscher Aufbiß die Ursache sein könnte.
Und natürlich sollte ein Zuviel an üppigem Essen, Alkohol, Nikotin oder Drogen, aber auch Medikamenten beachtet werden.
In der heutigen Zeit gibt es aufgrund schlechter Luft, erhöhter Ozonwerte oder erhöhter Radioaktivität vermehrt Kopfschmerzen. Nicht immer wird die Bevölkerung unterrichtet. Denn es kann nicht sein, was nicht sein darf!
Wer täglich vor dem Computer sitzt, wer ständig sein Handy bei sich trägt oder ein Funktelefon besitzt, kann Kopfschmerzen davon bekommen. Auch wenn die Elektrolobby das abstreitet.

Überlieferte Hausmittel

- Nacken- und Fußwickel mit Meerrettich, Zwiebel oder Pfefferminze.

- Wadenwickel bei Fieber.
- Für ausreichende Verdauung sorgen – „Der Tod sitzt im Darm".
- Darmreinigung und eine Entschlackungskur helfen enorm.
- Klistier mit Kamille und Sesamöl.
- Im Orient muß ein Patient bei Kopfschmerzen 1 l Wasser auf einen Zug austrinken, damit die Nieren die Giftstoffe ausschwemmen können.
- 2 1/2 l Flüssigkeit täglich trinken (Kaffee und Milch gelten nicht als Flüssigkeit).
- Jede Tasse Kaffee braucht 1 Glas Wasser hinterher!
- Warme Duschen, besonders auf den Bauch, wenn Verdauung die Ursache sein kann.
- Bäder mit Salz und Obstessig (1–2 Eßl.) zum Entladen.
- Natürliche Vollwertkost.
- Tierisches Eiweiß möglichst meiden.
- Viel frisches Obst, Gemüse und Säfte.
- Tägl. Karottensaft trinken.
- 1 Tasse starker Bohnenkaffee mit dem Saft von 1 Teel. Zitrone trinken.
- Rote Rübensaft nach zuviel Alkoholgenuß (wegen der Leber).

Pflanzenheilkunde

Einseitig, Migräne

- Tausendgüldenkraut, Melisse, Veilchen, Waldmeister als Tee.
- Baldriantee, wenn Prüfungsstreß beteiligt ist.

Aufgrund von Darmgasen und Blähungen

- Tausendgüldenkraut, Faulbaum, Fenchel und Kümmel, Pfefferminze als Tee.
- Löwenzahntee.

Aufgrund von Nervosität

- Baldrian als Tee oder Tinktur.

Immer wiederkehrend

- Kamille, Spitzwegerich, Wacholder als Tee.
- Brennessel, Schafgarbe, Schlüsselblume als Tee.
- Pestwurztinktur.
- Schwedenbittertinktur.
- Weißdorntinktur.

Aromaöle

- Rosmarin, Zitrone, Lavendel, Melisse und Lemongras.

Mineralstoffe

- Magnesium phos. D 6 – bei Krämpfen, die Stelle wechselnden oder auch einseitigen Kopfschmerzen, abends 7 Tabl. in heißer Flüssigkeit und je nach Bedarf.
- Natrium chlor. D 6 – zu den Ohren und Zähnen ausstrahlend, starker Speichelfluß, vom Nacken zum Hinterkopf ziehend, 2 × 3 Tabl. tägl.
- Calcium flour. D 12 – mit Natrium chlor. D 6 bei scharfem Tränenfluß, 2 × 3 Tabl. tägl.
- Ferrum phos. D 12 – mit heißer Stirn, oft am Anfang einer Erkältung, schlimmer durch Bewegen des Kopfes, Eisenmangel, Anfangsdosis 21 Tabl. in heißer Flüssigkeit, dann 2 × 3 Tabl. tägl.

- Kalium phos. D 6 – große Schwäche zusätzlich, oft bei Schulkindern, auch nächtliches Wasserlassen.
- Kalium sulf. D 6 – abends Verschlimmerung und bei Wärme, klebriges Schwitzen am Kopf, gelbe Ausscheidungen.
- Natrium sulf. D 6 – beim Beugen des Kopfes Druck auf den Augen, Erbrechen von Galle, schlimmer bei feuchtheißer Schwüle, Druck am 7. Halswirbel.
- Silicea D 12 – Gefühl als läge ein Ring um Kopf, empfindlicher Haarboden, Haarboden mit Knötchenbildung.

Vitamine

- Alle Vitamine, besonders Vitamin B und Vitamin C, Vitamin E (natürlich im Nachtkerzen- und Weizenkeimöl).

Bachblüten

- Agrimony – bei Verkrampfung.
- Beech – will aus Liebe die Umwelt umformen.
- Clematis – fühlt Leere im Kopf, Konzentrationssschwäche, Angst zu versagen.
- Elm – Verantwortung wird einem zuviel.
- Heather – verausgabt sich für andere und wartet auf Feedback.
- Hornbeam – mental überfordert, Müdigkeit des Kopfes.
- Impatiens – Nervosität und Ungeduld.
- Oak – braucht Stärkung wegen Streß und Anspannung.
- Pine – Schuldgefühle und übertriebe Sorge.
- Vervain – durch Überaktivität und mentale Überforderung.

- Walnut – hilft, die Hirnhälften zu harmonisieren.
- White Chestnut – durch anstrengendes Denken, bei Prüfungen.

Farbtherapie

- Türkis – zum Bestrahlen an die betreffende Schmerzstelle, z.B. an die Schilddrüse bei Computerarbeit, oder als Farbuntersetzer für das Glas Wasser.
- Violett – zum Bestrahlen auf den Scheitel bei Nervosität.
- Grün – zum Bestrahlen ans Herz, wenn Blockaden gelöst werden sollen.
- Scharlachrot – zum Bestrahlen an den Scheitel, bei Gefäßverkrampfung oder Migräne.
- Orange – zum Bestrahlen an die Schamhaargrenze, wenn der Unterleib beteiligt ist.
- Blau – als Test für die Niere: Bestrahlen am Dritten Auge, falls Kopfdruck verstärkt wird, hat der Körper zuwenig Flüssigkeit für die Niere zur Verfügung.

Feng-Shui

- Wenn Sie wissen, daß es nicht die Ernährung ist und nicht mangelndes Trinken, dann lassen Sie überprüfen, ob eine geopathische Störzone oder elektromagnetische Kraftfelder der Auslöser sind. Fußbodenheizungen müssen fachmännisch geerdet werden!
- Auch Radioaktivität kann Kopfschmerzen auslösen. Es muß nicht immer ein Fallout sein, oft sind es radioaktive Badezimmerfliesen.
- Hängt über Ihrem Kopf die Lampe? Steht am Bett neben Ihrem Kopf der Radiowecker?

Haben Sie eine Lichtquelle, die über einen Trafo läuft? Ist Ihr Fernseher auf stand by geschaltet? Am besten und sichersten ist es, wenn der Stekker nicht in der Steckdose ist. Befindet sich Ihr Büro unter dem Schlafzimmer? Welche Geräte stehen unter dem Bett? Auch Spiegel können sich aufladen und abstrahlen. Befindet sich noch unedles Metall in Ihrem Körper, das sich aufgeladen hat?

- Besitzen Sie Pflanzen, deren Blätter wie spitze Pfeile auf Sie deuten? Wurde der Potentialausgleich zur Erdung fachmännisch eingebaut?

Dies sind alles Dinge, die täglich in der Praxis vorkommen, und nach deren Beseitigung bzw. Behebung verschwanden bei den Patienten die Kopfschmerzen.

Homöopathie

- Aconit C 30 – Bewegung, Druck und Kälte verschlimmert, unruhig, Ohrensausen, Kopfschmerzen als Folge von Wind.
- Apis C 30 – bei stechenden Schmerzen, meist bei Mittelohrentzündungen oder zusätzlich stechenden Halsschmerzen mit Schwellung.
- Argentum nitr. C 30 – halbseitige Schmerzen, meist der linke Stirnhöcker.
- Belladonna C 30 – pulsierend und pochend, Kopf hoch lagern bessert, oft mit Fieber und hochrotem Gesicht, Kinn-Mund-Dreieck frei, auch nach zuviel Sonneneinwirkung.
- Chamomilla C 30 – unerträglicher Kopfschmerz mit Zahnschmerz, unruhig, sehr oft eine Wange blaß, die andere rot, beim Zahnen.
- China C 30 – nach extremen Flüssigkeitsverlust, schmerzhafte Halswirbel.

- Coccolus C 30 – Leeregefühl im Hinterkopf, Schwindel, Übelkeit.
- Coffea C 30 – Gefühl, als wäre das Hirn zertrümmert, weinerlich, ängstlich, Schwierigkeiten einzuschlafen wegen zu vieler Gedanken.
- Euphrasia C 30 – mit lichtempfindlichen, brennenden und wäßrigen Augen.
- Gelsemium C 30 – Schmerz beginnt im Nacken, zieht über Kopf zu den Augen, Augäpfel schmerzen, oft von Sehstörungen begleitet, große Schläfrigkeit, Kopf wie geschwollen, unfähig zu denken, schwüles Wetter verschlimmert.
- Hypericum C 30 – als Folge einer Verletzung, Schlag oder Sturz, Schmerzen geringer beim Zurücklehnen des Kopfes.
- Ignatia C 30 – Nagelkopfschmerz, besonders am Scheitel, Übelkeit, oft nach Schreck oder Kummer.
- Iris vers. C 30 – begleitet von saurem Aufstoßen und saurem galligen Erbrechen, zusammenschnürender Schmerz.
- Kali bichrom C 30 – vor Kopfschmerz tritt verschwommenes Sehen auf.
- Natrium mur. C 30 – Lichteffekte beim Sehen wie Zickzack und trübe Sicht.
- Nux vomica C 30 – dumpf und betäubend, besonders beim Aufstehen, Folgen von Alkohol, von Medikamenten, zuviel Kaffee oder Drogen, mit Brechübelkeit und Schwindel, Folgen von Gemütsbewegungen.
- Pulsatilla C 30 – Ohrensausen, reißender Hinterkopfschmerz, sehr blaß, auch nach zuviel Essen.

- Rhus tox C 30 – nach Erkältung, klopfender Schmerz, als ob sich Gehirn bei jeder Bewegung mitbewegen will.
- Ruta C 30 – nach Überanstrengung der Augen.
- Silicea C 30 – beginnt im Nacken, zieht über den Scheitel zu den Augen, morgens Verschlimmerung.

Körperausdünstung, -geruch

Wenn Stoffwechselgifte nicht über die normalen Organe ausgeschieden werden können, dann hilft die Haut als Ersatzorgan. Der Geruch kann mit und ohne Schwitzen auftreten.
Die Ausscheidungswege über Darm, Niere, Bronchien, Nase und im Genitalbereich reichen nicht aus, um alle Schlackenstoffe abzutransportieren.
Überlegen Sie sich, was Ihnen „stinkt"?

Überlieferte Hausmittel

- Darmreinigung, Nierenspülung und Fastenkuren.
- Wechselduschen.
- Täglich mindestens 2 1/2 l Flüssigkeit trinken.
- Ernährung umstellen, tierisches Eiweiß lagert sich ab und kann nicht verdaut werden, da Menschen keine Urikase besitzen. Der Körper verdaut Eiweiß nicht mehr ab 14 Uhr, erst wieder am nächsten Morgen. Alles, was in der Zwischenzeit an tierischem Eiweiß gegessen wird, gärt und fault.

- Waschungen mit Salbeitee, Thymian- oder Wacholdertee.
- Bäder mit Salz und Obstessig.
- Entschlackungskur.
- Meditation, um Gedanken zu reinigen.

Pflanzenheilkunde

Tee
- Thymian und Salbei.
- Löwenzahn, Tausendgüldenkraut.

Aromaöle

- Pfefferminze, Zitrone, Zypresse, Lavendel.

Mineralstoffe

- Kalium phos. D 6 – bei Nervenschwäche.
- Natrium phos. D 6 – bei Streß und gestörter Fettverdauung, Mitesser.
- Silicea D 12 – zum Reinigen des Bindegewebes.

Bachblüten

- Crab Apple – zur Reinigung.
- Holly – zur Reinigung der Gedanken.
- Aspen – Streß durch Ängste.
- Hornbeam – Erschöpfung.

Farbtherapie

- Violett – auf den Scheitel bestrahlen oder als Farbuntersetzer für ein Glas Wasser.
- Gelb – ans Ende des Brustbeins bestrahlen oder als Farbuntersetzer für ein Glas Wasser.

Feng-Shui

- Viele Körperausdünstungen entwickeln sich durch mangelnden Stoffwechsel. Er kann auch aufgrund geopathischer Störzonen oder elektromagnetischer Frequenzen gestört sein.
- Achten Sie auf geheime spitze Pfeile.

Homöopathie

- Calcium carb. C 30 – Schwitzen bei Nacht, besonders bei Kindern, am Nacken und Kopf.
- Hepar sulf. C 30 – berührungsempfindliche Haut, saurer, klebriger Schweiß, teilweise nach Metall riechend.
- Kreosotum C 30 – Ausdünstungen riechen unangenehm, Weichteile und Schleimhäute schnell wund, besonders im Klimakterium und während der Menses.
- Lycopodium C 30 – Ausdünstung hat Geruch von Zwiebeln, Fußschweiß, Neigung zu Gicht.
- Mercurius sol. C 30 – Ausdünstung verfärbt die Wäsche und Kleider gelb, Schweiß und Ausdünstung an Brust, Schenkel und Rücken, riecht nach Metall.
- Nux vomica C 30 – nach Streß aufgrund von zuviel Arbeit, zuviel Essen, Alkohol oder anderen Genußgiften, aber auch nach Medikamenten.
- Sepia C 30 – schwitzen während des Sitzens.
- Silicea C 30 – Verletzungen riechen, besonders wenn es eitert.
- Sulfur C 30 – Schweißfüße, Haut sieht ungesund aus, kann eigenen Geruch nicht ertragen.
- Thuja C 30 – übelriechendes, klebriges Schwitzen an unbedeckten Körperteilen, besonders im Genitalbereich.

Krampfadern

Unser Blutsystem hat Arterien, die den Sauerstoff zu den Zellen bringen, und Venen, die das verbrauchte Blut und Schlackenstoffe abtransportieren. Schlagadern können also keine Krampfadern werden. Störungen sind meist venöser Art.
Das Blut repräsentiert unser Verhalten und Leben. Was wir essen, trinken, fühlen und denken wirkt sich auf seine Beschaffenheit aus. Sogar unser Charakter ist vom Blut geprägt.
Aus einem Tropfen Blut können Sie ersehen, was mit Ihnen los ist, was Ihnen fehlt bzw. was Sie zuviel haben. Wenn zur Stunde des Todes die Seele den Körper verläßt, ist übrigens das Blut nicht mehr rot, sondern farblos! „Im Blut ist die Seele" heißt es im Volksmund. Tun Sie alles für Ihr Blut! Es ist sozusagen Ihr persönlicher Stempelabdruck Ihrer individuellen Eigenschaften und Charaktermerkmale. Sorgen Sie für einen guten Kreislauf, für eine gründliche Entschlakkung und für eine gesunde Lebensweise, damit Ihr Blut sauber bleibt!

Überlieferte Hausmittel

- Salzarme Kost (Salz nie mitkochen, immer erst hinterher salzen!).
- Wechselbäder.
- Sitzbäder mit Beinwurzblättern, die 12 Stunden vorher in kaltem Wasser eingeweicht werden, ca. 15–20 Min., danach sofort in Baumwolltücher wickeln und ins Bett, die Beine hochlagern.
- Körperliche Bewegung, denn die Blutgefäße haben Muskeln.
- Hochlagern der Beine, um die Venen zu entlasten.
- Täglich Tautreten oder Wassertreten, mit 1 Minute beginnen und bis auf 4 Minuten steigern.
- Nikotin ist Gift bei Krampfadern, da die Blutgefäße verengt werden.

- Vorsicht mit der Pille.
- Lymphdrainagen.
- Streichen Sie Ihre Beine sanft mit Kamillenöl ein, stets in Richtung zum Herz.
- Wickel mit Farnkraut, das rückseitig kleine Samenknötchen besitzt.
- Wickel mit Weißkrautblättern oder Taubnessel.
- Quarkwickel.

Pflanzenheilkunde

Tee
- Beinwurz, Borretsch, Heublumen, Kamille, Schafgarbe, Ringelblume, Salbei, Arnika.

Salben
- Odermennig-Salbe: 250 g reines geklärtes Butterschmalz aus Sauerrahm oder Sauerrahmbutter (Ghee, siehe Seite 153) sanft erhitzen und 5 Eßl. Odermennig-Blüten, Blätter und Stiele hineingeben. Über Nacht stehen lassen und dann durch ein Sieb mit Mulltuch abseihen, damit nur die klare Flüssigkeit hindurchfließen kann. Damit die betroffenen Stellen bestreichen.
- Ringelblumen-Salbe, siehe Seite 202.
- Hamamelis-Salbe, wie Odermenning-Salbe.

Aromaöle
- Lavendel, Rosmarin, Wacholder, Zypresse.

Mineralstoffe
- Calcium fluor. D 12 – 3 × 3 Tabl. tägl., für die Elastizität.
- Magnesium phos. D 6 – abends 7 Tabl. in heißer Flüssigkeit, gegen Krämpfe.

- Natrium phos. D 6 – 3 × 3 Tabl. tägl., gegen Übersäuerung.
- Silicea D 12 – 3 × 3 Tabl. tägl., für das Bindegewebe.

Vitamine

- Vitamin C und Vitamin E.

Bachblüten

- Crab Apple – zur Reinigung.
- Impatiens – wegen innerer Ungeduld, ohne körperliche Bewegung.
- Red Chestnut – Leiden wegen anderer.
- Vervain – Übereifer.
- Vine – innere Anspannung.

Farbtherapie

- Indigo, Magenta, Lemon – im Wechsel bestrahlen, um Elastizität zu trainieren.

Feng-Shui

- Lassen Sie die elektromagnetischen Werte messen! Viele Menschen spüren in Räumen mit elektromagnetischen Feldern, daß die Adern an den Händen anschwellen.

Homöopathie

- Aesculus D 2, D 30 oder C 30 – Venenstauung mit Kribbeln und Taubheitsgefühl.
- Arnica C 30 – allgemeine Bindegewebsschwäche, blaue Flecken.
- Hamamelis D 4, D 30 oder C 30 – feucht-warmes Wetter verschlechtert, Kribbeln und Wundheitsgefühl.

- Lachesis C 30 – links ist alles schlimmer, blaurote Flecke, Neigung zu Sepsis, kann keinen Gürtel ertragen.
- Lycopodium C 30 – aufgrund Leberschwäche, Verstopfung, aufgetriebener Leib, oben schmal.
- Pulsatilla C 30 – venöse Stauungen bei sonst blutarmen Frauen, die leicht frieren, schwache Menses, Stimmungsschwankungen.

Krampfartige Schmerzen

Ein Krampf kann entstehen durch eine Gallenblasenentzündung, durch ein zu üppiges Mahl, wenn die Bauchspeicheldrüse versagt, durch Verstopfung oder Durchfall oder als Folge von Nerven- und Gehirnerkrankungen, wie z.B. bei einer Gehirnhautentzündung oder durch Harnvergiftung.
Die meisten Krämpfe sind Muskelkrämpfe, sofern keine Infektion vorliegt. Sie äußern sich als Muskelzuckungen oder klonische Krämpfe und als zu lang andauernde Kontraktion der Muskeln oder tonische Krämpfe. Der spasmische Krampf betrifft meist den Urogenitalbereich, wie z.B. bei der Menstruation, mit Auswirkungen von Migräne, Föhnkopfschmerz und Nackensteife. Aber auch der Magen reagiert mit krampfartigen Schmerzen, meist aufgrund von Ärger. Die Schmerzen können oft unerträglich werden. Doch sind die einfachen Formen der Krämpfe gut zu behandeln.

Überlieferte Hausmittel

- Wasseranwendungen, Kneipp-Kuren.
- Heiße Dauerduschen auf die betroffene Stelle, 1–5 Minuten lang.

- Heiße Wickel mit Heublumen oder Kamille.
- Entspannungsübungen und Meditation.
- Tierische Eiweiße von Fisch, Fleisch oder Eiern weglassen.

Pflanzenheilkunde

Tee
- Kamille gilt als der krampflösendste Tee.
- Fenchel, Huflattich, Johanniskraut, Schlüsselblume, Spitzwegerich, Thymian, Wollblume.
- Gänsefingerkraut bei Magenschmerzen.
- Pfefferminze bei Gallenbeschwerden.

Tinkturen
- Pestwurz zum Einreiben.
- Arnika zum Einreiben (Vorsicht bei Allergikern!).
- Kamille.

Aromaöle
- Anis, Kamille, Lavendel, Majoran, Rosmarin, schwarzer Pfeffer, zum Inhalieren, zum Einreiben oder für die Duftlampe, 1–3 Tropfen.

Mineralstoffe
- Calcium phos. D 6 – auch anzuwenden bei Epilepsie.
- Magnesium phos. D 6 – bei krampfartig, stechenden Schmerzen, 7–21 Tabl. in heißer Flüssigkeit einnehmen.
- Natrium chlor. D 6 – bei Verstopfung, chronisch atonisch.
- Natrium phos. D 6 – Rheuma, Ischias, Nierenentzündung und Leber-Gallenbeschwerden.

- Silicea D 12 – wirkt auf das Bindegewebe regenerierend.

Vitamine

- Vitamin B und Vitamin E (als Nachtkerzenöl, besonders bei Frauenbeschwerden).

Bachblüten

Bitte den *Heilblüten-Farbkarten-Test* durchführen, um sich besser kennenzulernen und sich damit helfen zu können.

- Agrimony – überempfindlich, vermeidet Unannehmlichkeiten.
- Centaury – zu gutmütig wegen der Überempfindlichkeit.
- Cherry Plum – Furcht vor mentaler Überanstrengung.
- Chicory – Tendenz zu leiden, übertriebene Sorge um andere.
- Elm – gestellte Lebensaufgaben erscheinen zu schwer.
- Holly – macht sich zu viele negative Gedanken.
- Impatiens – krampfartige plötzliche Schmerzen.
- Water Violet – Einsamkeitsgefühl.
- White Chestnut – aufgrund von Sorgen.
- Rescue Remedy – in jedem Notfall.
- Star of Bethlehem – nach jeder Verletzung, körperlich oder emotional.
- Sweet Chestnut – Schmerzen werden still ertragen, äußerste Grenze der Belastbarkeit.
- Vine – übertriebene Sorge um andere.

Farbtherapie

- Orange – entkrampft, egal, ob zur Bestrahlung, als Farbuntersetzer oder in der Nahrung.

- Grün – zum Bestrahlen auf den Magen oder auf das Herz.
- Rosa – als Farbuntersetzer und zum Visualisieren für Personen, die einem emotional zusetzen, damit Sie verzeihen können.

Feng-Shui

- Lassen Sie einen guten Rutengänger kommen, um festzustellen, ob Störzonen auf Sie einwirken.
- Kein Rot in Ihrer Umgebung.

Homöopathie

- Aconit C 30 – als Folge von Schock oder Wind.
- Arnica C 30 – Schreibkrampf als Folge von Überanstrengung.
- Arsenicum album C 30 – Wadenkrampf.
- Cuprum met. C 30 – Krampf in Fingern, Zehen und Beinen.
- Ignatia C 30 – Folgen von Enttäuschung und Liebeskummer.
- Natrium mur. C 30 – chronisch alte Enttäuschung.
- Pulsatilla C 30 – wenn die Weiblichkeit nicht ausgelebt werden kann, Mensesschmerz.
- Nux vomica C 30 – nach zu üppigem Mahl, nach zuviel Streß.

Kreislaufbeschwerden

Der Kreislauf eines Körpers ist zuständig für die Versorgung des gesamten Organismus. Jeder Mensch sollte eigentlich in eigenem

Interesse dafür sorgen, daß er funktioniert. Denn nur, wenn die Blutgefäße, die Nervensysteme und das Herz reibungslos und ohne Störungen zusammenarbeiten können, ist dies gewährleistet. Jede Zelle trägt dazu bei und alle Nährstoffe, inklusive Sauerstoff, müssen transportiert werden können, um die Zellen zu versorgen. Das Herz ist die zentrale Pumpe, die für die Bewegung des Kreislaufs sorgt. Die Blutgefäße dienen nicht nur zur Versorgung, sondern auch zur Fortbewegung der Blutwelle, die mit der Zusammenziehung des Herzmuskels ruckartig ausgeworfen wird. Die Blutgefäße unterstehen der Kontrolle des Nervensystems. Eine Überbeanspruchung der Nerven führt automatisch zu Kreislaufstörungen. Die Folge ist wiederum eine Zirkulationsstörung, die sich im Kopf oder am Herzen bemerkbar macht, z.B. Schwindel, Ohrensausen, Atemnot, Depressionen, Brustschmerzen, Engegefühl, Kältegefühl an den Extremitäten bis zur Blaufärbung oder Ohnmacht.

Überlieferte Hausmittel

- Trockenbürstenmassagen.
- Wechselbäder, Kneipp-Anwendungen.
- Warme Fußbäder vor dem Schlafengehen.
- Ernährung umstellen.
- Möglichst Alkohol und Nikotin meiden.
- Viel frische Salate, Obst und frische Säfte.
- Möglichst viel Reis essen, hält die Arterien jung.
- Quark.
- Jodhaltige Pflanzen, z.B. Kelp oder Spirulina.
- Keime und Sprossen, besonders Weizenkeime.
- Natürliche und reine Pflanzenöle, reine Sauerrahmbutter.
- Natürliches reines Butterschmalz (Ghee, siehe Seite 153).
- Sauerstoff und frische Luft.
- Knoblauchsaftkur: 3 Knoblauchknollen, 2 Zitronen mit Schale, 1 Zwiebel fein hacken und in 1 l

Wasser 5 Min. kochen, abseihen, täglich 1/8 l davon trinken.
- Getrocknete Kirschkerne in einem Leinenbeutel nachts auf das Herz legen.
- Entspannungsübungen und Meditation für bessere Nerven.

Pflanzenheilkunde

Tee
- Schafgarbe, mindestens 2 × täglich 2 Tassen.
- Holunder, Mistel, Tausendgüldenkraut, Wegwarte.
- Lavendel, Melisse und Johanniskraut bei Nervenschwäche

Tinkturen
- Schwedenbitter, tägl. 1 Eßl. in Schafgarbentee.

Aromaöle
- Ginseng, Thymian und Zypresse zur Stärkung des Kreislaufs.
- Kampfer, Pinie, Rosmarin und Zimt zur Anregung des Kreislaufs.
- Lavendel, Majoran und Melisse zur Beruhigung.

Mineralstoffe
- Calcium phos. D 6 – bei zu schnellem Wachstum.
- Kalium phos. D 6 – bei Erschöpfung der Nerven.
- Magnesium phos. D 6 – bei Streß und krampfartigen Schmerzen.
- Natrium chlor. D 6 – für die Blutbildung.

Vitamine
- Vitamin C und Vitamin E (Nachtkerzenöl).

Bachblüten

- Rescue Remedy – bei Notfall.
- Elm – Kreislaufschwäche.

Farbtherapie

- Gelb – oberhalb des Herzens bestrahlen.
- Magenta – direkt aufs Herz oder an den „Wiederbelebungspunkt" zwischen Nasenwinkel und Oberlippe bestrahlen.
- Blau – bei zu schnellem Herzschlag.

Feng-Shui

- Auch hier heißt es: Lassen Sie einen erfahrenen Rutengänger kommen, um festzustellen, ob Sie auf Störzonen schlafen oder arbeiten.
- Sind die Fensterkreuze wie ein Pluszeichen oder wie das Passionskreuz?
- Tangiert Sie ein spitzer geheimer Pfeil?
- Lassen Sie Ihren Fernseher auf „Bereitschaft"?

Läuse

In der heutigen Zeit ist es leider noch immer fast alltäglich, daß Kopfläuse auftreten. Eines stellte ich bei den Patienten fest: Nur wer übersäuert war, sei es durch zu viele Süßigkeiten oder durch zuviel tierische Proteine, war mit Läusen befallen. Wichtig ist, die Nissen bzw. Eier der Läuse aus dem Haar zu entfernen. Diese Nissen kleben wie fester Zement am einzelnen Haar und sind sehr schwer zu entfernen.

Überlieferte Hausmittel

- Gründliches Haarewaschen und Auskämmen mit einem speziellen Läusekamm.

- Kopfläuse können mit einer Mischung aus Petroleum und Olivenöl behandelt werden. Die behaarte Kopfhaut wird damit abends betupft, in ein Tuch gehüllt und eine Plastikhaube darüber gebunden. Am nächsten Morgen gründlich mit lauwarmen Wasser und Haarschaum waschen.
- Die folgende Methode hat sich in der Praxis bestens bewährt:
- Betupfen Sie die behaarte Kopfhaut mit Staphysagria-Essig (Staphysagria fluid 1,75, Essigsäure, auf 30% verdünnt, 6,0, destilliertes Wasser 24,0).
- Wichtig ist die Nachbehandlung! Täglich Haare waschen und mit dem feinen Staub- bzw. Läusekamm durchkämmen. Wenn nach 10 Tagen nichts mehr auftritt, ist die Gefahr vorbei.
- Nachts die Haare mit Sonnenblumen-, Jojoba-, Sesam- oder Safloröl einölen, dem einige Tropfen Teebaumöl, Bergamotte, Eukalyptus, Geranie, Kampfer oder Lavendel beigefügt sind.

Pflanzenheilkunde

Tinktur
- Chloropyll, 3 × tägl. 20 Tropfen.

Aromaöle

- Bergamotte, Eukalyptus, Geranie, Kampfer, Lavendel oder Teebaum beim Haarewaschen ins Spülwasser, 1–3 Tropfen.

Mineralstoffe

- Natrium phos. D 6 – 3 × 3 Tabl. tägl. lutschen, gegen die Übersäuerung.
- Magnesium phos. D 6 – abends 7 Tabl. in heißer Flüssigkeit, zur Entspannung.

Vitamine

- Vitamin A, Vitamin B und Vitamin E (im Nachtkerzenöl).

Bachblüten

- Crab Apple – zur Reinigung.
- Elm – bei Verzweiflung, man glaubt, alles ist zu schwer.
- Gorse – bei Hoffnungslosigkeit.
- Red Chestnut – sich um andere Sorgen machen.

Farbtherapie

- Grün – zur Desinfektion, am besten bestrahlen, aber auch in der täglichen Nahrung.
- Violett – zur Reinigung, als Bestrahlung, als Farbuntersetzer für das Glas Wasser oder in der Nahrung.

Homöopathie

- Sabadilla C 30 – zur Unterstützung.
- Tuberculinum C 30 – zur Unterstützung.

Leberentgiftung, Leber-Gallen-Beschwerden

In der Leber werden die vom Darm entzogenen Nährstoffe filtriert und für den Körperaufbau hergestellt. Die Leber ist zugleich Blutfilter, Blutdepot, Gallensaftproduzent, Fettsammler, Zuckerspeicher und Zuckerhersteller, Eiweißverwandler und Entgifter für Genußmittel, Alkohol, Nikotin, Koffein, Drogen und Hormone. Die Leber formt sozusagen das Fremdeiweiß in verträgliches Eiweiß um. Gifte werden neutralisiert und wieder ausgeschieden. Die größte Arbeit

liegt jedoch in der Gallensaftproduktion, die täglich ca. 1 l beträgt, um die Fette zu zersetzen und eine Fettverdauung zu ermöglichen. Wenn die Leber schwach ist, werden wir müde, weil die Energiezufuhr gebremst ist. Was müssen wir also tun, um stets energiegeladen zu sein? Wir müssen unsere Leber in jeder Form unterstützen oder entgiften, um fit zu bleiben oder wieder zu werden.
Überlegen Sie, ob Sie Hormone nehmen, wie die Pille oder Cortison, die die Leber schwächen. Auch im täglichen Fleischgenuß sind genügend Hormone, um die Leber zu schwächen, ganz abgesehen von der Fremdeiweißaufnahme.

Überlieferte Hausmittel

- Heiße Leberwickel.
- Darmreinigung und Fastenkuren.
- Ernährungsumstellung.
- Alkohol, Hormone, tierisches Eiweiß und Nikotin meiden.
- In vielen kleinen Portionen essen.
- Buttermilch, Quark, Joghurt nicht nach 14 Uhr.
- Viele Frucht- und Gemüsesäfte, Reis, Salate, Gerste, Haferschleim und Hirse, Kartoffeln.
- Morgens eine grüne Gurke essen hilft gegen Leberschwellung.
- Meerrettich, Rettich, Radieschen.
- Artischocken.
- Viel Trinken, die Tätigkeit der Leber erzeugt Durst!
- Eine 2-Tages-Kur von Hanna Kröger aus Colorado: 2 Tage lang nur gekochte Tomaten und Tomatensaft zu sich nehmen, am Ende des 2. Tages folgende Mischung trinken: 1 Eßl. Olivenöl, 1/2 Eßl. Rhizinusöl und 1 Eßl. Schlagsahne, evtl. hinterher 1 Stück Zitrone oder Orange, um den Geschmack aufzubessern. Am nächsten Tag, zwischen 3 und 4 Uhr, tritt eine reinigende Verdauung ein.

Pflanzenheilkunde

Tee

- Wegwarte, mindestens 4–6 Wochen tägl. 1 Tasse.
- Tausendgüldenkraut bei Koliken.
- Schafgarbe bei Müdigkeit aufgrund von Leberschwäche.
- Zur Stärkung Tausendgüldenkraut, Wermut und Mariendistelsamen.
- Erdrauch bei Leberverhärtung und Gelbsucht.

Bei chronischer Leberschwäche

- Schafgarbe, Johanniskraut und Schlehdorn zu gleichen Teilen mischen, überbrühen und abseihen, täglich 2 Tassen trinken, 3 Wochen lang.
- Leberblümchen *(Anemone hapatica),* 1 Teel. pro Tasse, aufbrühen, abseihen und 2 Tassen tägl. trinken.

Bei Neigung zu Steinen und Leberschwäche

- Mariendistelsamen 20 g, Wegwartwurzel 40 g und Löwenzahnwurzel 40 g mischen, pro Tasse gilt 1/2 Teel., kurz aufkochen, abseihen und vor dem Schlafengehen 1 Tasse trinken.

Zur Gesunderhaltung

- Lavendelblüten, Löwenzahn, Mariendistel, Pfefferminze, Salbei, Schafgarbe, Schöllkraut, Tausendgüldenkraut, Wermut unterstützen die Leber.
- Josef Karl, der bekannte Phytotherapeut, empfiehlt: täglich 2 Eßl. Mariendistelsamen zu kauen und Mariendistelsamen 50 g, Boldoblätter 20 g, Schöllkraut 15 g, Kurkumawurzel 15 g, Pfefferminze 15 g und Lavendelblüten 10 g mischen und kurz aufkochen, abseihen, jeden Abend für 6 Wochen 1 Tasse trinken.

Aromaöle

- Zitrone, Thymian, Salbei, Rosmarin und Karotte, jeweils 1–3 Tropfen in eine Duftlampe oder auf den Leberwickel.

Mineralstoffe

- Kalium sulf. D 6 – bei Leberschwäche, tägl. 2 × 3 Tabl. lutschen.
- Magnesium phos. D 6 – bei Leberschwäche abends 7 Tabl. in heißer Flüssigkeit.
- Natrium sulf. D 6 – bei Leberschwäche tägl. 2 × 3 Tabl., bei Gallenschwäche zusätzl.
- Calcium flour. D 12 – bei Leberschrumpfung und mangelnder Elastizität der Gallengänge.

Vitamine

- Vitamin-B-Komplex.

Bachblüten

- Elm – bei Überforderung und dadurch Energiemangel.
- Heather – nach Demütigung.
- Holly – nach Beleidigung und negativen Gedanken daran.
- Hornbeam – die Energie reicht nicht aus, um die tägl. Belastungen zu schaffen.
- Impatiens – zuviel Hektik und Streß.
- Mustard – Melancholie, Traurigkeit hat sich in der Leber festgesetzt.
- Oak – muß lernen, sich selbst zu pflegen, um neue Energien zu bekommen.
- Olive – Energiereserven erschöpft.
- Vervain zuviel Aktivität und dadurch Energieverlust.
- Wild Rose – erschöpft, da ohne Lebensfreude.

- Willow – Groll und Verbitterung bringt Energieverlust.

Farbtherapie

- Rot – wenn die Leber sehr geschwächt ist zum Bestrahlen oder als Farbuntersetzer und in der Nahrung.
- Gelb – damit alle Säfte fließen, zum Bestrahlen auf die Leber oder als Farbuntersetzer und in der Nahrung.

Feng-Shui

- Achten Sie auf geheime Pfeile, alte Spiegel, Pflanzen oder Bilder, die sie eigentlich nicht mögen.

Lippen, aufgesprungene

Aufgesprungene Lippen deuten auf einen Mineralmangel hin, sei es durch Fehlernährung, Erkältung, verschleppte Erkältung, Übersäuerung, Streß oder nicht aufgearbeitet Emotionen.

Überlieferte Hausmittel

- Lippen mit Honigwasser bestreichen, aber nicht im Sommer!
- Jeden Abend mit Olivenöl, Mandelöl oder Johoba-Öl einreiben, mehrere Monate.
- Margarine meiden!
- Mindestens 2 1/2 l Flüssigkeit am Tag trinken.
- Kochsalz reduzieren.

- Alkohol und Nikotin weglassen.
- Tägl. 2 × 1 Teel. Ghee (siehe Seite 153) in heißes Wasser oder heiße Milch.
- Sahne und Butter.
- Nur gute, reine Pflanzenöle.

Pflanzenheilkunde

Tee
- Lebertee-Mischungen.
- Nierentee, z.B. Goldrutentee.
- Stiefmütterchentee.

Salben
- Wallwurzsalbe.

Öle
- Johanniskrautöl.

Aromaöle
- Rose.

Mineralstoffe
- Natrium chlor. D 6 – tägl. 2 × 3 Tabl. lutschen, bei Austrocknung.
- Natrium sulf. D 6 – bei Gallenstau.
- Calcium flour. D 12 – bei rissigen Lippen.
- Natrium chlor. D 6 – bei Bläschen am Lippenrand.
- Magnesium phos. D 6 – wenn trockene Lippen bei Streß eintreten.
- Zink – zur Nervenstärkung.

Vitamine
- Vitamin A, Vitamin B und Vitamin E (als Nachtkerzenöl).

Bachblüten
- Impatiens – bei Streß durch Ungeduld.
- Olive – bei Überforderung.

Farbtherapie
- Blau – zum Bestrahlen.

Feng-Shui
- Überprüfen lassen, ob alles störungsfrei ist. Für Luftbefeuchter sorgen.

Homöopathie
- Bryonia C 30 – trockene Lippen und viel Durst auf Kaltes.

Lungenbeschwerden → ***Bronchitis***

Beschwerden an der Lunge treten auf als Folge einer verschleppten Erkältung, als allergische Reaktion oder Staub- bzw. Giftaufnahme aus der Luft, bzw. Rauchen. Bei einer Lungenentzündung muß ein Arzt hinzugezogen werden. Jedoch können unterstützend viele Hilfsmaßnahmen vorgenommen werden.

Überlieferte Hausmittel
- Frische Luft.
- Gutes Durchatmen, Atemübungen.
- Trockenbürstenmassagen.
- Gute Öleinreibungen des ganzen Körpers.
- Darm- und Nierentätigkeit anregen.
- Darm sanieren (Antibiotika zerstören die natürliche Darmflora).

- Sport, Schwimmen, Radfahren, Wandern.
- Das Beste für die Lunge ist Gebirgsluft.
- Viel frische Säfte und viel Gemüse.
- Karotten als Saft und als Gemüse oder Salat.
- Salate nur mit Zitrone, nie mit Essig.
- Vorsicht mit tierischer Eiweißnahrung.
- Viel Hirse und Brennessel.
- Rücken und Brust mit Ghee einreiben (siehe Seite 153).
- Nur gute Butter, reine Pflanzenöle und Ghee verwenden, keine Margarine (trocknet die Schleimhäute aus).
- Die Seele ruft nach Zuwendung.
- Kontemplative Psychotherapie und Meditation.
- Bei Verschleimung: Quark als Auflage und zum Essen und gutes Pflanzenöl, 2 × tägl. 2 Eßl.

Pflanzenheilkunde

Zur Stärkung der Lunge:

- Basilikum, Wacholderbeeren und Wermut zu Pulver zermahlen lassen, von dieser Mischung tägl. 1 Teel. mit Olivenöl gemischt einnehmen.
- Tägl. Hirsesuppe oder Hirsebrei.
- Ca. 30 g Lungenkrautblätter, 2 Eßl. Weizenkeime und etwas Honig in 1 l Brennesseltee bis zur Hälfte einkochen, dann abseihen und abfüllen, davon tägl. 1 Tasse trinken.
- Täglich Wermut und Salbei trinken, bis Heilung erreicht ist.
- 2 Eßl. Veilchenblätter in 1/2 l Milch kurz aufkochen, morgens mit 1 Teel. Ghee (siehe Seite 153) noch heiß trinken, wenn Verlangen vorhanden, dann bis zu 2–3 × tägl.

- Huflattich, Salbei, Tausendgüldenkraut zu gleichen Teilen mischen, überbrühen und abseihen, davon tägl. 3–4 Tassen.
- Spitzwegerich, Thymian, Holunder, Huflattich, Lungenkraut, Schafgarbe.

Bei extremer Verschleimung

- 2 Eßl. Bibernellwurzel mit 1/2 l Wasser aufkochen, 10 Min. ziehen lassen, abseihen, alle 2 Stunden 1 Tasse trinken, mit Tannenhonig süßen.
- Andorn, Angelika, Anis, Bockshornklee, Brennnessel, Cardo-Benediktenkraut, Gundelrebe, Huflattich, Löwenzahn, Schafgarbe, Spitzwegerich, Thymian, Wollblume und Veilchenblätter, alle Kräuter nur überbrühen, nicht kochen, da sonst die schleimlösende Wirkung verlorengeht.

Bei Lungenschwindsucht

- 10 g Pastinakwurzeln *(Pastinaca sativa)* mit 1/4 l Milch kurz aufkochen, tägl. 2 × trinken.
- Engelsüßtee-Abkochung, über den Tag verteilt 3–4 Tassen trinken.
- Lärchenmoostinktur.
- Chlorophylltinktur.

Aromaöle

- Eukalyptus, Kajeput, Kiefer, Lavendel, Niaouli, Teebaum mit Ghee auf Brust und Rücken sanft einreiben.

Mineralstoffe

- Calcium phos. D 6 – für Wachstum, im Wechsel mit

- Ferrum phos. D 12 – jeweils stündlich 7 Tabl. bei Lungenentzündung.

Vitamine

- Vitamin A und Vitamin E (im Weizenkeimöl und Nachtkerzenöl).

Bachblüten

- Aspen – Atemstörungen aufgrund von Ängsten.
- Gentain – fühlt sich zurückgesetzt, ist zu gutmütig, kann nicht loslassen, chron. Husten.
- Heather – chron. Husten, klammert, statt Vertrauen zu zeigen.
- Impatiens – leicht reizbar.
- Larch – traut sich nichts zu.
- Mimulus – Atemstörungen infolge von Verzagtheit.
- Star of Bethlehem – kann Unglück nicht vergessen, Schock noch da, Husten.
- Walnut braucht Unterstützung, um sich besser zu schützen, hat Angst vor Wechsel.
- Wild Oat – unsicher, welcher Beruf der richtige ist.
- Rescue Remedy – im Notfall.

Farbtherapie

- Gelb und Orange – abwechselnd auf die Lungen und Bronchien bestrahlen, als Farbuntersetzer und in der Nahrung, wenn das Atmen schwerfällt.
- Grün und Blau – abwechselnd bestrahlen, falls Fieber.
- Lemon – auf Brust bestrahlen, falls der Husten nicht herauskommt oder bei chron. Verlauf, als Farbuntersetzer und in der täglichen Nahrung.

- Türkis – wenn der Genesungsprozeß einsetzt, auf den Rücken bestrahlen.

Feng-Shui Lassen Sie einen guten Baubiologen oder Rutengänger kommen, der die Umweltgifte messen kann. Lindan, Fluorkohlenwasserstoff oder Formaldehyd usw.

Homöopathie Zur genauen Diagnose suchen Sie bitte einen guten Homöopathen, Arzt oder Heilpraktiker, um Ihr passendes Mittel repertorisieren zu lassen.

Lymphstauungen

Die Lymphe verläuft parallel zum Blutsystem, ist aber um ein Vielfaches länger und feiner. Die Lymphflüssigkeit fließt nur in eine Richtung, filtert das Blut und gibt es wieder an den Blutstrom ab. Die Lymphe gilt als Abwehrschutz gegen Fremdeindringlinge, wie z.B. Bakterien, die den Körper gefährden könnten. Bereits bei einer kleinen Schnittwunde wird ein Großaufgebot an Abwehrmechanismen angewendet, denn es sind evtl. Millionen kleinster Bakterien eingedrungen.
Wenn die feinen Lymphgefäße zur Abwehr nicht ausreichen, dann wandern diese Bakterien weiter bis zu den Lymphknoten. Hier arbeiten die Phagozyten, Leukozyten, Lymphozyten bzw. Wanderzellen usw. für die Abwehr. Wenn es zu einer Stauung in den Lymphgefäßen kommt, dann vergrößern sich die Lymphknoten. Lymphdrüsen und Lymphgefäße sind Reinigungsfilter. Oft ist infolge Kaliummangel zuviel Eisen angesammelt worden.

Falls auch dieses Abwehrsystem versagt, dann schwillt der ganze abgekapselte Lymphstrom an, färbt sich leicht rötlich und ist schmerzempfindlich, eine Blutvergiftung kündigt sich an. Zur Lymphe gehören die Darmschleimhaut, Tonsillen (Halsmandeln) und der Appendix (Blinddarm). Auch diese Organe sind Filteranlagen. Die größte Lymphdrüse ist die Milz (siehe Seite 256). Vom Lymphsystem werden alle Antikörper gebildet, die unser Immunsystem stärken.
Wir sollten deshalb immer darauf schauen, daß unsere Lymphe fließen kann und nicht „im Stau" steht.
Sehr oft reagiert die Lymphe – vor allen in der heutigen Zeit – auf geopathische und elektromagnetische Störquellen.

Überlieferte Hausmittel

- Frische Luft und viel Bewegung in der Natur.
- Gebirgsluft und/oder Meeresluft.
- Genügend Sonnenlicht.
- Meerrettich, täglich 1 Teel., evtl. mit Quark vermischen, damit ihm die Schärfe genommen wird.
- Täglich Brennessel-, Rote-Rüben- oder Karottensaft.
- Alfalfasprossen.
- Täglich Ghee, 2 × 1 Teel. (siehe Seite 153).
- Lymphdrainage, eine bestimmte Form von Massage.
- Darmreinigung.
- Auf FCKW-freie Kühlschränke achten!
- Salz in der Nahrung meiden.

Pflanzenheilkunde

- Gurkensaft, täglich 4–5 Tassen, 1 Woche lang.
- Auberginen.
- Viel grünes Gemüse, z.B. Brokkoli.
- Heidelbeeren.
- Haselnüsse.
- Morgens 1 Glas heißen Ingwerwurzeltee.

Tinkturen

- Hirschzungenpflanze (Scolopendrium), davon 2 × 20 Tropfen täglich.
- Thujazyn.
- Josef Karl, der bekannte Phytotherapeut, empfiehlt: Knotige Braunwurz zerkleinern und mit 70prozentigem Alkohol ansetzen, 2 Wochen stehen lassen, davon 2 × täglich 5 Tropfen einnehmen.

Aromaöle

- Fenchel, Geranie, Rosmarin und Wacholder, in das Massageöl 1–3 Tropfen geben.

Mineralstoffe

- Natrium phos. D 6 – 5 × tägl. 2 Tabl., wegen Übersäuerung.
- Magnesium phos. D 6 – abends mind. 7 Tabl. (bis zu 3 × 7) in heißer Flüssigkeit.
- Calcium phos. D 6 – 2 × 3 Tabl. tägl., wegen des Staus.
- Kalium chlor. D 6 – 2 × 3 Tabl. tägl., für das Wachstum.
- Calcium flour. D 12 – bei Verhärtung der Lymphe.
- Silicea D 12 – bei Lymphknoten und Verhärtung.
- Ferrum phos. D 12 – falls eine Lymphknotenentzündung vorliegt, 3 × 7 Tabl. tägl.

Vitamine

- Vitamin A und Vitamin E.

Bachblüten

- Star of Bethlehem – zum Einnehmen und in das Massageöl geben.

Farbtherapie

- Gelb – an die betreffende Stelle bestrahlen, damit die Säfte fließen.
- Violett – an die Milz.

Feng-Shui

- Am eigenen Leib habe ich erfahren müssen, daß elektromagnetische Frequenzen starke Lymphstauungen bis hin zu Lymphknoten und Myomen mitverursachen.
- Fußbodenheizungen, die nicht geerdet sind, sind für den Körper eine Gesundheitsschädigung besonderen Ausmaßes.
- Starkstromleitungen, die falsch gepolt sind, führen zu Lymphknoten bis zu Morbus Hodgkin.
- Bitte lassen Sie in Ihrem Interesse einen erfahrenen Baubiologen oder Rutengänger kommen, um etwaige Störquellen festzustellen.

Homöopathie

- Calcium carb. C 30 – bei Neigung zu Polypen und adenoiden Wucherungen, chron. Schleimhautkatarrhe, teilweises Schwitzen, Schweiß riecht sauer, Menses zu lang, zu früh oder zu stark, Verschlimmerung durch Kälte.
- Hepar sulf. C 30 – Erkältungsneigung, sehr schmerzempfindlich, gelbe Katarrhe, Verschlimmerung durch trockene Kälte und Luftzug, durch Berührung.
- Lachesis C 30 – bevorzugte Seite links, Neigung zu Blutvergiftung und Sepsis, blaue Flecken, Verschlimmerung durch Wärme und Schlaf, frische Luft und Bewegung bessern.
- Apis C 30 – bei Lymphknotenschwellung, meist rechts, stechende Schmerzen.

- Jodum C 30 – Lymphdrüsenschwellung, besonders der Schilddrüse, Verschlimmerung morgens und in der Sonne und durch erzwungenes Stillhalten.

Magenbeschwerden

„Liebe geht durch den Magen." Meistens reagiert die Magenschleimhaut, wenn Magenbeschwerden auftreten. Diese feine Schleimhaut besitzt Arterien, Venen, Lymphgefäße, Nerven und Bindegewebspolster. Die Nerven enden mit feinen Schlingen, die um die Magendrüsen herumgruppiert sind. Die feinen Magendrüsen scheiden Pepsin und Labferment ab, je nach Nahrung. Pepsin kann aber nur ausgeschieden werden, wenn genügend Salzsäure im Magen vorhanden ist.

Schon der Anblick eines verlockenden Essens reicht aus, um die Magendrüsen anzuregen. Täglich werden von den Magendrüsen 2–2 1/2 l Magensaft produziert.

Die Magenschleimhaut reagiert sehr empfindsam, besonders auf heiß oder kalt, süß oder sauer, bitter oder fett und auch auf zu schnelles hastiges Schlingen.

Die Reaktionen sind oft Aufstoßen, Mundgeruch, starke Magenschmerzen, Erbrechen, Sodbrennen, Appetitlosigkeit, Kopfschmerz, Schwindel und sogar Fieber.

Die Psyche spielt eine besonders große Rolle und hat großen Einfluß auf die Magenschleimhäute: „Ärger schlägt auf den Magen."

Lassen Sie die Säfte fließen, ohne Magensäure läuft gar nichts, und jeder Magenkrebs fängt mit zu wenig Magensäure an.

Darum achten Sie auf eine freundliche, helle, farblich harmonische und herzliche Atmosphäre während des Essens, und meiden Sie negative Gespräche oder Anschuldigungen. Am besten lassen Sie den Fernseher während des Essens aus. Ihre Schleimhaut wird es Ihnen danken. Denn die Schleimhaut wirkt bei jedem als energetischer Gefühlsspeicher bzw. Stempelabdruck.

Überlieferte Hausmittel

- Mit liebevollen Gedanken das Essen zubereiten! Jeder Gedanke und jedes Wort haben eine Information und werden gespeichert!
- Eine harmonische Atmosphäre schaffen, auch Fastfood kann in freundlicher Umgebung gegessen werden.
- Angenehme Gespräche führen, auch wenn Ihnen nicht danach zumute ist; bedanken Sie sich für das Essen, nicht umsonst gibt es Tischgebete und den Spruch „Guten Appetit!".
- Gewürze zum Anregen der Säfte verwenden.

Bei Schmerzen oder Entzündung

- Heublumenauflagen.
- Fasten.
- Schleimsuppen, Milchbrei aus Reis, Grieß oder Hirse.
- Heilerde.
- Roher Kartoffelsaft, später Kartoffelbrei.
- Rohe, trockene Haferflocken kauen oder als Brei.
- Essig meiden.
- Sparsam mit scharfen Gewürzen umgehen.
- Die Leber unterstützen.
- Rote-Beete-Saft.
- Morgens und abends 1 Teel. Johannisöl.
- Innere und äußere Ruhe.
- Meditation.

Pflanzenheilkunde

Bei empfindlichem Magen
- Tausendgüldenkraut, Gänsefingerkraut.

Bei mangelnder Verdauung, zu wenig Magensaft
- Alles, was bitter im Mund ist, ist für den Magen gesund.
- Anis, Fenchel, Enzian, Ingwer, Kalmus, Schafgarbe, Wermut, Tausendgüldenkraut, Angelikawurzel.

Bei zuviel Magensäure
- Roher Kartoffelsaft, jeden Morgen 1 Glas trinken.
- Enziantinktur, morgens 5 Tropfen vor dem Essen.

Bei verdorbenem Magen
- Pfefferminze oder Kamille schluckweise trinken.
- Weizenmehl 50 g in 1/2 l Wasser kochen, nüchtern trinken, dann 6 Stunden nichts essen.

Bei nervösem Magen
- Baldrian, Majoran, Melisse, Lavendel, Gänsefingerkraut.

Bei Entzündung

Kamille, Salbei, Schafgarbe, Tausendgüldenkraut.
- Bitterklee.

Bei schwachem Magen
- Ingwerwurzeltee oder Ingwer kauen.
- Meisterwurz (Imperatoria), Tee abkochen und vor dem Essen trinken.
- Wermuttee.
- Herzgespanntee.

Aromaöle

- Kümmel, Melisse, Zimt bei Krämpfen, 1–3 Tropfen ins Massageöl.
- Pfefferminze, Zitrone bei Übersäuerung ins Massageöl.

Mineralstoffe

- Ferrum phos. D 12 – bei Druckempfindlichkeit, 3 × 7 Tabl. täglich.
- Magnesium phos. D 6 – bei Krämpfen und Unruhe, 3 × 7 Tabl. in heißem Tee.
- Natrium phos. D 6 – bei zuviel Säure, 2 × 3 Tabl. täglich.

Vitamine

- Vitamin A, Vitamin B und Vitamin E.

Bachblüten

- Aspen – bei Angst, Magenflattern.
- Beech – leidet unter negative Gedanken und kritisiert gern Personen, die besonders geliebt werden.
- Chicory – Liebesbedürfnis, Selbstmitleid, Neid, Gier.
- Clematis – wünscht sich auf höhere Ebenen, Realität erscheint grausam.
- Elm – Gastritis durch Leistungsstreß.
- Holly – negative Gedanken, Trotz.
- Impatiens – ungeduldig, zuviel Streß.
- Mimulus – Ängstlichkeit, Angst vor bevorstehenden Aufgaben.
- Oak – überfordert durch Aufgabe, braucht Unterstützung.
- Olive –erschöpft.
- Rock Rose – nervös, Emotion nicht überwunden, fühlt sich machtlos ausgeliefert.

- Rock Water – Selbstablehnung.
- Star of Bethlehem – unverarbeitete Belastung.
- Wild Rose – Resignation.
- Willow – verbittert über das Schicksal.

Farbtherapie

- Orange – bei akuten Beschwerden, im Wechsel mit Türkis, zur Bestrahlung auf den Magen, als Farbuntersetzer oder im Essen verwenden.
- Indigoblau – zur Beruhigung, zur Bestrahlung auf den Magen, als Farbuntersetzer oder im Essen verwenden.

Feng-Shui

- Lassen Sie vorsichtshalber einen Baubiologen oder Rutengänger kommen. Vielleicht liegen Sie auf einer geopathischen Kreuzung, oder Ihr Kühlschrank ist nicht richtig angeschlossen, und das Essen daraus automatisch elektromagnetisch aufgeladen. Das gleiche gilt für den Elektroherd, auf dem das Essen gekocht wird. Jedes Essen aus der Mikrowelle hat keine Nährwerte mehr. Schwangere sollten Mikrowelle absolut meiden. Kühlschränke, die älter als 4 Jahre sind, können FCKW abstrahlen. FCKW verursacht Löcher in der Schleimhaut, nicht nur in der Atmosphäre. Mikrokosmos wie Makrokosmos!
- Achten Sie auf geheime Pfeile, spitze Ecken und Kanten. Suchen Sie runde Tische aus.

Homöopathie

- Arsenicum album C 30 – bei Lebensmittelvergiftung, bzw. tierischer Eiweißunverträglichkeit und Erschöpfungsgefühl, besonders morgens schwacher Kreislauf.

- Argentum nitricum C 30 – nervöses Vorgefühl auf kommende Ereignisse, verträgt kein Eis.
- Bryonia C 30 – Essen liegt wie Stein im Magen.
- Chamomilla C 30 – nach Ärger, mit Krämpfen, gelbweißer Zungenbelag.
- Lycopodium C 30 – Sodbrennen nach wenig Essen, kalte Getränke verschlimmern.
- Ignatia C 30 – Schluckauf, Kummer verschlimmert, jede Aufregung schlägt auf den Magen.
- Iris vers. C 30 – saures Erbrechen, alles sauer im Magen.
- Nux vomica C 30 – nach zuviel Alkohol und Genußmitteln, Kater.

Mandelentzündung

Die Mandeln gehören mit zum Lymphsystem, kontrollieren die aufgenommene Nahrung und filtern die Atemluft, sie können Krankheitskeime abfangen, unschädlich machen und wegschwemmen. Aber wenn das Lymphsystem geschwächt ist, können die Krankheitskeime nicht mehr aufgehalten werden, und die Mandeln entwickeln sich zur Brutstätte, in der sich Giftstoffe aufhalten und die Lymph- und Blutbahnen damit überschwemmen. Dann genügt bereits das Einatmen von schlechter Luft, Zugluft oder nasse Füße, um eine Entzündung zu entwickeln.
Die Mandeln sind also nicht wertlos, denn sie dienen als Abwehrpolizei und Alarmmelder. Wenn die Mandeln stark gerötet und möglicherweise geschwollen sind, entsteht eine Entzündung. Ein bestimmter Erreger bei eitrigen Mandelentzündungen kann dann auch Scharlach bewirken.

Die Mandeln spiegeln besonders Angstzustände wider. Dabei kann es sich um Angst vor Strafe, Angst, etwas nicht vollkommen zu machen, oder Angst zu versagen, handeln. Dies betrifft ebenso Kinder wie Erwachsene. Wenn Scharlach auftreten sollte, dann bitte genau überlegen, wovor Ihr Kind Angst hat.
Bei Fieber bitte den Hausarzt oder den Heilpraktiker verständigen.
Eine Mandelentzündung muß immer auskuriert werden, denn sehr oft treten hinterher Herzbeschwerden oder Nierenbeckenentzündungen auf, besonders wenn es sich um den Streptokokkenerreger handelt.

Überlieferte Hausmittel

- Wichtig! Sofort ins Bett!
- Halswickel mit Kamille oder Heublumenabsud, Quark oder Retterspitzwasser.
- Gurgeln mit Zitronensaft, Salbeitee oder Kamille.
- Möglichst schwitzen, evtl. durch ein heißes Vollbad.
- Wadenwickel mit Senfmehlbrei.
- Holunderblütensaft oder Johannisbeersaft.
- Quark mit Meerrettich essen.

Pflanzenheilkunde

- Huflattich, 2 Wochen.
- Zinnkraut.
- Salbei oder Tormentilla zum Gurgeln.

Aromaöle

- Thymian, Lavendel oder Benzoe für Dampfinhalationen sind sehr hilfreich!

Mineralstoffe

- Ferrum phos. D 12 – wenn Hitze dabei ist, 3 × 7 Tabl., bis zu 21 Tabl. auf einmal.

- Kalium phos. D 6 – wenn Mundgeruch.
- Natrium phos. D 6 – eitrig und honiggelb.
- Silicea D 12 – eitrig.
- Kalium sulf. D 6 – bei Abwehrschwäche.

Vitamine

- Vitamin C in großer Menge.

Bachblüten

- Star of Bethlehem – der Betreffende fühlt sich unglücklich.

Farbtherapie

- Grün und Blau – im Wechsel bestrahlen.
- Rot – an die Leber und in der Nahrung oder als Farbuntersetzer für das Glas Wasser.

Homöopathie

- Apis C 30 – geschwollen und stechende Schmerzen.
- Belladonna C 30 – akut, Hals und Mandeln hochrot.
- Hepar sulf. C 30 – bei drohendem Abszeß, stechenden Splitterschmerzen.
- Lycopodium C 30 – besonders rechte Seite, akut.
- Mercurius sol. C 30 – wenn Amalgam in den Zähnen, öfters Eiterpfropfen, schlechter Mundgeruch, Speichelfluß, riechender Schweiß.

Migräne → *Kopfschmerzen*

Milzstau

Die Milz ist ein sehr wichtiges Lymphorgan. Leider hat es die konservative Medizin jahrzehntelang versäumt, diese Drüse zu beachten. Im Gegenteil, die Milz wurde sehr gern entfernt, weil sie als unwichtig und vor allem als Rätsel galt.
Die Milz ist zuständig für das sichtbare und unsichtbare Licht im Körper und in den Zellen. Nur durch Licht existieren die Zellen, der ganze Mensch. Je dunkler es um einen Menschen ist, desto mehr neigt er zu Depressionen, Energielosigkeit und Antriebsschwäche und es fehlt ihm an Lebensfreude. Anscheinend wird die fließende Lebensenergie durch einen Milzstau blockiert. Dazu kommen dann oft Angst vor Dunkelheit, vor Menschenansammlungen, Kellerräumen und vor geschlossenen Türen.
Zusätzliche Zeichen sind oft Seitenstechen, Seufzen, gelbliche oder bräunliche Verfärbung um die Augen; geistige Irritationen, Erschöpfung, Blutarmut, Blutungen, Akne, Falten, Blässe im Gesicht und einige Formen der Epilepsie.
Ein Milzstau kann eintreten, wenn der Lebenspartner oder eine nahestehende Person gestorben ist oder, wenn der natürliche Energiefluß zwischen Mann und Frau gestört ist, weil sich einer der Partner einer neuen Energie zuwendet. In diesem Moment zeigt der vorherige Energiekreislauf ein Leck. Wenn nun noch Kinder aus dieser Vereinigung hervorgegangen sind, leiden auch diese unter Energieverlust; die schulischen Leistungen fallen ab, die Abwehr ist geschwächt.
Auch wenn der Körper durch Drogen, Medikamente, Gifte, geopathische und elektromagnetische Störzonen belastet ist, verdunkelt sich unser größtes Lymphorgan. Mit anderen Worten, je weniger Licht eine Zelle oder ein Organ erhält, desto weniger Energie besitzt es. Und die Milz ist das Organ, das zuständig ist für die innere und äußere Lichtaufnahme!
Nehmen Sie so oft wie möglich Licht auf, sei es durch das Sonnenlicht oder durch das innere Licht der Meditation.

Überlieferte Hausmittel

- Nach Hanna Krüger aus Colorado: Saft aus 2 Grapefruits, 6 Orangen und Zitronen. Die weiße Innenseite der Zitronenschale in kleine Stück schneiden und 10 Min. in etwas Wasser kochen, abseihen, mit dem Saft vermischen und mit naturreinem Wasser auf 2 1/2 l auffüllen. 2 Tage über den Tag verteilt, jeweils 2 1/2 l davon trinken. Das löst den Milzstau und bringt die Energie wieder zum fließen.
- Die Person mit dem Milzstau liegt ausgestreckt auf einer Liege und eine Helferperson steht neben dem Kopf linksseitig davor, legt den rechten Arm um die Schultern des Liegenden und schiebt die Fingerspitzen der rechten Hand in die rechte Achselhöhle und die linke Hand über den Solarplexus des Liegenden, und zwar so lange, bis der Helfer Wärme, Hitze oder ein leichtes Prickeln oder Pochen in der Hand spürt. Beobachten Sie dabei das Gesicht des Liegenden. Der Ausdruck wird sich erhellen, die tiefen Falten werden sich zu glätten beginnen. Dies ist das Zeichen, daß der Stau sich löst und die Energie wieder fließen kann.
- Meditation mit Licht und Ton.
- Der Konfliktperson verzeihen und liebevoll die Lage betrachten (uns gehört kein Mensch).

Pflanzenheilkunde

- Hirschzungenextrakt (Scolopendrium), siehe auch → Lymphe.

Aromaöle

- Rose.

Mineralstoffe

- Natrium chlor. D 6 – bei nagendem Gefühl an der Milz.
- Kalium phos. D 6 – bei spürbarer Schwäche.
- Magnesium phos. D 6 – bei krampfartigen Schmerzen, wenn Blähungen nicht abgehen können.
- Silicea D 12 – dieses Mineralsalz „hellt" auf.

Vitamine

- Vitamin A, Vitamin B, Vitamin C und Vitamin E.

Bachblüten

- Holly –bei negativen Gedanken.
- Honeysuckle – bei Festhalten an der Vergangenheit.
- Gentian – bei schneller Entmutigung und Selbstzweifel.
- Mustard – melancholisch bis depressiv.
- Red Chestnut – hilft loszulassen, z.B. bei Verstorbenen.

Farbtherapie

- Violett – an die Milz bestrahlen, als Farbuntersetzer, um das Glas Wasser darauf zu stellen und aufzuladen, in der Nahrung.

Feng-Shui

- Überprüfen Sie, ob noch alte Spiegel oder auch alte Bilder herumhängen und Informationen mit sich tragen und abstrahlen.
- Auf elektromagnetische Störfrequenzen untersuchen lassen, ggf. beseitigen lassen bzw. vom Fernseher oder Computer nachts vorsichtshalber den Stecker herausziehen. Ist die Fußbodenheizung geerdet?

Homöopathie

- Bei einem guten Homöopathen repertorisieren lassen.
- Calc. carb. C 30 – bei geopathischen Störzonen.
- Silicea C 30 – bei geopathischen Störzonen.
- Aconit C 30 – als Folgen von Wind.

Müdigkeit

Müdigkeit kann nicht nur durch wenig oder keinen Schlaf entstehen. Das Symptom weist auf verschiedene Ursachen hin.
Es kann eine Schwäche der Leber anzeigen, da die Leber unser Energiespender ist. Beispielsweise wenn die Leber zuviel tierische Eiweiße verarbeiten muß oder eine Lebensmittelvergiftung vorausgegangen ist. Meist ist dann auch der Blutdruck niedrig. Auch seelische Tiefs aufgrund von Enttäuschungen zehren an der Lebenslust, und das macht müde.
Oft sagen sich bevorstehende Infekte durch starke Müdigkeit an, ein chronischer Fokus, aber auch einfache Witterungswechsel, Sauerstoffmangel oder Föhn können die Ursache sein.
Wenn Sie nachts auf einer Störzone schlafen, kann es sein, daß Sie im Schlaf keine Energie aufnehmen können und morgens notgedrungen todmüde sind.

Überlieferte Hausmittel

- Genügend Schlaf.
- Leber untersuchen lassen.
- Sauerstoff und Bewegung.
- Trockenbürstenmassagen.
- Ernährung umstellen.
- Entschlackung oder Darmreinigung.

- Viel Rohkost, frische Säfte, Obst und Gemüse.
- Mehr Lebensmittel und weniger denaturierte Nahrung zu sich nehmen.
- Täglich mindestens 2 1/2 l Flüssigkeit, ohne Kaffee, trinken.

Pflanzenheilkunde

- Ingwerwurzeltee.
- Nierenteemischungen.
- Lebertee.

Aromaöle

- Geranie, Majoran, Rosmarin und Thymian, 1–3 Tropfen ins Badewasser oder ins Massageöl.

Mineralstoffe

- Kalium phos. D 6 – bei Gehirnermüdung, nach oder während Krankheiten, 2–3 × 7 Tabl. täglich.
- Ferrum phos. D 12 – bei sich anzeigendem Infekt anfangs 3 × tägl. 21 Tabl., jeder Infekt saugt das Ferrum im Körper weg.
- Magnesium phos. D 6 – 7 Tabl. in heißer Flüssigkeit, bei Krämpfen.
- Zink – 15–40 mg täglich – zur Nervenstärkung.

Vitamine

- Vitamin B, Vitamin C und Vitamin E.

Bachblüten

- Centaury – wenn die Gegenwart anderer die Energie wegsaugt.
- Hornbeam – geistige Müdigkeit.
- Olive – totale Erschöpfung.
- White Chestnut – Gedankenüberlastung.

- Wild Rose – ständig müde, Stimme schon ganz tonlos.

Farbtherapie

- Gelb – in der Umgebung, als Farbuntersetzer, in der Nahrung. Läßt alle Säfte fließen.

Feng-Shui

- Lassen Sie überprüfen, was Sie müde macht. Sind geopathische oder elektromagnetische Störzonen vorhanden?
- Schlafen Sie über dem Öltank oder der Heizung? Sind während des Schlafs Spiegel auf Sie gerichtet?
- Weisen spitze Ecken oder geheime Pfeile auf Sie?
- Ist evtl. zuviel Schwarz und Dunkelblau in Ihrer Umgebung?

Homöopathie

Zu einem guten Homöopathen oder naturheilkundlichem Behandler gehen.

- Arsenicum album C 30 – falls eine Lebensmittelvergiftung oder eine Unverträglichkeit von tierischem Eiweiß vorliegt, niedriger Blutdruck.

Mundschleimhautentzündung

Abwehrschwäche, Reizung durch Medikamente oder Reizstoffe wie Rauchen, Süßigkeiten, unedle Metalle, Strahlenschäden, Chemotherapie oder Vitaminmangel können die Ursache sein.

Überlieferte Hausmittel

- Spülungen mit Kamille, Salbei oder Zinnkraut.
- Für einen guten Schlafplatz sorgen.
- Zucker, Fleisch oder Fisch weglassen.
- Möglichst nicht Rauchen, keinen Alkohol trinken.

Pflanzenheilkunde

- Kamille, Salbei und Zinnkraut als Tee oder Tinktur.
- Myrrhetinktur zum Gurgeln oder Betupfen.

Aromaöle

- Teebaumöl.

Mineralstoffe

- Natrium chlor. D 6 – bei Bläschen und Mundgeruch.
- Kalium phos. D 6 – Bläschen mit hellrotem Rand, Mundgeruch, Mundfäule.
- Kalium chlor. D 6 – Soor, weißlich.
- Natrium phos. D 6 – viel Streß, eitrig, gelbe Flecke.
- Silicea D 12 – eitrig.
- Zink – für die Nerven.

Vitamine

- Vitamin A und Vitamin C.

Bachblüten

- Rescue Remedy.

Farbtherapie

- Grün – ist die heilendste aller Farben. Bestrahlen, als Farbuntersetzer für ein Glas Wasser oder als Nahrung.

Feng-Shui

- Überprüfen lassen, ob Störzonen vorhanden sind.

Homöopathie

- Borax C 30 – bei Soor.
- Mercurius sol. C 30 – bei Mundgeruch und Geschwüren, oft Amalgam der Auslöser.

Myom

Ein Myom ist eine gutartige Wucherung an der Gebärmutter. Die Größe schwankt zwischen Kirschkern und Kindskopfgröße. Starke Blutungen sind sehr oft ein Signal dafür. Später können Schmerzen auftreten, oder der Zyklus verschiebt sich. Auch macht sich ein Druck auf die Blase und der Drang, häufig Wasser zu lassen bemerkbar. Es kann Verstopfung auftreten, weil das Myom auf den Darm drückt bzw. am Darm angewachsen ist.
Für das Entstehen von Myomen gibt es mehrere Gründe:
Fast immer sind geopathische Störzonen oder Elektrosmog beteiligt. Aber auch Streß, Kummer, Enttäuschungen oder Partnerprobleme können Ursachen sein. Oft wirken sich die Probleme nach innen aus, wenn eine Frau gewohnt ist, sich nach außen fröhlich und lustig zu geben.
Es gibt sehr große Chancen, ein Myom naturheilkundlich zu behandeln. Befragen Sie mindestens zwei oder drei Behandler, was zu tun ist. Die Gebärmutter ist ein Teil der Frau und steht im Wechselspiel zur Schilddrüse. Die Probleme ändern sich nicht, wenn keine Gebärmutter mehr vorhanden ist, sie werden nur verlagert. Meist beginnen Schilddrüsenprobleme oder Gallenbeschwerden.

Überlieferte Hausmittel

- Denken Sie daran, daß Liebe vom Herzen kommt und nichts mit Besitz oder Macht zu tun hat. Wenn dies jeder genau wüßte, gäbe es keine Enttäuschungen.

Mineralstoffe

- Calcium phos. D 6 – für Wachstum.
- Calcium flour. D 12 – für Elastizität.

Vitamine

- Vitamin E (Nachtkerzenöl).

Bachblüten

- Centaury – zu nachgiebig.
- Chicory – Übermutter sein.
- Heather – Gefühl von allein gelassen werden, sehnt sich nach Zuneigung.
- Walnut – überempfindlich, braucht Hilfe.

Farbtherapie

- Blau – zum Bestrahlen auf die Gebärmutter oder als Farbuntersetzer für das Glas Wasser.

Feng-Shui

- Einen guten Baubiologen oder Rutengänger zum Überprüfen kommen lassen. Wenn die geopathischen Zonen saniert sind oder der Elektrosmog abgestellt wurde, gibt es sehr große Chancen, daß sich das Myom verkleinert und heilt.

Homöopathie

- Calcium carb. C 30 – meist aufgrund von Elektrosmog, auch bei Polypenbildung.
- Calcium flour. C 30 – wenn die Schilddrüse mitbeteiligt ist.

- Phosphor C 30 – kann sehr viel Energie geben und ist plötzlich total erschöpft, auch bei Polypen.
- Aurum-muriaticum-natronatum C 30 – das Mittel bei Myomen.
- Apis C 30 – wenn es sich um eine Zyste handelt.

Mykosen (Pilze)

Fast immer liegt eine sehr starke Übersäuerung des Organismus vor. Entweder, weil die Nahrung zu sauer ist oder weil die Einflüsse der Umwelt, Streß oder geopathische Störzonen so starken Einfluß haben. Wer immer nur Antibiotika genommen hat, kann keine gesunde Darmflora haben, die Schleimhaut des Darmes schafft dann das Terrain für Darmpilze.

Überlieferte Hausmittel

- Ernährung umstellen.
- Möglichst auf tierische Eiweiße (Fleisch, Wurst und Fisch) verzichten.
- Süßigkeiten aus raffiniertem Zucker meiden.
- Alkohol bildet Zucker im Körper!
- Vollkornnahrung, kein Weißmehl.
- Absolutes Verbot von Hefeprodukten.
- Viel frische Gemüse- und Fruchtsäfte.
- Kein unreifes Obst.
- Frische Salate und Obst.
- Reine hochwertige Pflanzenöle, keine Margarine.

- Eingedickte Molke.
- Fastenkur.
- Ringelblumen-Sitzbad.

Pflanzenheilkunde

Tee
- Apfelschalen, Brennessel, Johanniskraut, Kamille, Pfefferminze oder Salbei.

Tinktur
- Myrrhe zum Gurgeln.
- Brennessel.

Aromaöle
- Teebaumöl zum Einreiben oder 1–3 Tropfen ins Massageöl.

Mineralstoffe
- Natrium phos. D 6 – wegen der Übersäuerung des Organismus, 2 × 3 Tabl. tägl. lutschen.
- Selen.

Vitamine
- Vitamin A, Vitamin C und Vitamin C.

Bachblüten
- Bitte den *Heilblüten-Farbkarten-Test* machen; überprüfen Sie, ob Angst oder Verzweiflung dahinter stecken.

Farbtherapie
- Grün – zum Bestrahlen, in der Nahrung, als Farbuntersetzer.
- Violett – zum Bestrahlen, in der Nahrung, als Farbuntersetzer.

Feng-Shui

- Lassen Sie bitte einen Rutengänger kommen, um zu überprüfen, ob die extreme Übersäuerung aufgrund von störenden Strahlen entstanden ist.

Nägel, splitternd oder abgebrochen

Abbrechende Nägel weisen auf Vitamin-B-2-Mangel hin, nervliche Überforderung, Parasiten und/oder eine falsche Ernährung.
Weiße Flecken deuten auf Zinkmangel und geriefelte Nägel bedeuten oft schlechte Magen- oder Darmfunktion bei Älteren oder totale Erschöpfung der Energiereserven.

Überlieferte Hausmittel

- Süßigkeiten oder Zucker meiden.
- Darmreinigung.
- Ernährungsumstellung.
- Viel Frischkost, Obst, Gemüse.
- Zwiebelsaft zum Einreiben der Nägel.
- Hand- oder Fußbad aus Zinnkraut.
- Kein Nikotin.
- Möglichst nur 200 g Getreide täglich.
- Die Nägel täglich mit Öl einreiben.

Pflanzenheilkunde

Tee

- Zinnkraut, Brennessel.

Tinktur

- Brennessel, Ringelblume, Walnuß.

Aromaöle
- Teebaum, Myrrhe, Weihrauch.

Mineralstoffe
- Calcium flour. D 12 – 2 × 3 Tabl. tägl –, wegen der Elastizität.
- Zink – täglich 15–40 mg.

Vitamine
- Vitamin C und Vitamin E (im Nachtkerzenöl).

Bachblüten
- Crab Apple – zur Reinigung der Milz.

Farbtherapie
- Orange – zur Entkrampfung und für mehr Mut.
- Grün – zur Heilung.
- Violett – zur Reinigung.

Homöopathie
- Graphites C 30 – brüchig, abblätternd, verdickt.
- Silicea C 30 – weiße Flecke, abblätternd, rauh.
- Thuja C 30 – deformiert, verkrüppelt.

Nasenbluten

Wichtig ist, die Blutung zum Stillstand zu bringen. Bei leichten Blutungen reicht es, die Nasenflügel kurz zusammenzudrücken.
Bei häufigem Nasenbluten einen Behandler zu Rate zu ziehen.
Immer wieder zeigt es sich, daß die feinen Gefäße den Druck nicht aushalten. In der heutigen Zeit ist immer mehr der Elektrosmog die

Ursache, auch wenn es offiziell nicht sein kann und absolut „unschädlich ist".

Überlieferte Hausmittel

- Nasses Tuch in den Nacken geben.
- Alle engen Kleidungsstücke lockern.
- Kühle Wadenwickel.
- Die Kleinfingerkuppe der gegenüberliegenden Seite mit einem Bindfaden umschnüren.
- Zitronensaft oder Zwiebelsaft mit Essig vermischt durch die Nase hochziehen.

Pflanzenheilkunde

Tee
- Zinnkraut, Schafgarbe, Schlehdorn.

Tinktur
- Hamamelis, davon 1 Eßl. mit 1 Eßl. heißem abgekochten Wasser durch die Nase hochziehen.
- Millefolium.

Aromaöle

- Lavendel, 1–3 Tropfen in die kalte Kompresse am Nacken.

Mineralstoffe

- Ferrum phos. D 12 – meist bei Kindern erforderlich, 3 × 7 tägl., für das Blut.
- Calcium phos. D 6 – besonders bei Blutarmut.
- Kalium chlor. D 6 – wenn das Blut dunkel, dick und zäh ist.
- Kalium phos. D 6 – dünnflüssig und nicht gerinnend oder hellrot.
- Natrium phos. D 6 – dünnflüssig und nicht gerinnend oder hellrot.

Vitamine
- Vitamin C.

Bachblüten
- Rescue Remedy.

Farbtherapie
- Indigoblau – an die Nasenwurzel und in den Nacken bestrahlen.

Feng-Shui
- Einen erfahrenen Rutengänger kommen lassen. Es kann sein, daß Sie auf einer Wasserader oder einer anderen Störzone liegen oder Elektrosmog vorhanden ist.

Homöopathie
- Ferrum phos. C 30 – speziell bei Kindern.
- Hamamelis C 30 – häufiges Nasenbluten, dunkel.

Nase, verstopft

Das Unangenehme ist, daß die Luft nicht mehr durchgeht und sehr oft keine Gerüche wahrgenommen werden können.
Zwei Ursachen sind meist daran beteiligt: Süßigkeiten und tierisches Eiweiß.

Überlieferte Hausmittel
- Darm sanieren, keine Antibiotika mehr.
- Spülen und gurgeln mit Salbeitee.

- Strikte Obst- und Gemüsekost.
- Alkohol und Zucker meiden, keine Schokolade.
- Weißmehl weglassen.
- Tierisches Eiweiß weglassen.

Pflanzenheilkunde

Tee
- Salbei, Engelsüß, Wollblume.

Tinktur
- Propolis.

Aromaöle
- Pfefferminze, Eukalyptus, Fichte, Weihrauch zum Inhalieren.

Mineralstoffe
- Calcium phos. D 6 – 2 × 3 Tabl. tägl., für die Schleimhäute.
- Natrium phos. D 6 – gegen Übersäuerung.
- Kalium chlor. D 6 – bei starker Verschleimung.

Vitamine
- Vitamin A und Vitamin C.

Bachblüten
- Crab Apple – zur Reinigung.

Farbtherapie
- Rot – zum Bestrahlen seitlich an die Nasenflanken.
- Lemon – zum Bestrahlen falls chronisch.

Feng-Shui
- Auf Störzonen überprüfen lassen.

Homöopathie

- Calcium carb. C 30 – bei Neigung zu Wucherungen und Polypen.
- Kali bichrom. C 30 – Katarrh mit fadenziehender Absonderung, bleibt im Rachen.
- Natrium mur. C 30 – reißender Kopfschmerz mit Übelkeit, ausstrahlend von der Nasenwurzel bis zur Stirn.
- Pulsatilla C 30 – gelbgrüne Absonderung.
- Silicea C 30 – Hinterkopfschmerz, der sich in den Augen festsetzt.
- Thuja C 30 – chronisch, oft nach Impfungen.

Nervenschmerzen, Nervenentzündung, Nervenschwäche

Die Nerven sind das größte Informationssystem im Körper des Menschen. Sie verbinden Organe, Zellen, Nervensysteme, Sinneseindrücke und Empfindungen. Elektrische Impulse leiten die Information der Nerven weiter.
Nervenschwäche bedeutet, daß es innere Konflikte gibt, die das Gehirn beunruhigen.
Die Haut besitzt ein Netzwerk von Empfindungsrezeptoren, in den Augen liegen die Licht- und Farbrezeptoren, in der Zunge sind Geschmacksknospen, in den Ohren Hunderttausende von Hörzellen und über die Nase wirken die Geruchsnerven.
Eine der Hauptaufgaben ist es, die Muskeln an- oder abzuregen. Denn Muskeln brauchen die Informationen der Nerven, um arbeiten zu können. Nerven können nicht erneuert werden.

Überlieferte Hausmittel

- Meist hilft Wärme.
- Viel Schlaf und Bewegung an der frischen Luft und bei natürlichem Licht.
- Mandelmilch.
- Wasser trinken, das von der Sonne aufgeladen wurde!
- Atemübungen.
- Entspannungsübungen und Meditation mit Licht und Ton.
- Möglichst Stille und Ruhe.
- Roßkastanien, geschält, zerrieben oder im Mixer zerkleinert, in einen Beutel oder Kissen füllen und auf die empfindliche Nervenstelle legen.

Pflanzenheilkunde

Bei Nervenschwäche

- Baldrian, Johanniskraut, Kalmus, Kamille, Pfefferminze, Salbei, Lavendel, Melisse.

Bei Nervenentzündung

- Heublumen und Stiefmütterchen.
- Einreibungen mit Kamillenöl.
- Schlüsselblumentee, täglich 2 Tassen.

Zur Nervenberuhigung

- Hopfen, Baldrian, Melisse, Lavendel.
- Fieberklee.
- Enziantinktur zum Einreiben.

Bei Verletzungen

- Beinwurz, Johanniskraut, Linde.

Zur Nervenstärkung

- Apfelschalen, Rosmarin, Thymian, Baldrian und Nelkenwurzel.
- Salbei-Bäder.

Aromaöle

- Lavendel, Pomeranze, Thymian, Rose, Zypresse und Wacholder.
- Sandelholz für die Nerven der Bronchien.

Mineralstoffe

- Kalium phos. D 6 und Natrium chlor. D 6 – bei Nervenschwäche.
- Natrium phos. D 6 und Silicea D 12 – bei gereizten Nerven, Nervenschmerzen.
- Magnesium phos. D 6 – bei Nervenkrampf.
- Zink – tägl. 15–40 mg.

Vitamine

- Vitamin-B-Komplex (in Vollwertkost).

Bachblüten

- Cerato – nervt andere aus eigener Unsicherheit.
- Cherry Plum – angespannte Nerven, zum Zerreißen, wie kurz vor Zusammenbruch.
- Elm – Nervenzusammenbruch, starke Nervosität, Überlastung.
- Impatiens – Ungeduld, knacken der Fingergelenke, nervöse Gestik.
- Larch – schwache Nerven, weil wenig Selbstvertrauen.
- Mimulus – aus Angst schwache Nerven.
- Oak – braucht Unterstützung wegen der Nervenschwäche.

- Red Chestnut – zuviel Sorge um andere macht nervös.
- Rock Rose – geschwächte und zarte Nerven aufgrund vorangegangener Ereignisse.
- Scleranthus – neigt zu Nervenzusammenbrüchen.
- Star of Bethlehem – seelische Erschütterung.
- Sweet Chestnut – absolute Verzweiflung, kann nicht mehr.
- Water Violet – verträgt keine Menschenmengen.
- Wild Rose – chronisch überlastete Nerven.

Farbtherapie

- Blau und Indigo – an die betreffende Stelle bestrahlen.
- Türkis – an die Schilddrüse, besonders bei Elektrosmog.
- Grün – an den Solarplexus bestrahlen, um besser geschützt zu sein.

Feng-Shui

- Elektrosmog macht nervös, ebenso spitze geheime Pfeile.

Homöopathie

- Argentum nitr. C 30 – Sorgen wegen bevorstehender Ereignisse.
- Belladonna C 30 – Schmerzen kommen plötzlich und hören plötzlich auf, rotes und heißes pulsierendes Gesicht.
- Gelsemium C 30 – ist nicht in der Lage, mit dem Leben und den Pflichten fertigzuwerden.
- Kalium phos. C 30 – Schreckhaftigkeit.
- Nux vomica C 30 – mit Verdauungsstörungen, besonders nach Genußmitteln.

Nesselsucht

Meist zeigt sie sich durch kleine rote Pünktchen auf der Haut, die mehr oder weniger stark jucken. Allergene können sie hervorrufen, meist durch Nahrungsmittel oder Medikamente. Auch psychische Ursachen sind möglich: „Rühr mich nicht an!"
Es ist das Naheliegendste, das Allergen herauszufinden. Fast zu 99% liegt eine tierische Eiweißunverträglichkeit vor, aber auch Pflanzen können Nesselsucht verursachen, wie Erdbeeren oder Arnikablüten.

Überlieferte Hausmittel

- Ernährung umstellen.
- Fleisch, Wurst und Fisch weglassen.
- Käse nur bis 14 Uhr essen.
- Impfungen haben die Information von tierischem Eiweiß! Auch sie sind Auslöser für Allergien.
- Heublumen-Umschläge.

Pflanzenheilkunde

Tee
- Stiefmütterchen, Melisse, Salbei, Pfefferminze.

Salbe
- Ghee (siehe Seite 153) mit Schöllkrautsaft vermischen und aufstreichen.

Vollbäder
- Mit Zinnkraut und Käsepappel.

Aromaöle

- Kamille, Lavendel, Melisse als Badezusatz oder zum Luftbefeuchten.

Mineralstoffe

- Magnesium phos. D 6 – wenn Krampfschmerzen dabei sind, abends 7 Tabl. in heißer Flüssigkeit.
- Kalium chlor. D 6 – bei weißgrauen Absonderungen.
- Kalium phos. D 6 – bei Erschöpfung, evtl. nächtl. Wasserlassen.
- Natrium chlor. D 6 – bei wäßriger Absonderung.
- Natrium sulf. D 6 – bei gelbgrüner Absonderung, verträgt feuchte Hitze schlecht.
- Zink – tägl. 15–40 mg.

Vitamine

- Vitamin A, Vitamin B, Vitamin C und Vitamin E.

Bachblüten

- Mimulus – unbestimmte Ängste, Angst vor Berührung, nimmt alles persönlich.
- Rock Rose – anfällig für Schreckerlebnisse.
- Star of Bethlehem – aufgrund trauriger Nachricht.
- Willow – fühlt sich als Opfer.

Farbtherapie

- Türkis – zum Bestrahlen an die betroffenen Stellen.
- Blau – zum Beruhigen der betroffenen Stellen.

Feng-Shui

- Auf geheime und spitze Pfeile achten. Pflanzen sollten keine Spitzen haben, die auf Sie gerichtet sind.

Homöopathie

- Arsenicum alb. C 30 – nach zuviel tierischem Eiweiß.
- Belladonna C 30 – zusätzlich Hitzewallungen und Reizbarkeit.
- Dulcamara C 30 – nach Durchnässung und Erkältung, evtl. Durchfall mit Leibschmerz, die nach Stuhlgang aufhören.
- Pulsatilla C 30 – nach zu fettem, eiweißhaltigem oder süßem Essen, bei leicht frierenden Frauen, oder bei Beginn der Menses.
- Rhus tox. C 30 – mit geröteter Haut und Unruhe, Bläschen und starkem Jucken.

Nierenbeschwerden

Die Nieren befreien den Organismus von allen schädigenden Stoffen wie eine Waschmaschine oder Kläranlage. Sie brauchen nur Flüssigkeit dazu!

Die Niere gilt als Motor im menschlichen Körper, das Herz ist die Pumpe und die Leber unser Energiespender. Alles funktioniert aber nur, wenn die Nieren ihr Programm erfüllen können und genügend Flüssigkeit erhalten. 2–2 1/2 l ist Voraussetzung.

Hindernisse bei diesem Reinigungsprogramm sind zuviel Salz, scharf gewürzte Speisen, zuviel tierisches Eiweiß, Kaffee, schwarzer Tee, Tabak, Alkohol, Genußmittelgifte oder Drogen. Auch Medikamentenmißbrauch oder unedle Metalle stören die Nierentätigkeit.

Dieses Klärwerk reguliert den Wasserstand des Körpers und die Aufrechterhaltung einer gleichbleibenden Salzkonzentration im Blut. Durch den Blutfluß stehen die Nieren mit allen Zellen, Geweben und Organen in Verbindung. Innerhalb von 24 Stunden werden

1000 bis 1500 l Blut durchgespült, und dadurch werden ca. 1 1/2 l Urin mit den gelösten Abfallstoffen ausgeschwemmt, vorausgesetzt, die Trinkmenge wurde eingehalten. Falls nicht, bleiben die Schlakkenstoffe im Blut, im Gewebe oder gelangen zu den anderen Organen. Das Herz als Pumpe tut sich besonders schwer, wenn zu wenig getrunken wird. So manch einer bräuchte keine Herzmittel, wenn er nur seine 2 1/2 l Flüssigkeit am Tag trinken würde.
Sind die Nieren „beleidigt" oder „eingerostet", dann ist oft eine Schwäche im Allgemeinbefinden zu spüren, es kann Müdigkeit auftreten, Rückenschmerzen, mangelnder Appetit oder Durst. Auch die Schwellungen der Augenlider oder das gedunsene Gesicht weisen darauf hin. Die Harnmenge wird weniger und die Farbe des Urins dunkel.
Bei Nierenschmerzen gehen Sie bitte zu einem Arzt oder Heilpraktiker.

Überlieferte Hausmittel

- Viel trinken, mindestens 2–2 1/2 l klare, reine Wasserqualität oder leichte Tees.
- Tierisches Eiweiß reduzieren.
- Füße und Nieren warm halten.
- Warme Wickel um die Nieren.
- Jede Tasse Kaffee braucht 1 Glas Wasser zum Durchspülen!
- Sitzbäder mit Zinnkrautabsud.

Pflanzenheilkunde

Zum Durchspülen
- Zinnkrauttee.
- Hagebutte, Katzenpfötchen, Leinsamen, Liebstöckl, Tausendgüldenkraut, Wacholder, Wegwarte als Tee.

Bei Erkältung
- Warme Unterwäsche!
- Schafgarbentee oder Basilikumtee, 2 × tägl.
- Sitzbäder mit Abkochung von Zinnkraut.

Bei Nierenblutung

- Johanniskraut, Hirtentäschel, Schafgarbe, Zinnkraut.

Bei Nierenentzündung

- Brennessel, Eichenblätter, Wacholder, Wermut, Zinnkraut.
- Weiße oder gelbe Taubnessel.
- Maisbarttee.
- Zitronensaft mit Honig und Salbei.

Bei Nierengrieß, kleine Steinchen

- Bibernell, Birke, Hauhechel, Brennessel, Beifuß, Ginster, Odermennig oder Vogelknöterich, tägl. 3–4 Tassen.
- Lindenblüten mit aufgekochtem Hagebuttenabsud helfen und schmecken!
- Bibernellwurzel in Wein kochen, davon tägl. 2 Tassen, treibt die kleinen Steinchen aus.
- Abends 1 Glas gutes Wasser mit 1 Eßl. reinem Weinessig trinken.

Bei Nierensteinen

- Entstehen durch zuviel Säure!
- Hagebutte, Wacholder, Wegwarte und Zinnkraut zu gleichen Teilen, täglich stündlich 1 Tasse trinken.

Alte Hausmittel bei Nierensteinen

- 1/4 l gereinigtes Glycerin aufteilen und an einem Tag in zwei Portionen trinken, zwischendurch warmen Lindenblütentee trinken. Dann 1 Tag Pause und jeden 2. Tag wiederholen, bis die Steine abgegangen sind.

- 5 Gewürznelken 24 Stunden in Wasser einweichen und das Wasser am nächsten Morgen nüchtern vor dem Essen trinken.

Aromaöle

- Eukalyptus, Fenchel, Geranie, Rosmarin, Weihrauch, Zypresse.

Mineralstoffe

- Kalium sulf. D 6 – bei Nierenentzündung.
- Ferrum phos. D 12 – bei Fieber.
- Natrium phos. D 6 – bei Fieber und zuviel Säure, zur Nierensteinausscheidung.
- Silicea D 12 – zur Nierensteinausscheidung und gegen Übersäuerung.
- Kalium chlor. D 6 – zur Entgiftung.
- Calcium phos. D 6 – für die Schleimhäute.
- Magnesium phos. D 6 – bei Krämpfen und Steinen.

Vitamine

- Vitamin C und Vitamin E.

Bachblüten

- Crab Apple – zur Reinigung.
- Olive – bei Erschöpfung.
- Rock Rose – bei Partnerschaftsproblemen.

Farbtherapie

Akut
- Türkis und Scharlachrot – an die Nieren bestrahlen.

Chronisch
- Lemon und Scharlachrot.

Bei Urinverhalten
- Scharlachrot und Magenta.

Bei Nierensteinen
- Lemon und Magenta.

Feng-Shui

- Lassen Sie bitte überprüfen, ob Sie evtl. auf einer Wasserader oder anderen geopathischen Störzonen liegen oder sitzen.
- Es kann auch sein, daß die Fußbodenheizung nicht geerdet ist.

Homöopathie

- Belladonna C 30 – bei Fieber und Entzündung, rotes und dampfendes Gesicht.
- Berberis C 30 – Schmerzen schlimmer beim Sitzen, brennende Schmerzen beim Wasserlassen.
- Colocynthis C 30 – Besserung durch Wärme, anfallsweise auftretende Schmerzen, schlimmer durch Ärger und Erschütterung, durch Niesen oder Husten.
- Lycopodium C 30 – zuviel Harnsäureablagerungen, schlimmer zwischen 16 und 20 Uhr, leicht erregbar, vergeblicher Harndrang, Kinder schreien beim Harnlassen, scharfer Geruch des Harns.
- Nux vomica C 30 – schmerzhafter, vergeblicher Harndrang mit Brennen, großes Kältegefühl, zuviel Streß, „Manager“.
- Sarsaparilla C 30 – reichlicher Harndrang mit Brennen und heftigen Schmerzen, Nierenschmerz, Wasserlassen nur im Stehen, im Sitzen tropfenweise, trüber Urin.

Ohrenentzündung, Ohrenschmerzen

Nehmen Sie Ohrenschmerzen nicht auf die leichte Schulter, damit keine Mittelohrentzündung entsteht. Entfernen Sie bitte keine Haare aus dem Ohrengang, denn diese verhindern das Eindringen von Staub und Fremdkörpern.
Das Ohr besteht aus drei Teilen: dem äußeren Ohr, dem Mittelohr und dem Innenohr. Jede Erkrankung kann von einem Teil in den anderen Teil übergreifen und vom Innenohr ins Gehirn wandern. Verschleppte Bakterien sind oft die Ursache für Mittelohrentzündungen. Meist sind jedoch Ohrenschmerzen Begleiterscheinungen zu Erkältungen. Sich immer wiederholende Ohrenschmerzen weisen auf eine evtl. Eiteransammlung oder Entzündung der Gehörgänge hin.

Überlieferte Hausmittel

- Zwiebelwickel um den Hals und um das Ohr, bzw. das kranke Ohr darauf legen.
- Spülungen mit Tee aus Spitzwegerich, Kamille, Ringelblume und Melisse.
- Mandelöl zum Säubern und Schmerzstillen.
- Leichte Obsttage einlegen, auf tierisches Eiweiß verzichten.

Pflanzenheilkunde

Bei Entzündung

- Frischer Saft von Basilikumblättern ins Ohr träufeln.
- Kamillesäckchenauflagen.
- Zwiebelauflagen, man schneidet Zwiebeln in kleine Stücke, legt sie in ein Taschentuch und legt dieses auf das betreffende Ohr.
- Mit Zwiebelsaft getränkte Watte ins Ohr.

Bei Schmerzen
- Johanniskrautöl ins Ohr träufeln.
- Holunderteedampf.
- Schwarze Holunderbeeren in Milch kochen und den Brei auf das Ohr legen.

Bei Ohrensausen
- Malvenblüten- oder Taubnesseldämpfe.
- Zwiebelsaft ins Ohr träufeln.
- Ein kleines Pflaster mit Tannenharz hinters Ohr kleben.

Aromaöle
- Kamille und Lavendel leicht erhitzen, davon 1–2 Tropfen mit Mandelöl auf einen Wattebausch und ins Ohr geben.

Mineralstoffe
- Ferrum phos. D 12 – bei Hitze und stechenden, klopfenden Schmerzen, bei Ohrgeräuschen durch Hitze bei Fieber.
- Natrium phos. D 6 und Silicea D 12 – bei geschwollenem Gehörgang oder dickem gelbem Ausfluß.
- Kalium sulf. D 6 – dünner gelber Ausfluß.
- Kalium chlor. D 6 – bei dumpfem Hören durch Katarrh.
- Kalium phos. D 6 – wenn Mundgeruch beteiligt ist.

Vitamine
- Vitamin B und Vitamin C.

Bachblüten
- Crab Apple – zur Reinigung, bei Jucken im Ohr.

- Impatiens – bei nervösem Jucken.
- Agrimony – will nichts mehr hören.

Farbtherapie

- Orange und Violett – im Wechsel auf das betreffende Ohr bestrahlen.

Feng-Shui

- Achten Sie darauf, daß Sie keine Handys oder Funktelefone benutzen. Meiden Sie Radiowecker.

Homöopathie

- Apis C 30 – bei stechenden Schmerzen mit Schwellung.
- Belladonna C 30 – Röte, Hitze und pulsierender Schmerz.
- Graphites C 30 – Ausfluß aus dem Ohr mit Schmerz.
- Hepar sulf. C 30 – Ohrschmerz mit Eiterbildung.
- Mercurius sol. C 30 – Schmerz vor allem nachts, evtl. Amalgambelastung.

Osteoporose

Inzwischen hat sich die Angst vor Knochenschwund wieder gelegt. Vor allem seitdem bekannt ist, daß es Männer und Frauen gleichermaßen bekommen können.

Osteoporose bedeutet, daß die Knochen mehr zu Brüchigkeit neigen, porös werden und Knochensubstanzverlust haben – vor allem in der Menopause. Aber es ist inzwischen erwiesen, daß bei genügender Bewegung, richtiger Ernährung und viel natürlichen Lebensmittel keine Panikmache notwendig ist.
Wenn genügend Sonnenlicht einwirken kann, gibt es so gut wie keine Osteoporose. In den südlichen Sonnenländern kommt sie sehr selten vor. In den dunklen Wintermonaten ist es deshalb sinnvoll, Licht und Solarium zu benutzen. Nicht um braun zu werden, sondern um Licht zu tanken. Daß Frauen früher an Osteoporose leiden, liegt einfach daran, daß sie während der monatlichen Regel Calcium ausscheiden. Eine weitere physiologische Ursache ist, daß in der Menopause die Östrogenproduktion vermindert ist, was als Nebenwirkung eine Entkalkung der Knochen zur Folge hat. Um Östrogen zu gewinnen, brauchen wir die Bewegung der Muskeln, denn aufgrund der Muskelaktivität wird Östrogen gebildet.
Künstliche Östrogene können karzinogen wirken (Endometrium-Karzinom). In den USA werden Beipackzettel geliefert, auf denen steht: „Wenn Sie Östrogenpräparate einnehmen, erhöht sich Ihr Risiko, an Uteruskrebs zu erkranken, auf das 4,5- bis 13,9fache." Dr. med. E. Schlüren schreibt: „Die Unwirksamkeit der Östrogenbehandlung ist inzwischen bewiesen, die homöopathische Therapie ist die erfolgreichste."

Überlieferte Hausmittel

- Viel frische Luft und Bewegung.
- Viel Sonnenlicht.
- Viel sonnengereifte Nahrung.
- Reine kaltgepreßte Pflanzenöle.
- Keine Margarine.
- Zucker meiden.
- Ghee (reines geklärtes Butterschmalz, siehe Seite 153). Ghee zur Heilung von Knochenschwäche ist eines der ältesten Rezepte der Veden. Viele Patientinnen haben heute keine

Probleme mehr mit Osteoporose, dank des Ghee.
- Gesäuerte Milch oder Joghurt, jedoch nicht nach 14 Uhr.
- Vollkornnahrung, keine denaturierten Mehle.
- Rohgemüse und frisches Obst.
- Meditation, um Streß abzubauen.

Pflanzenheilkunde
- Brennessel als Tee, Tinktur oder Vollbad.
- Rhabarber- und Hopfenextrakte.
- Fenchel als Tee, Öl oder Gemüse.
- Nachtkerzenöl.

Aromaöle
- Fenchel.

Mineralstoffe
- Calcium phos. D 6 – für den Knochenaufbau.
- Calcium flour. D 12 – für den Knochenaufbau und die Elastizität.
- Natrium phos. D 6 – bei zuviel Säure und Streß, schlechter Haut.
- Natrium chlor. D 6 – katalysiert die Neubildung von Zellen.

Vitamine
- Vitamin A und Vitamin E (am natürlichsten im Nachtkerzenöl).

Bachblüten
- Agrimony – wenn alles verdrängt wird.
- Cherry Plum – Wechseljahrbeschwerden mit Neigung zu Hysterie und Psychosen, Hitzewallungen.

- Heather – fühlt sich allein gelassen.
- Impatiens – Ungeduld und Hitzewallungen.
- Larch – Minderwertigkeitsgefühl im Klimakterium.
- Rock Rose – mit der Situation nicht fertig werden, wie Schock.
- Walnut – braucht Unterstützung wegen der Umstellung der Lebensphase.

Farbtherapie

- Orange und Blau – im Wechsel als Farbuntersetzer für das Glas Wasser und in der täglichen Nahrung.
- Grün – zum Bestrahlen an die Hypophyse.

Feng-Shui

- Es hat sich herausgestellt, daß besonders *extremely low frequences* (elf), wie sie bei elektromagnetischen Strahlungen entstehen, insbesondere auf Kosten des Knochensystems gehen, weil der Kalkstoffwechsel gestört wird.

Homöopathie

- Aristolochia C 30 – schlimmer vor der Regel und danach, chronischer Darmkatarrh.
- Calcium carb. C 30 – besonders angezeigt, wenn die Lymphe auf die geopathischen Störzonen oder *elf* reagiert.
- Calcium flour. C 30 – sehr zornig, wenn hungrig, PMS.
- Cimicifuga C 30 – starke Kopfschmerzen am Scheitel und am Nacken vor der Menses.
- Phosphor C 30 – verbunden mit Schwäche des Nervensystems, Gefühl von Brennen.

- Strontium carb. C 30 – geschwollene Lymphknoten am Hals, Achselhöhlen und Leisten, Hitzegefühl am Kopf, leichte Wadenkrämpfe.

Praemenstruelles Syndrom PMS

Aufgrund mangelnden Lymphflusses staut sich die Lymphe und führt zu den bekannten Symptomen, besonders vor der Menstruation. Oft sind Stimmungsschwankungen, Gereiztheit und depressive Gefühle, Weinerlichkeit, der Druck, noch irgend etwas erledigen zu müssen, mit eine Begleiterscheinung. Man fühlt sich wie aufgeblasen. Verträgt keine Berührung oder sehnt sich danach, hat Ziehen im Rücken, Spannungsgefühle im Bauch und an der Brust. Mangelnde Lebensfreude und Ablehnung der eigenen Weiblichkeit spielen auch eine Rolle.
PMS-Symptome fallen sehr unterschiedlich aus und haben sehr verschiedene Hintergründe, es bedarf auf alle Fälle eines guten Behandlers. Auch hier spielen wieder die extremely low frequences bzw. der Elektrosmog eine ganz große Rolle.

Überlieferte Hausmittel

- Nachtkerzenöl.
- Viel Licht.
- Bewegung an der frischen Luft.
- Dankbarkeit erlernen und anderen helfen.
- Lymphdrainage, eine besondere Massageform.
- Ernährung umstellen.
- Für guten Leber-Gallenfluß sorgen.
- Frische sonnengereifte Nahrung essen.
- 2 1/2 l Flüssigkeit, ohne Kaffee, am Tag trinken.
- Meditation.

Pflanzen-heilkunde	**Tee** • Brennessel, Gänsefingerkraut, Schafgarbe, Melisse, Johanniskraut, Hopfen.
Aromaöle	• Geranien und Rosmarin ins Massageöl für die Lymphdrainage. • Bergamotte, Kamille und Rose.
Mineralstoffe	• Ferrum phos. D 12 – wegen des Eisenhaushalts, 3 × 7 Tabl. • Magnesium phos. D 6 – wegen der Krämpfe, abends 7 Tabl. in heißer Flüssigkeit.
Vitamine	• Vitamin-B-Komplex und Vitamin E (im Nachtkerzenöl).
Bachblüten	• Aspen – bei Ängsten. • Chicory – bei übertriebener Sorge und Besitzgier, Liebe wird mit Besitz verwechselt. • Crab Apple – zur Reinigung. • Heather – möchte beachtet werden. • Holly – Haß und Eifersucht, negative Gedanken. • Larch – Minderwertigkeitskomplex. • Olive – Erschöpfung. • Pine – fühlt sich schuldig. • Rock Water – übertriebene Selbstdisziplin. • Wild Rose – Resignation. • Willow – verbittert.

Farbtherapie

- Gelb – zum Bestrahlen an das Ende des Brustbeins.
- Grün – an den Solarplexus und an die Hypophyse bestrahlen.
- Jedes Licht – hilft, ob in der Nahrung oder beim Spaziergang oder für Ihre eigenen Gedanken!

Feng-Shui

- Lassen Sie überprüfen, ob Elektrosmog vorhanden ist.

Homöopathie

- Calcium carb. C 30 – bei geopathischen Einflüssen.
- Cimicifuga C 3 – bei beginnenden Wechseljahrsbeschwerden.
- Lachesis C 30 – bei Neigung zu linksseitigen Beschwerden.
- Tuberculinum C 30 – bei mitgegebener Konstitution.

Prostatabeschwerden

Die Vorsteherdrüse liegt unterhalb der Harnblase und steht in Verbindung mit dem Samenleiter und den Samenbläschen. Meist entstehen Beschwerden durch Entzündung oder Anschwellung. Die Entleerung des Harns ist erschwert oder bleibt unvollständig. Anfangs macht sich ein häufiger Drang zum Wasserlassen bemerkbar, besonders nachts. Bitte versäumen Sie nicht, eine exakte Diagnose erstellen zu lassen.

Überlieferte Hausmittel

- Bewegung, langes Sitzen vermeiden.
- Darmreinigung und Entschlackungskur.
- Keine kalten Getränke, damit vermehrte Schwellungen vermieden werden oder sich die Harnröhre nicht ganz verschließt.
- Alkohol meiden!
- Ernährung umstellen.
- Weizenkeimlinge, Knollengemüse, Kürbiskerne, aber auch Wal- und Haselnüsse, Sellerie, Rote Beete, Schnittlauch, Petersilie, Löwenzahn und Brennessel als Gemüse, Äpfel und Birnen.
- Schwitzbäder.
- Für regelmäßige, gute Verdauung sorgen.

Pflanzenheilkunde

Bei erschwertem Wasserlassen

- Zitterpappelabsud.
- Schlehenblütentee.

Bei leichten Beschwerden

- Bärentraubenblätter, Liebstöckl und Bruchkraut zu gleichen Teilen mischen mit 1 Eßl. Leinsamen, ca. 15 Min. kochen, abseihen und mehrmals täglich trinken.
- Goldrutentee.
- Weizenkeimöl, täglich 2 × 1 Teel.

Mineralstoffe

Bei Vergrößerung

- Calcium flour. D 12 – zur Elastizität.
- Natrium chlor. D 6 – reguliert Wasserkanal.
- Natrium sulf. D 6 – bei ödematösem Gewebe.
- Magnesium phos. D 6 – bei Krämpfen.

Bei Abgang von Drüsensaft
- Natrium chlor. D 6 – reguliert Wasserhaushalt.
- Magnesium phos. D 6 – senkt Cholesterinspiegel.
- Zink – tägl. 15–40 mg.

Vitamine
- Vitamin A und Vitamin E aus allen Keimölen, Nachtkerzenöl, Kürbiskernöl.

Bachblüten
- Crab Apple – zur Reinigung.

Farbtherapie
- Türkis – zum Bestrahlen an den Penisansatz.
- Blau – zum Bestrahlen an die Mitte der Schamhaargrenze.

Feng-Shui
- Einen guten Rutengänger kommen lassen, um festzustellen, ob geopathische Störzonen, wie Wasser, Gitternetze, extremely low frequences oder Elektrosmog die Ursachen sind.

Homöopathie
- Aconit C 30 – Erkältung mit erschwertem Harnabgang, trockene Hitze.
- Arnica C 30 – sehr empfindlich gegen Berührung, erweiterte Venen, übelriechende Blähungen, emotional wie fallengelassen worden.
- Belladonna C 30 – ständiger Harndrang mit hellem Harn, Brennen während des Wasserlassens, evtl. krampfartige Schmerzen.
- Pulsatilla C 30 – häufiger und unwillkürlicher Harnabgang, besonders nachts, Brennen und

Ziehen beim und nach dem Wasserlassen, infolge Erkältung von kalten Füßen.
- Sabal serrulata C 30 – Gefühl, als wäre Blase voll, ziehende Schmerzen in den Samensträngen, Harn tröpfelt weg bei jeder Anstrengung beim Lachen oder beim Husten, nachts Erwachen wegen Wasserlassens.
- Solidago C 30 – bei Schmerzen in den Nieren und Drüsenschwellungen, erschwertes Harnlassen mit Schmerzen.
- Staphisagria C 30 – Harnlassen zu dünn oder tropfenweise mit Brennen, als sei Blase nie leer, bei Husten tröpfeln.

Rheumatische Beschwerden

Erkrankung des Bindegewebes durch Übersäuerung. Begleiterscheinungen sind Rücken- und Gelenkschmerzen oder Ziehen in den Weichteilen. Meist sind durch falsche Ernährung und emotionalem Streß Harnsäureablagerungen vorhanden. Aber auch Tablettenmißbrauch spielt eine Rolle.
Rheuma entsteht nicht plötzlich, sondern dadurch, daß der Körper nicht mehr kompensieren kann. Rheuma ist die älteste Krankheit der Menschen. Stoffwechselschlacken müssen aus dem Körper heraus und dürfen sich nicht ablagern. Wenn nun Medikamente verabreicht werden, die nur die Schmerzen unterdrücken, gibt es automatisch noch mehr Ablagerungen, und die Leber und die Nieren werden noch mehr belastet.
Ursache kann aber auch noch der Erreger einer früher durchgemachten eitrigen Mandelentzündung im Körper sein oder schlichtweg Amalgam aus den Zähnen.

Überlieferte Hausmittel

- Gute, geregelte Verdauung ist Bedingung.
- Darmreinigung und Entschlackungskur.
- Ernährung umstellen.
- Vegetarische Kost vollbringt wahre Wunder.
- Täglich 2 1/2 l Flüssigkeit trinken (Milch und Kaffee zählen nicht).
- Reine, kaltgepreßte Pflanzenöle.
- Ghee (siehe Seite 153).
- Kaffee und Alkohol meiden.
- Auf Süßigkeiten und Nikotin verzichten.
- Einreibungen mit Salmiak, Wacholder und Terpentinöl.
- Heiße Kompressen.
- Lehmwickel.
- Rohe geschälte Kartoffel auf der schmerzenden Stelle einreiben.
- Apfelkur: 3 Tage nur Äpfel essen, roh und gekocht, als Kompott, Mus oder als Saft.
- Kastanien unter das Bett oder Kastanien-Vollbad aus dem Absud.
- Ameisenwickel: ein Taschentuch mehrere Tage über einem Ameisenhaufen legen und dann auf der schmerzenden Stelle ausbreiten.
- Massagen.
- Klimawechsel, heißer Sand hilft.

Pflanzenheilkunde

Tee

- Salbei, Schafgarbe, Spitzwegerich, Tausendgüldenkraut und Wermut.
- Sellerieabkochung morgens nüchtern trinken.
- Birkenblätter und Wacholder als Abkochung, täglich 2 Tassen.
- Brennessel und Holunderblüten.

Tinktur
- Thymian zum Einreiben.
- Kastanientinktur aus Absud zum Einreiben.

Aromaöle
- Lavendel, Rosmarin, Wacholder, Zypresse, 1–3 Tropfen ins Bad.
- Kamille, Lavendel, Majoran, Rosmarin zum Einreiben.

Mineralstoffe
- Natrium phos. D 6 – wegen der Übersäuerung.
- Magnesium phos. D 6 – bei krampfartigen Schmerzen.

Vitamine
- Vitamin B und Vitamin E.

Bachblüten
- Crab Apple – zur Reinigung.
- Holly – bei negativen Gedanken, beleidigt fühlen.
- Impatiens – Nervosität und Ungeduld.
- Mustard – Schwermütigkeit.
- Oak – braucht Unterstützung, weil Neigung zu Unnachgiebigkeit da.
- Rock Water – streng zu sich selbst.
- Vine – geistig etwas unbeweglich.
- Willow – sieht sich als Opfer des Schicksals.

Farbtherapie
- Orange im Wechsel mit Grün – auf die betreffenden Stellen bestrahlen.

Feng-Shui

- Nirgends ist ein Rutengänger so angebracht wie bei rheumatischen Beschwerden. Viele Rheumaschmerzen haben die Ursache in Wasseradern, anderen geopathischen Störzonen oder Elektrosmog.

Homöopathie

- Arnica C 30 – Angst vor Berührung der schmerzhaften Stellen.
- Apis C 30 – bei stechenden Schmerzen und evtl. Drüsenschwellungen.
- Bryonia C 30 – Ruhe und Liegen bessert, Erkältung durch Schwitzen.
- Calcium carb. C 30 – oft bei schlechtem Lymphabfluß angezeigt, nächtl. Schwitzen.
- Ruta C 30 – Schmerzen in Sehnen und Muskeln.
- Rhus tox C 30 – am Bewegungsanfang schlechter, bei fortgesetzter Bewegung besser.

Rückenschmerzen

Selten existieren Rückenbeschwerden aufgrund einer Verletzung. Meist liegen Ernährungsstörungen, zu geringe Flüssigkeitszufuhr, verlangsamter Stoffwechsel, Folgen von verschleppten Erkältungen, venösen Stauungen oder Hämorrhoiden, emotionale Hintergründe z.B. Partnerschaftsprobleme oder andere Sorgen vor.
Tauchen die Schmerzen oberhalb der Nieren auf, können die Nieren beteiligt sein und evtl. ein Hinweis auf Steine, Erkältung oder mangelndes Trinken sein. Ein Schmerz weiter unten kann auf eine Unterleibserkrankung oder -erkältung hindeuten.

Bei vielen Frauen tauchen manchmal Rückenschmerzen in Verbindung mit der Menstruation auf. Lassen Sie überprüfen, ob möglicherweise ein Wirbel ausgerenkt ist oder ein Bandscheibenschaden vorliegt.

Überlieferte Hausmittel

- Amalgam entfernen lassen und dann homöopathisch entgiften.
- Genügend Flüssigkeitzufuhr, 2 1/2 l täglich (Kaffee und Milch zählen nicht!).
- Durchblutung fördern.
- Schafwollunterlagen (bitte unbehandelt), Federkernmatratzen meiden.
- Ernährungsumstellung.
- Fastenkur.
- Darmreinigung und Entschlackung.
- Auf tierische Eiweiße möglichst verzichten, außer Milch, Butter und Käse.
- Zucker, Kaffee und Alkohol meiden.
- Ghee (siehe Seite 153).
- Wechselbäder bzw. Vollbäder.
- Heublumenauflagen.
- Heiße Kartoffelauflagen (Achtung, vorher testen, damit keine Verbrennung entsteht).
- Auflagen mit geriebenem Meerrettich.
- Öleinreibungen.
- Meditation zum Streß- und Säureabbau.

Pflanzenheilkunde

Tee

- Birkenblätter, Brennessel, Holunder, Wacholder, Johanniskraut , Schafgarbe.

Öle

- Johanniskraut oder Thymian zum Einreiben.

Aromaöle

- Rosmarin.

Mineralstoffe

- Magnesium phos. D 6 – bei akuten Schmerzen 21 Tabl. in heißer Flüssigkeit oder 3 × 7 Tabl. täglich.
- Ferrum phos. D 12 – wenn Hitze dabei ist, aufgrund einer Zerrung der Muskeln.
- Kalium phos. D 6 – Schmerzen wie lähmend, nächtliches Wasserlassen.
- Natrium phos. D 6 – bei Übersäuerung.
- Silicea D 12 – bei Übersäuerung und Stärkung des Bindegewebes.

Vitamine

- Vitamin B und Vitamin E.

Bachblüten

- Hornbeam – wenn die Erschöpfung im Rücken empfunden wird.
- Impatiens – bei großer Ungeduld und Nervosität.
- Oak – bei Unnachgiebigkeit.
- Rock Water – zu streng zu sich selbst.
- Water Violet – Steifheit im Rücken.
- Willow – fühlt sich als Opfer.

Farbtherapie

- Magenta im Wechsel mit Gelb und Orange – zum Bestahlen an die Nieren.

Feng-Shui

- Hier lohnt es sich, einen erfahrenen Rutengänger oder Baubiologen kommen zu lassen. Es kann eine Wasserader sein, eine Erdverwerfung,

radioaktives Gestein, Elektrosmog oder aufgeladene Federkernmatratzen.
- Auf die Lage des Bettes achten.

Homöopathie

- Aesculus C 30 – venöse Stauungen, Hämorrhoiden, langsamer Stoffwechsel.
- Cimicifuga C 30 – besonders bei Frauen, starke nervliche Belastung, Schmerzen, die quer durch das Becken von Hüfte zu Hüfte strahlen.
- Kalium carbonicum C 30 – Rückenschmerzen, die bis zum Gesäßmuskel strahlen und gleichzeitig schneidende Bauchschmerzen.
- Nux vomica C 30 – Rückenschmerzen mit brennendem Gefühl an der Wirbelsäule, beim Umdrehen im Bett muß man sich aufrichten, Schmerzen im Sitzen
- Pulsatilla C 30 – Rückenschmerzen zwischen den Schultern und am Kreuzbein nach langem Sitzen, große Müdigkeit, bei verzögerter oder unterdrückter Menstruation.
- Rhus tox. C 30 – Schmerzen zu Beginn der Bewegung, bei fortlaufender Bewegung Besserung.

Schlaflosigkeit

Wer als Erwachsener täglich länger als 10 Stunden schläft, läuft, wegen mangelnder Bewegung, Gefahr, einen Herzinfarkt zu bekommen. Das täglich Schlafbedürfnis ist sehr unterschiedlich. Menschen, die täglich meditieren, brauchen bedeutend weniger Schlaf.

Der Schlaf kann durch vieles behindert werden: durch Kaffee, Tee, Alkohol, Drogen, geopathische und elektromagnetische Störzonen, nächtliches Wasserlassen, Lärm, Ängste, Überanstrengung, zuviel Fernsehen, aber auch durch Probleme, die nicht gelöst werden können.

Überlieferte Hausmittel

- Abends 1 Tasse heiße Milch oder heißes Wasser mit Ghee (siehe Seite 153) trinken.
- Abends möglichst wenig oder gar nichts mehr essen, Eiweiß wird nach 14 Uhr nicht mehr verdaut.
- Vor dem Schlafengehen nasse ausgewrungene Socken anziehen, darüber ein Paar trockene und sofort ins Bett.
- Vor dem Schlafen ein Wechselfußbad kalt/warm.
- Vor dem Schlafen einen Wickel mit heißen Heublumen um den Leib.
- Umstellung der Lebensweise.
- Ernährungsumstellung.

Pflanzenheilkunde

Tee
- Baldrian und Hopfen.
- Anis, Eisenkraut, Hafer, Kalmus, keine Kamille!
- Melisse, Schafgarbe, Schlüsselblume.
- Fenchel, Kümmel, Melisse und Tausendgüldenkraut zu gleichen Teilen mischen, tagsüber 2–3 Tassen trinken.

Tinktur
- Anis, Fenchel.

Aromaöle

- Bergamotte, Lavendel, Rose, Ylang-Ylang.

Mineralstoffe

- Magnesium phos. D 6 – abends 7 Tabl. in heißem Wasser auflösen.
- Kalium phos. D 6 – um besser durchschlafen zu können.

Bachblüten

- Agrimony – hat viele zurückgehaltene Probleme.
- Aspen – Ängste.
- Clematis – leicht schläfrig, träumt tagsüber.
- Elm – schlaflos aufgrund von Überarbeitung.
- Holly – negative Gedanken lassen nicht los.
- Hornbeam – fühlt sich überfordert.
- Impatiens – nervöse Ungeduld.
- Mimulus – empfindlich und ängstlich.
- Mustard – Depressionen.
- Olive – schwaches Herz, oft elektromagnetische Störquelle.
- Pine – Schuldgefühle.
- Red Chestnut – macht sich zuviel Sorgen um andere.
- White Chestnut – geistig überreizt.
- Willow – fühlt sich als Opfer.

Farbtherapie

- Blau, Apricot und Türkis– zum Bestrahlen oder als Farbuntersetzer für ein Glas Wasser.

Feng-Shui

- Hier sollten Sie wirklich einen Baubiologen oder Rutengänger kommen lassen. Informieren Sie sich, ob geheime spitze Pfeile, falsche Fensterkreuze oder Spiegel auf Sie einwirken.

- Wenn Ihr Fernseher nachts auf „stand by" steht, müssen Sie sich nicht wundern.
- Lassen Sie den Radiowecker weg und gönnen Sie sich einen Wecker ohne Stromanschluß.
- Schlafen Sie über einer Garage oder einer Heizung? Ist die Fußbodenheizung geerdet?

Homöopathie

- Aconit C 30 – wirft sich im Bett umher, Herzklopfen nach Schreck oder Ärger.
- Arnica C 30 – Bett fühlt sich hart an, Übermüdung.
- Belladonna C 30 – Muskelzucken beim Einschlafen, oft böse Träume, Auffahren im Schlaf, schläfrig ohne schlafen zu können.
- Calcium carb. C 30 – Kopfschweiß während des Schlafs.
- Coffea C 30 – zuviel Gedankendrang, nach Übererregung.
- Ignatia C 30 – häufiges Gähnen, Folgen von Kummer, Neigung zu Seufzen und Weinen.
- Lycopodium C 30 – Niedergeschlagen, tagsüber müde, kein Selbstvertrauen, leicht Blähbauch.
- Nux vomica C 30 – nach Alkoholmißbrauch, geistige Ermüdung.
- Passiflora C 30 – starke Erregung nach Genußmittelmißbrauch.
- Sulfur C 30 – heiße Füße, streckt sie aus dem Bett, Verlangen nach zusätzlichen Kissen, leichter Katzenschlaf.

Schluckauf → *Milzstau*

Die Ursachen des Schluckaufs sind sehr unterschiedlich. Es spielen emotionale, aber auch organische Faktoren eine Rolle. Sehr oft ist die Milz beteiligt.

Überliefertes Hausmittel

- Mit einem Wattestäbchen oben am weichen Gaumen von vorn nach hinten streichen, zur Not geht auch der Finger. (Bisher kenne ich keinen Fall, bei dem dies nicht funktionierte!)
- Am Ende des Brustbeins fest hineindrücken (Akupunkturpunkt KG 12).

Schnupfen → *Heuschnupfen*

Schnupfen kann übertragbar sein. Meist ist dieser Vorgang als Reinigung des Körpers zu verstehen, denn die Lymphe hinterläßt natürlich auch Schlackenstoffe beim Abwehrvorgang.
Allergien machen sich jedoch durch → Heuschnupfen bemerkbar. Die Nase gilt als Reflexorgan für den Darm, für die Unterleibsorgane und für die Bronchien.
Dauerbenutzung eines Nasensprays bedeutet chronischen Stockschnupfen, da ja die Schlackstoffe abtransportiert gehören und nicht unterdrückt!

Überlieferte Hausmittel

- Nasenspülungen mit Salzwasser, Kamillentee oder Königskerzentee.

- Dampfbäder mit Kamille oder Holundertee.
- Frisches Obst und Gemüse essen.
- Viel frische Luft und Bewegung in frischer Luft.
- Schnupfen mit Majoranpulver.
- Zucker und Hefe meiden.

Pflanzenheilkunde

Tee

- Kamille, Schafgarbe, Fenchel, Holunder (Fliedertee).

Aromaöle

- Eukalyptus, Fichte, Pfefferminze, Teebaum, Myrrhe, Neem.

Mineralstoffe

- Ferrum phos. D 12 – wenn Sie merken, daß sich ein Schnupfen anbahnt, 21 Tabl. in heißem Wasser auflösen und alle 20 Min. trinken, bis die Gefahr gebannt ist, auch bei heißer Stirn. Jeder Infekt verbraucht im Organismus sehr viel Eisen.
- Natrium chlor. D 6 – bei wäßriger Absonderung, auch bei Verlust des Geruchs oder des Geschmacks.
- Kalium sulf. D 6 – bei gelbschleimigen Absonderungen.
- Natrium sulf. D 6 – grünschleimige Absonderungen.
- Natrium phos. D 6 – dicke, gelbeitrige oder honiggelbe Absonderungen.
- Silicea D 12 – zur Unterstützung des Bindegewebes.
- Kalium phos. D 6 – wundmachende und stinkende Absonderungen.

Vitamine

- Vitamin A, Vitamin C und Vitamin E.

Bachblüten

- Crab Apple – zur Reinigung und Ausleitung.
- Heather – kann nicht allein sein.
- Honeysuckel – denkt zuviel an Vergangenes.

Farbtherapie

Akut

- Scharlachrot im Wechsel mit Blau und Grün – an die Nasenflügel links und rechts bestrahlen.

Chronisch

- Lemon im Wechsel mit Rot – an die Nasenflügel links und rechts bestrahlen.

Fließend

- Grün – an die Nasenflügel links und rechts bestrahlen.

Feng-Shui

- Gibt es eine Pflanze in Ihrem Zimmer, die Ihnen nicht guttut?
- Ist der Wandanstrich biologisch?
- Auch Waschmittel können aufgrund der künstlichen Enzyme und Duftstoffe Reizungen an den Schleimhäuten hervorrufen.
- Vertragen Sie Ihre Wimperntusche?
- Baumwolle wird mit Formaldehyd imprägniert. Vor Benutzung waschen! (Auch Babykleidung ist davon nicht ausgenommen.)
- Lassen Sie alles von einem guten Baubiologen oder Rutengänger auf Umweltgifte überprüfen.

Homöopathie

- Aconit C 30 – trockene Hitze mit Fieber, Folgen von kaltem Wind, Stirnkopfschmerz.
- Arsenicum alb. C 30 – Fließschnupfen und wunde Nasenflügel mit Brennen der Lippen.
- Calcium flour. C 30 – dicke, gelbgrüne Absonderungen.
- Camphora D 1 – D 3 zu Beginn einer Erkältung, Nase innen heiß und wie verstopft.
- Euphrasia C 30 – milde Absonderungen mit wäßrigen, brennenden Augen.
- Gelsemium C 30 – wie Grippe.
- Kali bichrom. C 30 – fadenziehende Absonderungen, sitzt im Rachen wie Gummi.
- Natrium mur. C 30 – die Nase läuft wie ein Wasserhahn.
- Nux vomica C 30 – rauher Hals, Augen tränen, Nase nachts verstopft, kein Geschmack.

Schweißausbrüche

Die Haut gilt als Ersatzorgan für die Nieren- und Blasentätigkeit und bei mangelndem Stoffwechsel. Die Körpergifte suchen sich ihren Ausgang. Unternehmen Sie alles, um die Blasen- und Nierentätigkeit wieder anzuregen.
Schweißausbrüche während der sogenannten Wechseljahre erfolgen meist nachts, seltener tagsüber. Auch hier bedeutet dies, daß die Lymphe entschlacken will und der Abtransport über die Menstruation jetzt nicht mehr erfolgt.

Überlieferte Hausmittel

- Täglich waschen oder duschen.
- Täglich mindestens 2 1/2 l frisches, klares Wasser trinken.
- Tierisches Eiweiß meiden.
- Alkohol und Nikotin weglassen.
- Keine Medikamente nehmen, die einen Reinigungsprozeß unterdrücken.
- Salzarm essen.
- Fußbäder mit Zinnkraut und Nußbaumblättern.
- Meditation zum Streßabbau.

Pflanzenheilkunde

Tee

- Salbei, Ysop, Zinnkraut und Baldrian als Mischung zu gleichen Teilen, 3 Wochen täglich 2–3 Tassen trinken.

Tinktur

- Salbei, Zitrone.

Aromaöle

- Lavendel und Zypresse wirken regulierend.
- Rosmarin und Pfefferminze wirken schweißtreibend.

Mineralstoffe

- Natrium chlor. D 6 – bei Schweiß nachts.
- Natrium phos. D 6 – bei Übersäuerung.

Bachblüten

- Rescue Remedy – bei allen Notfällen.
- Aspen – bei plötzlicher Angst.

Farbtherapie

- Blau – um zu beruhigen.
- Gelb – bei Angstschweiß.
- Rot – bei kaltem Schweiß.

Feng-Shui

- Viele Schweißausbrüche hörten schlagartig auf, als der Schlaf- oder Arbeitsplatz nicht mehr unter dem Einfluß von geopathischer oder Elektrosmogstrahlungen stand.

Homöopathie

- Acidum sulf. C 30 – bei allgemeiner Erschöpfung und Schwäche.
- Calcium carb. C 30 – Kopfschweiß nachts, bei geopathischer Belastung.
- Jaborandi C 30 – heftig mit nervösem Zittern und kalten Schweißausbrüchen.
- Lachesis C 30 – Hitzegefühl und Herzschwäche, linksseitige Beschwerden.
- Lycopodium C 30 – Leberschwäche, Schweiß riecht nach Zwiebeln, Fußschweiß, Neigung zu Gichtanfällen.
- Naja C 30 – Schweißausbruch zieht von unten nach oben, Überfunktion der Schilddrüse.
- Sanguinaria C 30 – kalter Schweiß und Hitzewallungen, Herzklopfen und extreme Ungeduld.
- Sepia C 30 – kalter Schweiß, Schilddrüsenüberfunktion.
- Sulfur C 30 – brennende Hitze und Hitzewallungen, Schweißfußneigung.
- Thuja C 30 – übelriechender Schweiß an den Genitalien.

Sodbrennen

Sehr starke Übersäuerung zeigt sich auch durch Sodbrennen, einem stark brennenden Gefühl aus dem Magen oder der Speiseröhre. Sodbrennen kann auch ein Zeichen für einen Stau in der Gallenblase sein oder auf Parasiten im Darm hindeuten.

Überlieferte Hausmittel

- Roher, frischer Kartoffelsaft (aus frischen geriebenen Kartoffeln).
- Heilerde.
- Rohe Haferflocken, trocken gegessen.
- Ernährungsumstellung.
- Süßigkeiten, zuviel Brot und Fleisch, Fisch und Wurst meiden.
- Alkohol und Nikotin weglassen.
- Scharfe Gewürze und Salz sind verboten.
- Fettgebackenes ist verboten.
- Rohe, gesäuerte Milch oder Molke trinken.
- Frische Karotten oder Karottensaft.

Pflanzenheilkunde

Tee

- Tausendgüldenkraut, mindestens 4–5 Tassen täglich.
- Kamille und Wermut.
- Angelikawurzel, Brennessel, Zwiebel, Bitterklee.
- Ringelblume, Schafgarbe, Sauerklee.

Tinktur

- Tausendgüldenkraut, Wermut, Quassiawurzel.

Mineralstoffe

- Natrium chlor. D 6 – zur Regulierung des Wasserhaushalts.
- Natrium phos. D 6 – um die überschüssige Magensäure zu tilgen.
- Magnesium phos. D 6 – wegen der Darmperistaltik.
- Natrium sulf. D 6 – wenn bitteres Aufstoßen beteiligt ist.

Bachblüten

- Beech – bei Kritiksucht an den Menschen, die man liebt.
- Aspen – bei Angst und Magenflattern.
- Chicory – korrigiert ständig andere.
- Holly – negative Gedanken.
- Impatiens – Ungeduld und Nervosität.
- Oak – verbissen in eine Angelegenheit.
- Rock Rose – nicht überwundene Enttäuschung.

Farbtherapie

- Orange und Grün – im Wechsel.

Feng-Shui

- Auf geopathische Belastung überprüfen lassen.
- Evtl. liegt eine FCKW-Belastung vor. Alte Kühlschränke geben dies unbemerkt ab.

Homöopathie

- Calcium phos. C 30 – Sodbrennen mit Magenschmerzen.
- Phosphorus C 30 – sehr starkes Brennen.

Sonnenbrand (Sonnenstich)

Ein Sonnenbrand ist ziemlich schmerzhaft. Stets erst einige Minuten nach dem Eincremen in die Sonne gehen. Wasserhaltige Sonnenmilch meiden.
Sonnenbäder im Schatten sind gesünder und leichter zu ertragen. Parfümhaltige Sonnenmilch enthält ätherische Öle, die wie ein Brennglas auf der Haut wirken.
Wer wenig schwitzt, kann leichter einen Sonnenstich bekommen. Der Hitzschlag kündigt sich mit Übelkeit und sehr großem Durst, Kopfschmerz und Erbrechen an. Im Extremfall können Hör- und Sprachschwierigkeiten und Bewußtlosigkeit auftreten. In letzterem Fall sofort einen Arzt kommen lassen.

Überlieferte Hausmittel

- In den Schatten legen.
- Viel Trinken.
- Kühle Kompressen mit kalter, abgekochter Milch.
- Aloe vera Gel wirkt kühlend und heilend.
- Mit kühlem Essigwasser abtupfen.

Mineralstoffe

- Natrium chlor. D 6 – in Wasser auflösen, den Körper bzw. Kopf damit abtupfen und innerlich einnehmen, 3 × 3 Tabl. täglich im Wechsel mit Kalium chlor. D 6 und Kalium phos. D 6.

Bachblüten

- Rescue Remedy – Tropfen zum Einnehmen und Rescue-Remedy-Creme zum Auftragen.

Farbtherapie

- Blau und Türkis – zum Kühlen und regenerieren der Haut.

Homöopathie

- Belladonna C 30 – bei gerötetem Gesicht, alles dampft, Hämmern im Kopf, Sonnenstich.
- Cantharis C 30 – nach starkem Sonnenbrand, wenn starke Reaktion zu erwarten ist.
- Cuprum met. C 30 – Sonnenstich, wenn Krämpfe aufgrund des Schwitzens auftreten.
- Hypericum C 30 – bei allergischen Reaktionen.
- Stramonium C 30 – Schwellung der Haut mit Rötung, funkelnde Augen, krampfartige Bewegungen, Denkhemmung und Gedächtnisschwund, alles spielt sich im gestauten Kopf ab, Angst im Dunkeln.

Strahlenschäden

Spätestens seit Tschernobyl weiß jeder, was Strahlen anrichten können. Wußten Sie schon, daß ein Kloster mit meditierenden Mönchen völlig unversehrt blieb, während in Hiroshima die erste Atombombe gezündet wurde?

Überlieferte Hausmittel

- Vollbäder mit Meersalz und Obstessig.
- Meersalzlösung (3,5 Eßl. Meersalz in 100 ml destilliertem Wasser), davon täglich 2–3 Tropfen zum Einnehmen oder 10–15 Tropfen ins Vollbad.
- Heilerde.
- Haselnüsse und Auberginen saugen die Radioaktivität auf und scheiden sie durch den Stuhlgang wieder aus.
- Meditation mit Licht und Ton.

Mineralstoffe

- Natrium chlor. D 6 – stündlich 1 Tabl. lutschen, für den Wasserhaushalt.
- Zink – tägl. 15–40 mg – für die Nerven.

Bachblüten

- Als Mischung: Rescue Remedy, Cherry Plum, Gentian, Rock Rose, Star of Bethlehem.

Farbtherapie

- Türkis – zum Bestrahlen an die Schilddrüse oder als Farbuntersetzer für das Glas Wasser zum Trinken.

Homöopathie

- Belladonna C 30 – anfangs, wenn nur Hitze empfunden wird.
- Jodum C 30 – wenn die Schilddrüse tobt.
- Aurum met. C 30 – wenn alles dröhnt, als ob der Kopf platzt, Hitzegefühl im Kopf.
- Radium bromatum C 30 – leider nicht in Deutschland erhältlich, das beste Mittel zur Entgiftung.

Tumor

Jede Schwellung heißt im lateinischen Tumor, egal, ob gutartig oder bösartig. In unserem Sprachgebrauch hat der Begriff eine negative Bedeutung. Tumore sind nicht ansteckend, trotzdem können in ein und demselben Haus zwei Personen gleichzeitig eine bösartige Krankheit bekommen. Es hat mit der Strahlenbeschaffenheit oder Schwingung zu tun, die in diesem Haus herrscht.

Emotionale Gründe sind immer beteiligt, auch zum Teil falsche Ernährungsgewohnheiten. Die Ursache ist jedoch stets eine Übersäuerung des Organismus. Es ist wie mit der Nahrung, die sauer geworden ist: Eines Tages kippt sie um. Und so ist es mit dem Körper. Verlieren Sie nicht den Kopf, wenn ein bösartiger Tumor in Ihrem Körper vorhanden ist. Versuchen Sie alles, um das saure Milieu wieder ins basische umzuwandeln! Säure wird auch aufgrund geopathischer Strahlung oder Elektrosmog erzeugt. Auch die Gedanken und Gefühle spielen eine sehr große Rolle.
Die Erfahrung hat gezeigt, daß ein Mensch, der sich pflanzlich ernährt, weniger anfällig ist als jemand, dessen Nahrung aus tierischem Eiweiß besteht.

Überlieferte Hausmittel

- Tierisches Eiweiß weglassen.
- Frische Pflanzenkost.
- Viel frische Gemüse- und Fruchtsäfte.
- Keinen Zucker oder Weißmehl.
- Keine Mikrowelle.
- Viel Sauerstoff, damit das Gewebe entsäuern kann.
- Ghee, um die Lymphe zu entschlacken und zu entsäuern (siehe Seite 153).
- Alkohol und Nikotin meiden.
- Milch, Milcherzeugnisse und Käse nicht mehr nach 14 Uhr essen, da die Verdauung erst am nächsten Morgen erfolgt.
- Viel frisches, gutes Wasser trinken.
- Entspannungsübungen und Meditation, um den Organismus zu entsäuern.

Pflanzenheilkunde

Tee
- Zinnkraut und Bockshornklee.

Säfte

- Rote Beete oder andere rote Säfte.
- Grüne Säfte wegen des Chlorophylls, um mehr Sauerstoff transportieren zu können, damit die Säure ausgeschieden werden kann.

Mineralstoffe

- Calcium flour. D 12 – um den Organismus umzustimmen.
- Silicea D 12 – um den Organismus umzustimmen.
- Natrium phos. D 6 – um den Organismus umzustimmen.
- Magnesium phos. D 6 – um den Organismus umzustimmen.
- Natrium chlor. D 6 – bei widerlichem Geruch des Körpers.
- Kalium phos. D 6 – bei widerlichem Geruch des Körpers.

Vitamine

- Vitamin A, Vitamin C und Vitamin E.

Bachblüten

- Crab Apple – zur Reinigung.

Farbtherapie

- Lemon – zum Bestrahlen an die Thymusdrüse.
- Indigoblau –zum Bestrahlen an die Schwellung.

Feng-Shui

- Alles überprüfen lassen, ob geopathische Strahlungen, Wasseradern, Gitternetze oder Elektrosmog eine der Hauptursachen sein können. In sehr vielen Fällen ist dies so.

- Die innere Harmonie mittels Meditation wieder herstellen.

Homöopathie

- Calcium carb. C 30 – bei negativer Strahleneinwirkung.
- Silicea C 30 – bei negativer Strahleneinwirkung.
- Conium C 30 – gesamte Lebenskräfte.

Vagina, Trockenheit

Eine körperliche Ursache ist das Ungleichgewicht des Salzhaushalts. Entweder wurde zuviel oder zuwenig Salz verzehrt. Andere mögliche Ursachen liegen im emotionalem Bereich aufgrund von Enttäuschung, Ärger, verletztem Stolz, Beleidigtsein, Eifersucht oder Schuldgefühlen.

Überlieferte Hausmittel

- Sich vor dem Liebesakt gegenseitig massieren.
- Wir müssen erkennen, daß uns kein Mensch gehört, auch nicht, wenn wir verheiratet sind. Liebe heißt nicht Besitzanspruch auf den Körper zu haben und aufgrund der Lust, Macht über den Partner ausüben zu wollen. Liebe heißt geben und gemeinsam in dieselbe Richtung schauen.
- Reine, kaltgepreßte Pflanzenöle.
- Margarine absolut meiden, sie trocknet die Schleimhäute aus!
- Reine Butter.

- Ghee zum Kochen, Backen und Braten (siehe Seite 153).
- Meditation zum Aufladen der Energie.

Pflanzenheilkunde

Tee
- Johanniskraut, Herzgespann.

Tinktur
- Rosen, Johanniskraut.

Öle
- Weizenkeimöl, Nachtkerzenöl jeden Abend einmassieren.

Aromaöle
- Rose und Ylang-Ylang ins Massageöl.

Mineralstoffe
- Natrium chlor. D 6 – Wasserhaushalt.
- Calcium flour. D 12 – fürs Bindegewebe.
- Silicea D 12 – fürs Bindegewebe.

Vitamine
- Vitamin E (im Weizenkeimöl und Nachtkerzenöl).

Bachblüten
- Bitte den *Heilblüten-Farbkarten-Test* durchführen, da die Ursachen sehr unterschiedlich sein können.

Feng-Shui
- Auch hier auf geopathische oder Elektrosmogstrahlung untersuchen lassen.

Homöopathie

- Natrium mur. C 30 – trockene Haut, besonders an der Stirn-Haargrenze, Neigung zu Rissen, lange zurückliegende Enttäuschung.
- Sepia C 30 – bläschenförmige Hautausschläge möglich, übelriechender Achselschweiß, übelriechender Ausfluß vor der Menses, Neigung, die Beine zu überkreuzen, gelber Sattel auf der Nase.

Verdauungsbeschwerden → *Darmkrämpfe*

„Der Tod sitzt im Darm." Dieser Spruch ist so alt, wie es schriftliche Aufzeichnungen über Medizin gibt. Es ist nicht nur die Nahrung, die unseren Darm beeinflußt, es sind auch oder besonders unsere Gedanken und Gefühle, die sich nachhaltig über den Darm bemerkbar machen.
Der englische Arzt, Bakteriologe, Pathologe und Homöopath Dr. Edward Bach hatte phänomenale Erfahrungen und Entdeckungen machen können. Er sagte, daß alle Krankheiten ihre Ursache im Darm bzw. in den Emotionen der Menschen haben. Wenn unsere Gedanken oder Worte negativ sind, wirkt sich das negativ auf unsere Darmflora aus. Die Folge davon sind dann Beschwerden, die wir Krankheiten nennen.
Die meisten zeigen sich durch Blähungen, Durchfall oder Verstopfung. Überall können starke Schmerzen oder Krämpfe beteiligt sein.

Überlieferte Hausmittel

- Fastenkur.
- Darmreinigung und Entschlackung.
- Ernährungsumstellung.
- Süßigkeiten und Weißmehlprodukte meiden.

- Keine Margarine (führt zu Entzündungen und Austrocknung der Darmschleimhaut).
- Gute Sauerrahmbutter, Ghee (siehe Seite 153), reine kaltgepreßte Pflanzenöle.
- Nach 18 Uhr möglichst nur noch wenig oder keine Nahrungsaufnahme.
- Nach 14 Uhr keine tierische Eiweiße mehr, weil diese erst am nächsten Morgen verdaut werden können.
- Gut kauen, mindestens jeden Bissen 33 mal hin und her kauen, damit das lebenswichtige Enzym Ptyalin gebildet wird.
- Entspannungsübungen, Yoga oder Meditation, damit die Emotionen in ein Gleichgewicht kommen bzw. damit Sie in Ihrer innerer Mitte sind.
- Darmspülungen mit Andorn, Baldrian, Kamille und Löwenzahn, körperwarm abends vor dem Schlafengehen.
- Bauchmassagen.

Verdauungsfördernd
- 1 Eßl. geschroteter Leinsamen, 1–3 × tägl., jeweils 1 Glas Wasser dazu trinken.
- Morgens 1 Glas frisches Wasser trinken.
- Morgens eingeweichte Backpflaumen oder Feigen mit etwas Zitronensaft beträufeln und zum Frühstück essen.
- Viel rohes Sauerkraut essen.
- Morgens frischen Sauerkrautsaft trinken.
- Reines Leinöl, 3 × tägl. 1 Eßl.

Chronische Verstopfung
- Morgens Joghurt mit 1 Eßl. geschroteten Leinsamen essen und 1 Glas Karottensaft auf nüchternen Magen trinken.

- Löwenzahnsalat, roher Spinat oder Sauerkrautsalat.
- Morgens über Nacht eingeweichte Feigen essen und das Einweichwasser danach trinken!
- Morgens 2 Orangen essen.
- Rhabarbersirup.
- Darmspülungen.

Pflanzenheilkunde

Verdauungsfördernde Tees
- Wermut (hilft auch gegen Schwermut).
- Apfelschalen, Bitterklee, Brombeere, Brunnenkresse, Enzian, Kerbel, Salbei, Wacholder.
- Enzian.

Bei chronischer Verstopfung
- Abends vor dem Schlafengehen 1 Tassse Faulbaumrindentee.
- Tagsüber Johanniskraut und Wermut.
- Kalmuswurzel, Wegwarte, Löwenzahn, Tausendgüldenkraut, Walnußblätter.

Bei Verschleimung
- Ehrenpreistinktur, 2 Eßl. ins Getränk (Milch oder Tee).

Bei Nervosität
- Brennessel und Baldrian.
- Pfefferminze, Rosmarin, Wacholder, Wermut.
- Anis, Fenchel, Beifuß.

Bei Durchfall
- Säuglinge, die noch Muttermilch trinken, sind gegen Durchfall geschützt, es sei denn die Mutter macht grobe Ernährungsfehler.

- Fencheltee.
- Geriebene Äpfel und getrocknete Blaubeeren.
- Gänsefingerkraut, Beinwurz, Eichenrinde, Heidelbeere, Hirtentäschelkraut, Schafgarbe, Stiefmütterchen, Blutwurz (Tormentilla) als Tee.

Aromaöle

- Lavendel, Thymian, Majoran, Teebaum und Neem.

Mineralstoffe

- Ferrum phos. D 12 – bei vorübergehender Schlaffheit der Darmmuskeln, akute Magenentzündung mit Fieber und Erbrechen, Erbrechen.
- Magnesium phos. D 6 – damit die Darmperistaltik funktioniert, krampfhafte Schmerzen, Blähungskolik der Kleinkinder, Seekrankheit, chron. Darmträgheit, saures Aufstoßen, eingeklemmte Blähungen, bei Gallenbeschwerden.
- Natrium chlor. D 6 – bei trockener Zunge, Durstgefühl, Kräftezerfall, Magengeschwür, wäßrig-schleimiger oder schaumiger Durchfall, Darmträgheit, Erbrechen von durchsichtigem Schleim, chron. Darmträgheit.
- Natrium phos. D 6 – Übersäuerung, gelblichgrüne Durchfälle bei Kindern, Darmgeschwür, Seekrankheit, Durchfall eitrig, Erbrechen von saurer Flüssigkeit oder käsigen Massen, mit saurem Aufstoßen, manchmal Rückenschmerzen aufgrund von Verstopfung und Übersäuerung.
- Natrium sulf. D 6 – Bleikolik, gallig-wäßriger Durchfall, cholera-artige Durchfälle, verklemmte Blähungen, Gallenbeteiligung.

- Calcium flour. D 12 – Darmträgheit, weil erschlaffte Fasern, Darmrisse, Magensenkung, Darmbeschwerden während der Zahnung.
- Calcium phos. D 6 – während der Zahnung.

Vitamine

- Vitamin A, Vitamin B, Vitamin C und Vitamin E.

Bachblüten

- Agrimony – als Folge von seelischer und emotionaler Unterdrückung.
- Chestnut Bud – kann aus Fehlern nicht lernen, macht die gleichen Fehler immer wieder.
- Crab Apple – zur Reinigung.
- Honeysuckle – kann sich nicht von alten Dingen lösen.
- Impatiens – bei Nervosität.
- Olive – Erschöpfung aufgrund von Giftstoffen.
- Red Chestnut – ist mit Verstorbenen noch zu sehr verbunden.
- Rock Water – zu sehr mit sich selbst beschäftigt.
- Scleranthus – hat Schwierigkeiten sich zu entscheiden, Wechsel Durchfall mit Verstopfung.
- Star of Bethlehem – zurückliegendes Trauma, denkt zu wenig an sich.
- Vervain – zu sehr auf eigene Ideen fixiert.

Farbtherapie

- Rot – bei Verstopfung, zum Bestrahlen links und rechts an die Nasenflügel und auf die „Lebensmaus“ in die Mitte des Daumenmuskels.
- Grün und Blau – bei Durchfall, die gleichen Stellen bestrahlen wie bei Rot.

- Orange – damit eingeklemmte Blähungen sich lösen können, rund um den Bauchnabel bestrahlen, als Nahrung oder als Farbuntersetzer.

Feng-Shui

- Lassen Sie überprüfen, ob Ihr Schlafplatz strahlungsfrei ist.
- Verzichten Sie auf Federkernmatratzen oder Metallbettgestelle.

Homöopathie

- Argentum nitr. C 30 – Nervosität vor Ereignissen.
- Arsenicum album C 30 – bei tierischer Eiweißunverträglichkeit.
- Carbo veg. C 30 – starke Blähungen, Neigung sich zu erkälten, geschwächt.
- Kalium phos. C 30 – geschwächt aufgrund von Übernervosität.
- Lycopodium C 30 – Sodbrennen gleich nach dem Essen, kolikartige Leibschmerzen.
- Pulsatilla C 30 – bei Lebensmittelvergiftung.
- Nux vomica C 30 – zuviel gegessen und getrunken, Managerkrankheit, bei Genußmittelvergiftung (Alkohol, Drogen, Medikamente), vergeblicher Stuhldrang.
- Silicea C 30 – teilweise ausgepreßter Stuhl schlüpft wieder zurück.
- Sulfur C 30 – Stuhlgang schmerzt, kann eigenen Stuhl nicht riechen.

Wadenkrampf

Der Krampf entsteht meist durch Mineralmangel oder durch starke Muskelbeanspruchung.

Überlieferte Hausmittel

- Einreibungen mit Franzbranntwein.
- Kleiner Schwedenbitter zur Einreibung.
- Bärlapp-Absud-Auflagen.
- Gänsefingerkraut-Wadenwickel.

Pflanzenheilkunde

- Gänsefingerkraut, Hauhechel als Tee.
- Thymian als Tee und als Kissenfüllung.

Aromaöle

- Lavendel, Majoran, Rosmarin, schwarzer Pfeffer, 1–3 Tropfen ins Massageöl.

Mineralstoffe

- Kalium phos. D 6 – bei Erschöpfung, nach Flüssigkeitsverlust.
- Magnesium phos. D 6 – bei Krämpfen, 7 Tabl. (bis zu 21) in heißem Wasser auflösen und trinken.
- Calcium phos. D 6 – in der Rekonvaleszenz.
- Natrium chlor. D 6 – bei Hydrämie und rheumat. Beschwerden.
- Kalium sulf. D 6 – wenn die Leber mit der Entgiftung Unterstützung braucht.
- Zink – 15–40 mg täglich.

Vitamine

- Vitamin B und Vitamin E.

Bachblüten
- Rescue Remedy.

Farbtherapie
- Orange im Wechsel mit Blau und Grün.

Feng-Shui
- Evtl. ist eine Wasserader unter Ihrem Schlaf- oder Arbeitsplatz die Ursache.

Warzen

Warzen sind Wucherungen oder kleine kugelige Hautauswüchse. Sie können plötzlich oder langsam auftreten. Meist durch Ansteckung mittels eines Viruserregers. Sobald der Körper genügend Abwehrstoffe gebildet hat, können sie wieder verschwinden.
Warzen können auch aufgrund seelischer Ereignisse, durch einen Unfall oder den Verlust einer nahestehenden Person entstehen.

Überlieferte Hausmittel
- Die Milch vom Stengel des Schöllkrauts, das „Warzenkraut" genannt wird, damit die Stelle betupfen.
- Während der Johannisbeerzeit täglich mehrmals eine Johannisbeere auf der Warze zerdrücken.
- Mit Kreide bestreichen.
- Abends mit frischer Zwiebel einreiben.

Pflanzenheilkunde

Tee
- Leber-Gallentee zur Reinigung des Stoffwechsels.

Tinktur
- Schöllkraut, Ringelblume, Arnika.
- Schwedenbitter.

Öle
- Weizenkeimöl zur Massage und Nahrung.

Aromaöle
- Reines Zitronenöl, davon 1 Tropfen in die Mitte der Warze und ein Pflaster darüber, täglich wiederholen, bis sie abfällt.
- Teebaumöl mit Zitronenöl im Wechsel.
- Lavendel und Ringelblume, davon 1–3 Tropfen ins Massageöl.

Mineralstoffe
- Kalium chlor. D 6 – täglich 3 × 3 Tabl. lutschen.
- Natrium sulf. D 6 – äußerlich mit etwas Wasser verrührt anwenden.
- Calcium flour. D 12 – bei warzenähnlichen Wucherungen und Auswüchsen.

Vitamine
- Vitamin A, Vitamin B, Vitamin C und Vitamin E (Nachtkerzenöl).

Bachblüten
- Crab Apple – zur Reinigung.
- Holly – wegen negativer Gedanken.

Farbtherapie
- Grün und Violett im Wechsel bestrahlen, bis die Warze abfällt.

Homöopathie

- Thuja C 30 – vor allem nach Impfungen, Körperausdünstungen riechen nach Käse, stechend.
- Antimon. crudum C 30 – bei hornigen und glatten Warzen.
- Barium carb. C 30 – bei Neigung zu adenoiden Wucherungen.
- Calcium carb. C 30 – bei Neigung zu adenoiden Wucherungen, Kopfschweiß nachts, Milchschorf, Neigung zum Bettnässen.
- Causticum C 30 – blutende und gestielte Warzen.
- Dulcamara C 30 – flache und harte Warzen, kaltes Waschen verschlechtert.
- Natrium sulf. C 30 – bei mangelnder Leber-Gallenfunktion.
- Acidum nitricum C 30 – alte, große, gezackte, zum Teil nässende Warzen.

Wechseljahre

Die Funktionen der weiblichen und männlichen Geschlechtsorgane erlöschen allmählich. Auf alle Fälle geht es um einen tiefen Einschnitt im Leben. Die Wechseljahre müssen aber nicht mit Beschwerden einhergehen. Störungen treten meist nur dann auf, wenn die Lymphe verschlackt ist und jetzt kein Abfluß mehr da ist. Meist treten → Hitzewallungen, geschwollene Beine bzw. Füße oder → Schweißausbrüche auf.

Überlieferte Hausmittel

- Ernährungsumstellung.
- Tierisches Eiweiß einfach weglassen.

- Genügend Flüssigkeitsaufnahme 2 1/2 l täglich.
- Kaffee, Nikotin und Alkohol meiden.
- Zucker, Schokolade und Weißmehl verschlakken die Lymphe.
- Darmreinigung und Entschlackungskur.
- Sitzbäder mit Schafgarbe.
- Morgens Gymnastik.
- Frischluft und Bewegung.
- Entspannungsübungen und Meditation.
- Versuchen Sie, Hormone zu meiden, entschlakken Sie lieber den Organismus.
- Östrogene werden von den Muskeln gebildet!
- Künstliche Hormone belasten die endokrinen Drüsen und den Stoffwechsel.

Pflanzenheilkunde

Tee
- Frauenmantel, Hirtentäschel, Mistel, Schafgarbe.
- Herzgespann, Melisse bei Kummer.
- Tausendgüldenkraut zur Entschlackung.

Aromaöle
- Rose.

Mineralstoffe
- Magnesium phos. D 6 – gilt als Hauptmineral in den Wechseljahren.
- Ferrum phos. D 12 – bei Hitzewallungen zum Kopf.
- Kalium chlor. D 6 und Kalium sulf. D 6 – bei Wasseransammlungen.
- Silicea D 12 – das Mineral gegen Faltenbildung.

Vitamine
- Vitamin E, vor allem im Nachtkerzenöl.

Bachblüten

- Crab Apple – zur Reinigung.
- Star of Bethlehem – sobald die Menstruation ausbleibt oder bei zu starker Menses.
- Cherry plum – Angst, etwas geistig nicht zu schaffen, Hysterie, Neigung zu Psychosen.
- Impatiens – große Ungeduld.
- Larch – Minderwertigkeitsgefühle wegen der Wechseljahre.
- Rock Rose – Schock und Angst.
- Walnut – Hitzewallungen und Umstellungsprobleme.

Farbtherapie

- Grün zum Bestrahlen an die Hypophyse (Drittes Auge).

Feng-Shui

- Oft treten Symptome von Wechseljahrsbeschwerden auf, sind jedoch Zeichen von geopathischen Einflüssen durch Wasseradern oder Gitternetzen oder Elektrosmog.
- Manchmal ist es „nur“ der Spiegel im Schlafzimmer.

Homöopathie

- Calcium carb. C 30 – oft notwendig bei geschwollener Lymphe, bzw. bei geopathischer Belastung oder Folgen von Elektrosmog, Menses zu lang und Intervall zu kurz.
- Pulsatilla C 30 – Ausbleiben der Menses oder Rhythmusänderung, Stimmungsschwankungen, Hitzewallungen, bald mit Schmerzen, bald ohne Schmerzen, alles ist unregelmäßig, möchte endlich „Frau“ sein dürfen.

- Sepia C 30 – Verschlimmerung vor und während der Menses, Gefühl, als ob alles nach unten drückt und zieht, geräuschempfindlich, gelber Sattel auf der Nase.
- Sulfur C 30 – Hitze auf dem Scheitel, Blutwallungen und Blutandrang zum Kopf, Neigung zu Fußschweiß, möchte nachts wegen der Hitze die Füße aus dem Bett strecken, Menses zu früh, zu stark und zu lang, manchmal auch zu spät, Blut dunkel und übelriechend.

Würmer (Parasiten im Darm)

„Das Terrain ist alles." Parasiten können sich nur ansiedeln, wenn eine Übersäuerung des Organismus vorhanden ist. Übersäuerung entsteht aufgrund von Süßigkeiten, denaturiertem Essen, wie Weißmehl und Kuchen, und aufgrund geopathischer Belastung oder schlichtweg emotionalem Streß. Eine Ansiedlung ist ebenfalls möglich, wenn unedle Metalle, chemische Medikamente, Antibiotika, Hormone, Pestizide und Umweltgifte nicht mehr ausgeschieden werden können, weil die Leber überfordert ist. Parasiten sind Aas- bzw. Abfallfresser. Also geht es in erster Linie darum, den Körper sauber zu halten. Denn Parasiten schwächen den Körper so sehr, daß das Immunsystem nicht ausreichend arbeiten kann. Es gibt übrigens über 120 verschiedene Wurmarten, die unseren Körper besiedeln können. Die üblichen Symptome sind bleiches und kränkliches Aussehen, dunkle Augenringe, Müdigkeit, Übellaunigkeit, dauerndes Bohren in der Nase, hochgradige Nervosität, z.B. „Zappelphilipp", nachts unruhiges Hin- und Herwälzen, Jucken in der Nase und am After. Vor vielen Jahren suchten mich Eltern mit ihrem zehnjährigen Sohn auf, weil er einen chronischen Reizhusten hatte. Kein Arzt konnte ihm helfen. Nach einer Darmreinigung und Wurmkur war der Spuk vorbei. Dies bedeutet, daß bei einer chronischen Bronchitis stets an Wurmbefall gedacht werden sollte. Aufgrund der Parasiten kommt es zu Mineralverlusten, Haarausfall, Schlaflosigkeit, Kopfschmerzen, Blähungen, Blut im Stuhl, chronischer Prostatitis, Allergien, wie Asthma und Bronchitis, allergischen Ekzemen, Schmerzen über den ganzen Körper bis zur Arthritis und erhöhtem Blutzucker! Auch nächtliches Zähneknirschen der Kinder kann ein Hinweis auf Parasiten sein. Würmer fressen das Beste aus dem Blut und lieben Vitamine. Dagegen mögen sie keine Mineralien. Erhöhte Nervosität bei Vollmond deutet sehr oft auf Wurmbefall hin. Sehr sinnvoll ist es, die Wurmkur und Darmreinigung bei Vollmond zu beginnen. Bitte versäumen Sie nicht, bei diesen genannten Symptomen eine Blut- und Stuhluntersuchung machen zu lassen. Bandwürmer verursachen einen erhöhten Blutzuckerspiegel und sind besonders aktiv zur Vollmondzeit. Bei Neumond wird der Test allerdings negativ ausfallen.

Überlieferte Hausmittel

- Kürbiskerne mit geriebenen Apfel und etwas Joghurt zum Frühstück.
- Kürbiskerne mehrmals täglich kauen.
- Kürbiskernöl verwenden.
- Karotten mit Zitrone und Kürbiskernöl als Salat.
- Kein tierisches Eiweiß.
- Süßigkeiten und Weißmehlprodukte weglassen!
- Keine Eier (sind Überträger der Salmonellen).
- Viel grünes Gemüse.
- Ghee beim Kochen und Braten verwenden (siehe Seite 153).
- Täglich gekochte Milch mit zerquetschtem Knoblauch trinken.
- Täglich 1 Teel. Rhizinusöl.
- Pflanzliche Enzyme wie Papain.
- Täglich eine gereifte Ananas essen.

Pflanzenheilkunde

Tee
- Wermut, Kamille und Rainfarn, 3 Tage 2 × tägl. 1 Tasse trinken.
- Eine Mischung aus: 2 Teel. Wermuttee, 1 Teel. Salbei und 3 Teel. Capsicum (getrocknete Früchte), überbrühen und 2 × täglich 1 Tasse trinken, genau 15 Tage.
- Morgens und abends 1 Teel. Pulver von getrockneter Granatapfelbaumwurzel überbrühen, tägl. 2 Tassen.

Tinktur
- Chlorophyll.
- Bärlauch, 4 × tägl. 15 Tropfen.
- Zwiebelsaft.

Salben
- Ringelblumensalbe um den Bauchnabel einmassieren.

Aromaöle
- Terpentin-Essenz, Kümmel, Estragon, Zitrone, 1–3 Tropfen ins Massageöl und um den Bauchnabel massieren.

Mineralstoffe
- Natrium chlor. D 6 – im Wechsel mit Natrium phos. D 6 – jeweils 3 × 3 Tabl. täglich lutschen.

Vitamine
- Alle Vitamine, besonders Vitamin B, Vitamin C und Vitamin E.

Bachblüten
- Crab Apple – zur Reinigung.

- Olive – wegen der Erschöpfung und Vergiftung des Organismus.

Farbtherapie

- Gelb und Lemon – rund um den Bauchnabel bestrahlen.
- Grün – als Farbuntersetzer, in der täglichen Nahrung.

Feng-Shui

- Immer mußte ich in der Praxis beobachten, daß die Patienten mit Wurmbefall auf geopathischen Störzonen lagen oder einem starken elektromagnetischen Einfluß unterlagen. Denken Sie bitte auch an Ihre innere Harmonie, denn auch negative Gedanken erzeugen negative Schwingungen, die Ihr Darmmilieu ungünstig beeinflussen.

Homöopathie

- Cina C 30 – zusätzlich juckende Nase.
- Cuprum-oxyd-nigrum C 30 – überreizt.

Zahnen der Kinder

Überlieferte Hausmittel

- Veilchenwurzel kauen lassen.

Pflanzenheilkunde

Tee
- Fenchel, Baldrian, Lavendelblüten.

Öl

- Blaues Kamillenöl, 1–3 Tropfen in Mandelöl zum äußerlichen einmassieren auf die Wange.

Aromaöle

- Lavendel.

Mineralstoffe

- Calcium flour. D 12 – zum Aufbau der Zähne.
- Calcium phos. D 6 – zum Aufbau der Zähne.
- Natrium phos. D 6 – zum Aufbau der Zähne.
- Magnesium phos. D 6 – zum Aufbau der Zähne.

Bachblüten

- Rescue Remedy – bei starken Schmerzen.
- Oak – zur Unterstützung.
- Walnut – bei Kleinkindern.
- Willow – damit das Gefühl von Leiden sich verringert.

Farbtherapie

- Orange im Wechsel mit Grün – an die betreffende Stelle bestrahlen.

Homöopathie

- Chamomilla C 30 – wenn eine Seite der Wange blaß, die andere Seite rot ist.
- Calcium flour. C 30 – Zähne kommen schwer durch.
- Calcium carb. C 30 – schlechter durch kalte Luft.
- Mercurius sol. C 30 – besser, wenn Wange leicht massiert wird.
- Pulsatilla C 30 – besser durch kühle Auflagen.

Zahnfleischentzündung

Meist liegt eine bakterielle Infektion vor. Die Symptome sind beim Zähneputzen auftretendes Zahnfleischbluten und Schmerzen. Beim Kauen von harten Nahrungsmitteln können Schmerzen auftreten. Jede Entzündung entsteht durch Übersäuerung.

Überlieferte Hausmittel

- Mit Myrrhe-Tinktur gurgeln.
- Nelkenöl zum Einreiben.
- Hygiene! Jeder sollte seine eigene Zahnbürste benutzen!

Pflanzenheilkunde

Tee
- Salbei und Zinnkraut, auch zum Gurgeln.
- Gänsefingerkraut, Eisenkraut, Fenchel.

Tinktur
- Myrrhe, Nelken, Kalmus, jeweils 1 Tropfen auf ein Glas abgekochtes Wasser und damit spülen.

Öle
- Teebaum, Neem.

Aromaöle

- Myrrhe, Nelken, Mandarine, 1–3 Tropfen ins Gurgelwasser.

Mineralstoffe

- Ferrum phos. D 12 – bei Entzündung, 3 × 7 Tabl. tägl.
- Kalium chlor. D 6 – geschwollenes, leicht blutendes Zahnfleisch.

- Kalium phos. D 6 – Zahnfleisch hat hellroten Rand, blutet leicht, Mundgeruch.

Vitamine

- Vitamin C.

Bachblüten

- Rescue Remedy.

Farbtherapie

Akut

- Türkis – ans Zahnfleisch bestrahlen.
- Indigoblau – ans Dritte Auge (Hilft nur, wenn genügend Flüssigkeit im Körper!).

Chronisch

- Lemon – ans Zahnfleisch und an die Thymusdrüse.
- Türkis – ans Zahnfleisch und an die Thymusdrüse.

Homöopathie

- Mercurius sol. C 30 – bei Amalgambelastung.
- Hepar sulf. C 30 – falls auch Eiter dabei ist, unedle Metallbelastung.
- Phosphor C 30 – übereifrig und schnell erschöpft, aber auch schnell erholt.

Zahnschmerzen

Gut gekaut, ist halb verdaut. Wenn nicht genügend gekaut wird, fällt die Selbstreinigung des Gebisses weg und Zahnmark,

Zahnwurzelhaut und Zahnfleisch werden nicht durchblutet. Es kann zu Bakterienansammlungen kommen, und Karies kann sich entwickeln.
Gründliches Zähneputzen ist Bedingung, damit keine Speisereste im Mund verbleiben, über Nacht anfangen zu faulen und den Zähnen Schaden zufügen können. Wissenschaftler fanden heraus, daß bereits eine Sechs-Wochen-Diät wahre Wunder für die Zähne bedeutet: Die Zahnfäule stoppt.

Überlieferte Hausmittel

- Keine Süßigkeiten.
- Keine denaturierte Nahrung.
- Ernährung auf Vollwertkost umstellen.
- Tierisches Eiweiß weglassen.
- Mit dem Daumennagel seitlich neben den Halbmond des Zeigefingernagels drücken.

Pflanzenheilkunde

Tee
- Kamille, Fenchel.
- Salbeiteespülungen.

Tinktur
- Schwedenbitter.
- Nelkenöl.

Mineralstoffe

- Calcium flour. D 12 – für den Aufbau der Zähne.
- Silicea D 12 – für den Aufbau der Zähne.

Vitamine

- Vitamin B und Vitamin C.

Bachblüten
- Rescue Remedy – bei starken Schmerzen.

Farbtherapie
- Grün – an die betreffende Stelle bestrahlen.

Zuckerkrankheit

Zu mehr als 90% kann Diabeteskranken geholfen werden. Es bedarf nur einer festen Disziplin. Kinder schaffen es oft leichter als Erwachsene, und wenn Kinder Rückfälle erleiden, dann liegt es daran, daß die Eltern oder Großeltern nicht so viel Disziplin besitzen wie die Kinder!
Die Bauchspeicheldrüse ist zuständig für den Zuckerstoffwechsel. Diese Drüse produziert ein lebenswichtiges Hormon, das Insulin. Wenn zu wenig Insulin vorhanden ist, dann entstehen Störungen im Fettstoffwechsel. Das Insulin bringt den Zucker aus dem Blut zu den Zellen. Wenn zu wenig Insulin vorhanden ist, bleibt der Zucker im Blut und der Blutzuckerspiegel ist erhöht. Bitte versäumen Sie es nicht, stets zur Kontrolle zu einem Arzt zu gehen.
Meist liegt die Ursache in falscher Ernährung, auch der angeborene Zucker. Und mit gezielter Ernährung ist es möglich, den Zuckerkranken zu helfen, das Leiden zu lindern oder sogar zu heilen.
Von einer höheren Warte aus betrachtet, hat sich die Seele vorgenommen, endlich nach den göttlichen Naturgesetzen, d.h. rein vegetarisch zu leben. Denn eines der göttlichen Gesetze lautet: *Du sollst nicht töten.*

Überlieferte Hausmittel
- Ernährungsumstellung.
- Verzicht auf Süßigkeiten und Alkohol.

- Täglich mindestens 6–8 Gläser frisches klares Wasser trinken, ohne Kohlensäure.
- Vermeiden Sie tierisches Eiweiß.
- Viel frisches Gemüse.
- Morgens gesäuerte Milchprodukte, wie Buttermilch, oder Ananas und Papaya.
- Richtiges, tiefes Atmen lernen, viel frische Luft.
- Gymnastik und leichte Bewegungssportarten.
- Entspannungsübungen und Meditation.
- Dauerbrausen auf die Bauchspeicheldrüse zur besseren Durchblutung.
- Fastentage.
- Nur kaltgepreßte Öle.
- Heidelbeer- und Johannisbeersaft.
- Morgens frischen rohen Sauerkrautsaft trinken.
- Viel Salate, wie Chicorée, Endivie oder Löwenzahn essen.
- Topinambur-Kartoffel.
- Bierhefe.
- Saure Apfelmischungen, Karotten, Salate, Sellerie, Zwiebeln, frisches Gemüse und Nüsse.
- Auch Tomaten sind gut, aber nur am Strauch gereift!
- Alle unreif geernteten Früchte meiden.

Pflanzenheilkunde

Tee

- Heidelbeerblätter, Johanniskraut, Bohnenschalen, Brennessel und Löwenzahnwurzel, zu gleichen Teilen mischen und kurz aufkochen, davon täglich 2 × 1 Tasse trinken.
- Geißrautensamen haben insulinähnliche Wirkung!
- Bockshornkleesamen, Geißrautensamen, Mariendistelsamen, Heidelbeer- und Salbeiblätter,

zu gleichen Teilen mischen und für 1 Tasse 1 Teel. ca. 15 Min. kochen lassen, 3 × täglich 1 Tasse trinken.

Mineralstoffe

- Kalium sulf. D 6 – zur Entgiftung.
- Natrium sulf. D 6 – für den Gallenfluß.
- Magnesium phos. D 6 – gegen Krämpfe.
- Chrom mit Glucose-Toleranzfaktor, täglich 200 mg.
- Zink – tägl. 15–40 mg – für die Bauchspeicheldrüse und Nerven.

Vitamine

- Vorsicht, wenn Sie Vitamin B 1 und C einnehmen. Die Insulinwirkung wird gemindert!

Bachblüten

Bitte benutzen Sie für sich individuell den *Heilblüten-Farbkarten-Test,* um die emotionalen Hintergründe festzustellen.

Farbtherapie

- Gelb – zum Bestrahlen an die Bauchspeicheldrüse, in der festen und flüssigen Nahrung und als Farbuntersetzer.
- Violett – in der festen und flüssigen Nahrung.

Homöopathie

- Arsenicum album C 30 – wenn das tierische Eiweiß bereits eine Vergiftung ausgelöst hat (fast immer bei Diabetikern).
- Phosphor C 30 – Fettstoffwechsel und Eiweißstoffwechsel stark herabgesetzt, häufiges Wasserlassen, auch nachts.

ERSTE HILFE UND NOTFALLAPOTHEKE

Asthmaanfall . . . . Seite 346
Blitzschlag . . . . Seite 367
Blutungen . . . . Seite 347
Erfrierungen . . . . Seite 349
Hitzschlag . . . . Seite 350
Insektenstiche . . . . Seite 352
Knochenbrüche . . . . Seite 353
Kollaps . . . . Seite 354
Nasenbluten . . . . Seite 355
Ohnmacht . . . . Seite 357
Quetschungen . . . . Seite 359
Schnitt- und Stichverletzungen . . . . Seite 370
Schock . . . . Seite 360
Sonnenstich und Sonnenbrand . . . . Seite 350
Stromschlag . . . . Seite 367
Tierbisse . . . . Seite 363
Verbrennungen, Verbrühungen . . . . Seite 365
Verbrennungen durch elektrische Schläge . . . . . Seite 367
Vergewaltigung . . . . Seite 368
Verrenkungen, Verstauchungen . . . . Seite 369
Wunden, Verwundungen . . . . Seite 370
Zeckenbisse . . . . Seite 374
Zerrungen . . . . Seite 369

Als erstes Gebot gilt: Bitte den Notarzt lieber einmal zuviel als einmal zuwenig anrufen! Alle herkömmlichen Erste-Hilfe-Methoden sind äußerst hilfreich, und es gibt bereits zahlreiche ausgezeichnete Anleitungen, was Sie in welchen Momenten tun sollen. Was ich Ihnen hier vorstellen möchte, ist sozusagen die andere Seite, nämlich Erste Hilfe mit Naturheilmitteln und Homöopathie, die auf vielen praktischen Erfahrungen mit Patienten und im eigenen Familien- und Haushaltsbereich beruhen.
Richtig angewandt ist die Naturheilkunde mit ihren „neuen Methoden" auch in Notfällen jederzeit einsetzbar. Jedoch sollten Sie in allen ernsten Notfällen stets, so rasch wie möglich, den Notarzt kommen lassen. Als Laie ist man den Extremsituationen, auch aus physischen Gründen, nicht immer gewachsen. Ein Heilkundiger, in dem Fall der Notarzt, ist geschult und normalerweise gewohnt, gerade dann zu helfen.
Die Hinweise sind als Erste-Hilfe-Maßnahmen zu verstehen, bis professionelle Hilfe eintrifft. Besonders nützlich sind die Hinweise für den Urlaub, wenn weit und breit kein Arzt aufzufinden ist oder wenn es einfach länger dauert, bis Hilfe da sein kann.
Die Ratschläge sind jedoch auch Hilfestellung für die fast alltäglichen Notsituationen, bei denen wir Erste Hilfe leisten müssen.
Bei jeder heiklen Situation bitte Ruhe bewahren! Vermitteln Sie dem Verletzten Vertrauen und Sicherheit, menschliche Wärme und Anteilnahme. Lassen Sie einen Verletzten *nie* allein!

Asthmaanfall → Asthma

Bachblüten

- Notfalltropfen (Rescue Remedy).

Homoöpathie

- Arsenicum album C 30/C 200 – Atemnot und gleichzeitig Angst und Unruhe, besonders kurz nach Mitternacht mit Erstickungsanfällen, deshalb auch Verlangen, sich hinzulegen. 2 Globuli einmalig oder alle 15 Minuten bis zur ärztlichen Versorgung.
- Carbo vetabiles C 30/C 200 – der Asthmaanfall tritt nach krampfartigem Husten mit Brechreiz oder nach Erbrechen auf; Essen und Sprechen verschlimmern; am Abend stärker. 2 Globuli einmalig oder alle 15 Minuten bis zur ärztlichen Versorgung.
- Cuprum C 30/C 200 – Atemnot und Krampfhusten drohen zum Erstickungsanfall zu werden; oft mit Erbrechen und bläulicher Kälte des Körpers; heftige und schneidende Schmerzen in Magen und/oder Darm; trinken von kalter Flüssigkeit lindert den Husten oder Brechreiz; alle Symptome verschlimmern sich durch Berührung; auch bei krampfartigen epileptischen Anfällen hilfreich. 2 Globuli 2-3 × innerhalb 24 Stunden bis zur medizinischen Versorgung.
- Ipecacuanha C 30/C 200 – Atemnot mit drückendem Gefühl auf der Brust; muß ständig wie keuchend husten; mit Erstickungsangst und Brechreiz, ohne Schleimauswurf.

2 Globuli 2–3 × innerhalb 24 Stunden bis zur medizinischen Versorgung.
- Aconit C 30/C 200 – bei großen Angstgefühlen wegen drohender Erstickung zusätzlich geben, 2 Globuli einmalig.

Blutungen

Eines der wirksamsten Mittel gegen Blutungen durch Verletzungen ist Calendula. Ob das Blut aus einer kleinen oder großen Schnittwunde fließt, von einem Sturz herrührt, durch eine Operation, durch das Ziehen eines Zahnes oder durch ein Loch, stets sollte an Calendula gedacht werden.
Üblicherweise reichen 5–7 Tropfen von der Urtinktur in einer Tasse Wasser verdünnt, um damit die Wunde zu säubern oder abzuwaschen.
Sehr wichtig ist, daß die Wunde danach trocken ist – und sie wird es! Dann erst den Verband oder das Pflaster auflegen, sonst blutet es weiter!
Grundsätzlich gilt, daß Blutungen bei Verletzungen nicht negativ, sondern wegen des Reinigungsvorganges sehr nützlich sind. Wenn eine Blutung jedoch sehr stark ist und nicht aufhört, dann rufen Sie bitte den Notarzt!
Eine innere Blutung erkennt man daran, daß der Blutdruck fällt und der Puls sehr schnell, unregelmäßig und ganz schwach wird, so daß er kaum zu fühlen ist. Auch können sich dann Unruhe, Schwindel, Durst, Ohnmachtsneigung, große Angst, erweiterte Pupillen, kalte feuchte Hände und unregelmäßige Atmung einstellen. Diese Art von Verletzungen gehören in die Hände von Fachleuten.

Homöopathie

- Wenn hellrotes Blut stoßweise herausspritzt, ist eine Arterie verletzt worden. Homöopathisch kann – bis der Notarzt eintrifft – zur Überbrükkung Ipecacuanha C 30 oder C 200 gegeben werden.
- Für alle Blutungen gilt außerdem: Arnica C 30/ C 200 innerlich, 2 Globuli bei schweren Verletzungen alle 15–20 Minuten bis die Blutung nachläßt; normalerweise 3 × 2–3 Globuli innerhalb 24 Stunden. Arnica fördert nicht nur die Wundheilung, es beschleunigt die Blutstillung, es mindert eine Narbenbildung und löst den Schock.
- Bei Blutungen nach Zahnbehandlungen, wenn geschnitten wurde, Zähne gezogen wurden oder Kieferoperationen stattfanden Arnica C 30 und Staphisagria C 30, im Wechsel jeweils 3 Globuli alle 30 Min. am 1. Tag, dann 3 × 3 täglich bis die Blutungen nachlassen.

Bachblüten

Bei allen innerlichen Blutungen die Notfalltropfen verabreichen, und zwar alle 10 Minuten 3–4 Tropfen von der Verdünnung auf die Zunge geben bis die Blutung nachgelassen hat. Die Notfalltropfen sind nicht direkt zum Blutstillen gedacht, sondern als zusätzliche Unterstützung, um dem Betroffenen aus seiner ängstlichen Schockschwingung herauszubringen und damit die Seelenheilkräfte zu aktivieren.

Farbtherapie

- Zusätzlich mit der Farbe Grün bestrahlen, um die Wundheilung zu fördern und zur Desinfizierung beizutragen.

Erfrierungen

Meistens spürt man die Erfrierungen erst hinterher, und darin besteht die Gefahr. Die Kälte macht die Nerven gefühlstaub, und es werden keine Impulse mehr weitergegeben. Äußerlich erkennbar tritt extreme Blässe und später Bläulichkeit ein. Meist sind die Extremitäten wie Nase, Ohren, Finger oder Zehen betroffen. Oft wird eine beginnende Erfrierung erst von Umstehenden erkannt.

Überlieferte Hausmittel

- Sofort die betroffenen Teile mit Schnee einreiben, dann erst später ganz vorsichtig trockene Wärme wirken lassen. Falls dies nicht beachtet wird, kann es zu Fäulnisbildung der erfrorenen Teile kommen.
- Sobald die Wärmezirkulation wieder funktioniert, in einen warmen Raum gehen.
- Eine heiße Suppe oder ein heißes Getränk zu sich nehmen.
- Dann in ein vorgewärmtes Bett mit Wärmflasche und Ferrum phos. D 12 (21 Tabl. in heißer Flüssigkeit aufgelöst) verabreichen.

Bachblüten

- Rescue Remedy – 4 Tropfen in ein Glas Wasser und von der Verdünnung alle 10–15 Min. geben.
- Rescue-Remedy-Salbe zum Einreiben.

Farbtherapie

- Orange – bestrahlen, zur langsamen Erwärmung.

Homöopathie

- Camphora Urtinktur – dem Schnee zum Einreiben beimischen und innerlich einnehmen: 7 Tropfen auf 1 Tasse Wasser, sehr langsam schluckweise trinken.
- Carbo vegetabilis C 30/C 200 – wenn nach der Belebung und Erwärmung sehr starke Schmerzen auftreten, 2 Globuli alle 4 Stunden bis der Schmerz gelindert ist.
- Arsen. album C 30/C 200 – wenn die starken Schmerzen brennen, Dosierung wie oben. Auch für denjenigen, der den Betreffenden einreibt, da auch der Behandler von der Kälte Schmerzen bekommen kann.

Hitzschlag, Sonnenstich und Sonnenbrand

Die ersten Anzeichen für einen Sonnenstich oder Hitzschlag sind: Kopfschmerzen, Schwäche und Schwindel, Ohnmachtsneigung, mögliche Atemstörungen, Leibschmerzen und Erbrechen. Sehr oft tritt das Gefühl von geistiger Abwesenheit auf und bei Hitzschlag noch eine sehr hohe Körpertemperatur. Hitzschlag oder Sonnenstich entstehen normalerweise, weil der Körper seine Hitze nicht durch das Schwitzen abgeben kann. Deshalb in der Hitze und in der Sonne unbedingt viel trinken!

Überlieferte Hausmittel

- Viel Flüssigkeit, am besten heiß, damit man schwitzt!
- Salzzufuhr einstellen, damit es zum Schwitzen kommen kann, denn das Schwitzen kühlt.

- Kühle (nicht kalte) Umschläge.
- Körper flach legen, Kopf leicht erhöht.
- Betroffene Haut mit Obstessig abtupfen oder vorsichtig mit Aloe vera einreiben.

Bachblüten

- Notfalltropfen, 1–3 Tropfen ins Glas, schluckweise trinken.

Farbtherapie

- Blau oder Türkis als Bestrahlung, Tücher um den Körper oder blauer feuchter Umschlag um den Kopf wickeln.

Homöopathie

- Belladonna C 30/C 200 – bei rotem und heißem, dampfendem Kopf, weiten Pupillen, stark pulsierender Halsschlagader, trockener Haut, alles dampft; 2 Globuli in warmem Wasser auflösen und schluckweise trinken, wiederholen bis zur Besserung.
- Glonoinum C 30/C 200 – bei drohender Bewußtlosigkeit, rasenden Kopfschmerzen, ein Gefühl als ob der Schädel platzt, oder als ob der Kopf zu groß wäre. Gefühl, daß das Kopfkissen „klopft", deshalb hinlegen nicht möglich, obwohl der Wunsch vorhanden ist; beim Zurückbeugen des Kopfes starke Schmerzen; matte und gläserne Augen, trockene Haut, 2 Globuli einmalig.
- Aconit C 30/C 200 – wenn man in der Sonne eingeschlafen ist, sich beim Erwachen krank fühlt und einem beim Erheben übel wird; leichenblasses Gesicht, trockene Haut, 2 Globuli, falls nach 30 Min. keine Besserung, nochmals 2 Globuli.

- Gelsemium C 30/C 200 – bei auffallend zittriger Schwäche, starker Benommenheit, und wenn die Augenlider vor Schwere fast zufallen, 2 Globuli alle 30 Min. bis die Beschwerden sich gebessert haben.
- Melilotus C 30/C 200 – bei geistiger Abwesenheit und Verwirrung; klopfenden, pochenden und hämmernden Kopfschmerzen (evtl. eintretendes Nasenbluten lindert den Schmerz), 2 Globuli einmalig.

Insektenstiche

Immer zu empfehlen: Notfalltropfen oder Notfallsalbe (Rescue Remedy, Self-Heal-Cream).

Überlieferte Hausmittel

- Stachel notfalls entfernen. Falls schwierig, dann Klebestreifen oder Pflaster auf die Einstichstelle kleben und wieder vorsichtig abziehen, so daß der Stachel mit herausgezogen wird.
- Seifenlaugenbad.
- Kochsalz mit etwas Wasser vermischt auf die betreffende Stelle tupfen.

Homöopathie

- Ledum C 30/C 200 – bei Mücken-, Fliegen- und Bremsenstichen, 2 Globuli, 1–3 × innerhalb 24 Stunden.
- Acid. carbolicum C 30/C 200 – wenn Schwellung sich nicht zurückbildet und sich eine ge-

schwürige Schwellung ausbreitet, Dosierung wie oben.

- Apis C 30/C 200 – bei Bienenstichen, Dosierung wie Ledum.
- Vespa C 30/C 200 – bei Wespen- und Hornissenstichen, Dosierung wie Ledum.
- Hypericum C 30/C 200 – wenn Extremitäten betroffen sind.

Da der Organismus aufgrund der fremden Eiweißvergiftung allergisch reagieren kann, achten Sie bitte auf folgende Symptome: Schwäche, Unruhe, geistige Verwirrtheit, erschwerte Atmung, bläuliche Hautverfärbung (auch an anderen Hautstellen), Husten, Kopfschmerz und Bewußtlosigkeit. In diesem Fall sofort zum Arzt! Bis der Arzt eintrifft, hilft:

- Arsenicum album C 30/C 200 – anfangs alle 2 Stunden, dann alle 4 Stunden bis der Schockzustand gemildert oder gelöst ist.
- Lachsesis C 30/C 200 – bei zusätzlichen Herzbeschwerden, eintretender bläulicher Gesichtsfarbe und blau werdender Einstichstelle, 2 Globuli einmalig.

Knochenbrüche

Bei dem geringsten Verdacht auf einen Knochenbruch, bitte sofort den Arzt rufen! Anleitungen zur vernünftigen Versorgung bis der Arzt eintrifft, werden in Erste-Hilfe-Kursen vermittelt oder sind in entsprechenden Broschüren zu lesen.
Die wichtigste Maßnahme ist die Ruhigstellung und das eventuelle Schienen und Kühlen der betreffenden Körperteile, z.B. mit Eis.

Die Mittel der Naturheilkunde gelten als zusätzliche Maßnahme bis der Arzt eintrifft und zur Unterstützung einer schnelleren Heilung.

Pflanzenheilkunde
- Aloe vera 100% innerlich und äußerlich.

Bachblüten
- Notfalltropfen.

Mineralsalze
- Calcium flour. D 12 und Calcium phos. D 6 – jeweils 3 × 3 Tabl. täglich lutschen.

Homöopathie
- Arnica C 30/C 200 – als erstes Mittel, 2 Globuli als einmalige Gabe.
- Symphytum C 30/C 200 – bei eintretenden Schmerzen 2 Globuli als einmalige Gabe.

Kollaps

Den „Zusammenbruch aus Schwäche" nennt man Kollaps. Hier bricht der Betreffende zusammen, ohne ohnmächtig zu werden, und ist geistig voll da, wenn auch kaum ansprechbar. Ein Kollaps bedeutet immer ein Versagen der Lebensenergie.
Ein Kollaps sollte nicht mit einem Herzanfall verwechselt werden. Ein Herzanfall tritt nach vorherigen Warnsignalen auf, wie zum Beispiel anfallsweise auftretende Schmerzen, die vom Herzen ausgehen

und in die linke Schulter oder in den linken Arm, in die Magengegend oder in den Nacken ausstrahlen können.
Bei Herzanfällen ist immer ein fachkundiger Mediziner zu holen!

Bachblüten

- Notfalltropfen (Rescue Remedy, Self-Heal-Essenz, Five-Flower-Essenz) alle 15 Minuten auf die Lippen oder in den Mund träufeln, jeweils 3–4 Tropfen.

Homöopathie

- Carbo vegetabilis C 30/C 200 – bei kaltem Schweißausbruch am Körper und gleichzeitig kaltem Körper, außergewöhnlichen Lufthunger (der Betreffende will Luft zugefächelt bekommen); kaltem und oberflächlichem Atem, kalten Knien, eingefallenes gelbgrünes Gesicht; 2 Globuli 1–3 × innerhalb von 24 Stunden.
- Veratrum album C 30/C 200 – eisige Kälte, so daß der Betreffende blau angelaufen ist; das Gefühl von Eiswasser in den Adern; tiefes Atemholen; Schwäche durch großen Flüssigkeitsverlust und Durchfall aufgrund von Darmerkrankungen; auch Wadenkrämpfe möglich. 2 Globuli 1–3 × innerhalb von 24 Stunden.

Nasenbluten

Überlieferte Hausmittel

- Etwas Kaltes auf den Nasenrücken und in den Nacken unter den Haaransatz legen.

- Die Füße des Betreffenden in eine Schüssel mit heißem Wasser stellen.
- Die Kleinfingerkuppe der gegenüberliegenden Seite mit einem Bindfaden fest umbinden.

Homöopathie

- Hamamelis C 30/C 200 – innerlich, bei langsamem, andauerndem und dunklem Nasenbluten, 2–3 Globuli alle 15–20 Min. bis die Blutung weniger wird.
- Ferrum phos. C 30/C 200 – innerlich, bei starkem, hellrotem Nasenbluten, Dosierung wie oben.

Blutungen, aufgrund eines Sturzes aus größerer Höhe

- Arnica C 30/C 200.
- Millefolium C 30/C 200 – innerlich, bei hellrotem, leichtflüssigem Bluten, auch bei Verdacht von inneren Verletzungen verbunden mit Ausspucken von hellrotem Blut, 2–3 Globuli, alle 15–20 Min. innerhalb von 24 Stunden.

Wenn der Betreffende auf den Rücken gefallen ist

- Hypericum C 30/C 200 – siehe oben.

Blutverlust aufgrund von lang anhaltenden Blutungen

- China C 30/C 200 – wenn der Blutverlust langsam erfolgt, auch wenn der Patient bereits ohnmächtig geworden ist, innerlich, 2–3 Globuli 1–3 × innerhalb von 24 Stunden, bis Besserung eintritt.
- Trillium C 30/C 200 – wenn der Blutverlust sehr schnell erfolgte und der Patient blaß und völlig entkräftet ist, innerlich, 2–3 Globuli, 1–3 × innerhalb von 24 Stunden.

Ohnmacht

Bei länger anhaltender Ohnmacht, mehr als 3–4 Minuten, sollte unbedingt ein medizinisch ausgebildeter Heilkundiger gerufen werden. Wenn häufiger Ohnmachtsanfälle vorkommen, versäumen Sie es nicht, zum guten Homöopathen oder homöopathischen Heilpraktiker zu gehen.
Die geregelte Zufuhr von Sauerstoff zum Gehirn ist bei einer Ohnmacht behindert und teilweise unterbrochen. Der Mensch „fällt um", weil uns die Natur zwingt, die günstigste Lage für eine erhöhte Sauerstoffzufuhr zum Gehirn einzunehmen.

Äußere Maßnahmen

- Der Ohnmächtige wird auf eine Liege oder auf den Boden gelegt. Am besten ist eine stabile Seitenlage, oder zumindest den Kopf zur Seite zu drehen, falls der Ohnmächtige sich erbricht, damit er nicht daran erstickt.
- Falls das Gesicht gerötet ist, wird der Kopf höher gelegt.
- Kleidungsstücke lockern, damit die Atmung und der Kreislauf nicht behindert sind.
- Kräftige Fußmassage, vorher Schuhe ausziehen, dabei die Zehen und Zehenspitzen kräftig gegen den Fußballen drücken.
- Kräftig mit den Fingerkuppen/Fingernagel, Kugelschreiber oder ähnlichem auf den „Wiederbelebungspunkt" direkt unter der Nasenwurzel zwischen Nase und Oberlippe drücken.
- Kaltes Wasser aufs Gesicht, Schläfen und Nakken spritzen.
- Den Handrücken zwischen Ringfinger und kleinem Finger massieren.

- Riechfläschchen mit Kampfer, notfalls Parfüm oder Rescue Remedy unter die Nase halten.
- Rescue Remedy auf die Lippen träufeln, 3–4 Tropfen, alle 5 Minuten.

Innere Maßnahmen

- Pulsatilla C 30/C 200 – bei Ohnmacht durch stickige, heiße Räume oder dichtgedrängte Menschenansammlung, 2 Globuli einmalig.
- Aconit C 30/C 200 – nach Schreck oder Schock, 2 Globuli einmalig.
- Opium C 30/C 200 – nach Schreck oder Schock und röchelnder Atmung, 2 Globuli einmalig.
- Chamomilla C 30/C 200 – durch sehr groß empfundenen Ärger und/oder starken Schmerzen, 2 Globuli einmalig.
- Coffea C 30/C 200 – durch übermäßige Freude (Erbschaft, Lottogewinn o.ä.) oder große gefühlsmäßige Erregung, wie spannende Sportveranstaltungen, erotische Situationen u.ä., 2 Globuli einmalig, zur Not geht auch der Geruch von Kaffee oder Kaffee auf ein Tuch träufeln und unter die Nase halten.
- Gelsemium C 30/C 200 – durch schlechte Nachrichten und extremer momentaner Schwäche; unwillkürlicher Abgang von Harn oder Stuhl während des Ohnmachtsanfalls, 2 Globuli einmalig.
- Nux vomica C 30/C 200 – Ohnmacht durch Alkohol-, Nikotin-, Medikamenten- und/oder Drogenmißbrauch, sexuelle Ausschweifungen, Überanstrengung oder Schlafmangel über längere Zeit, Überempfindlichkeit gegen Gerüche und Tabakrauch, 2 Globuli einmalig.

- China C 30/C 200 – Ohnmacht durch großen Blutverlust, wie nach Verletzungen, Unfall, Operation, zu starke Menstruation oder Fehlgeburt und daraus resultierende Schwäche, 2 Globuli einmalig.

Quetschungen

Eine Quetschung ist eine Verletzung bei der weiches Gewebe unter der Haut zerstört wird, ohne daß es zu einer offenen Wunde kommt.

Bachblüten

- Rescue Remedy als Tropfen und Salbe.

Farbtherapie

- Blau – mehrmals täglich bestrahlen bis Linderung da ist.

Homöopathie

- Arnica C 30/C 200 – 2 Globuli, ein- oder mehrere Male innerhalb von 24 Stunden, je nach Stärke der Schmerzen.
- Hypericum C 30/C 200 – bei Quetschungen der Extremitäten, wie Finger, Zehen, Wirbelsäule, Steißbein, Hände, Füße, Kopf, Gesicht, „Blaues Auge" durch Einklemmen, Hammerschlag, Ausrutschen, Schläge, „Fehltritte" beim Tanzen usw. 2 Globuli ein- oder mehrere Male innerhalb von 24 Stunden.

- Staphisagria C 30/C 200 – bei Quetschungen im Genitalbereich, z.B. Vergewaltigung, Fahrrad- oder Sportunfall o.ä. bei Frauen und Mädchen. 2 Globuli alle 15 Minuten oder alle 4 Stunden, je nach Intensität der Verletzung oder der Beschwerden.
- Argent. met. C 30/C 200 – bei Männern und Knaben, Dosierung wie oben.
- Phosphor C 30/C 200 – bei beiden Geschlechtern zusätzlich verabreichen, falls die Genitalquetschung auch blutet, 2 Globuli, alle 15 Minuten bis die Wundblutung nachläßt.

Schock

Bei Unfällen und schweren Verletzungen, plötzlichen seelischen Verwundungen und Unglücksfällen tritt ein Schreck oder Schock auf. Sehr oft ist den Betroffenen gar nicht bewußt, daß sie einen Schreck oder Schock erlitten haben oder noch unter den Folgen leiden.
Schreck oder Schock können auftreten nach Fahrrad- oder Autounfällen, Stürzen vom Pferd oder aus der Höhe, ins Wasser oder ähnlichem, körperlichen Angriffen oder Vergewaltigung. Aber auch Auseinandersetzungen, Kündigung des Arbeitsplatzes, schlechte Nachrichten, laute Worte bei Säuglingen und Kindern, auch extrem destruktive Musik, schlechte Schulnoten usw. können dazu führen.
Im allgemeinen eigentlich alles, was sehr plötzlich, heftig oder unerwartet eintritt – auch freudige Ereignisse, können bei sensiblen Menschen einen nachhaltigen Schreck oder Schock auslösen.

Bachblüten

- Hier ist die Domäne der Notfalltropfen (Rescue Remedy, Self-Heal-Remedy, Five-Flower-Essence). Die Notfalltropfen haben sich als Universalmittel gerade bei Schreck- oder Schockzuständen bewährt. Es ist wirklich sehr sinnvoll und nützlich, diese Notfalltropfen als Verdünnung oder als Vorratsflasche – pur – zur Hand zu haben, in der Handtasche, im Auto, im Aktenkoffer, am Bett usw.
  Die Notfalltropfen wirken harmonisierend auf den Schwingungszustand von Körper, Psyche und Geist, wenn aufgrund eines plötzlichen, heftigen Ereignisses eine Dissonanz der eigenen Schwingung eingetreten ist.
  Unsere Seele, der göttliche Funke in uns, ist eigentlich immer „heil" und ganz gesund. Das Ungleichgewicht, das wir Krankheit nennen, entsteht dann, wenn wir unsere Persönlichkeit nicht (mehr) von der vollkommenen Seele leiten lassen, sondern unserem Ego und dessen Eingebungen folgen. Dadurch entsteht eine andere Schwingung der Persönlichkeit, was zur Dissonanz führt. Lassen wir diese Dissonanz unbeachtet, zwingt uns die Seele durch körperliche Krankheitssymptome, uns mit dieser Abweichung auseinanderzusetzen.
  Bei Schreck oder Schock werden unserer Persönlichkeit derartige Dissonanzen von außen aufgezwungen. Wir müssen also alles daran setzen, diese ungünstige Schwingung, wie sie durch Schreck oder Schock ausgelöst wird, in uns wieder zu harmonisieren. Deshalb sind die Notfalltropfen so wichtig. Sie vermitteln diese feine harmonische Schwingung von fünf genau aufeinander abgestimmten Blütentautropfen,

deren genialer Entdecker Dr. Edward Bach war. Die Information der Notfalltropfen geht an höhere Bewußtseinsbereiche unserer Persönlichkeit. Besonders sensitive Menschen nehmen diese Veränderung unmittelbar bei Aufnahme des ersten Tropfen wahr.

- Bei Schreck oder Schock also immer 1–3 Tropfen davon in ein Glas Wasser geben und schluckweise trinken oder direkt an die Lippen oder in den Mund geben, so lange bis sich der Zustand gelöst hat.

Homöopathie

- Aconit C 30/C 200 – Zittern durch Schreck, schreckgeweitete Augen mit großer Angst und Unruhe; Verlangen aufzuspringen mit Schwindelgefühl; danach aber der Wunsch sich hinzulegen, dann aber Angst wieder aufzustehen; drohende Fehlgeburt durch Schock oder Schreck, 2 Globuli, 1–3 × innerhalb 24 Stunden.
- Arnica C 30/C 200 – Schock durch Verletzung mit zusätzlicher Überempfindlichkeit des ganzen Körpers; will keine Berührung; hat den Wunsch, allein gelassen zu werden; Verharmlosung der Situation. 2 Globuli, 1–3 × innerhalb von 24 Stunden.
- Gelsemium C 30/C 200 – bei Schock durch schlechte Nachrichten, verbunden mit extremer Kraftlosigkeit; manchmal hilfloses Zittern, 2 Globuli, 1–3 × innerhalb von 24 Stunden.
- Coffea C 30/C 200 – bei Schreck oder Schock durch Freude; bei übermäßiger Gefühlserregung durch positive Ereignisse und Umstände; starke Lach- oder Weinanfälle, nach denen man in sich zusammenfällt, 2 Globuli, 1–3 × innerhalb von

24 Stunden, im Notfall reicht es, nur Kaffee zu riechen oder einen Schluck zu trinken.

- Opium C 30/C 200 – es bleibt Angst oder Furcht nach einem Schreck oder Schock; danach können Schreikrämpfe auftreten, oder es werden immer die gleichen Wort oder Sätze wiederholt; aber auch extreme Teilnahmslosigkeit (wenn Arnica oder Aconit nicht geholfen haben), 2 Globuli einmalig.

Tierbisse

Allgemein gilt bei Bißwunden, daß die Bakterien möglichst wieder herausgelangen. Deshalb ist es sinnvoll, die Bißstelle kräftig zu massieren, um durch eine ausreichende Blutung eine Selbstreinigung zu erzielen. Wurde man von einem Wildtier gebissen, das sehr zahm erschien oder von einem aggressiven Haustier, das normalerweise zahm erscheint (oder man ist mit dem Speichel von diesem Tier in Kontakt gekommen), so ist eine Tollwutansteckung nicht ausgeschlossen. In diesem Fall muß sofort ein Arzt aufgesucht werden!

Überlieferte Hausmittel

- Eisbeutel auf die Bißwunde, um die Ausbreitung des Giftes zu verlangsamen, evtl. aussaugen oder abstreichen – weg vom Herzen – oder abbinden, falls ein Körperglied betroffen ist.

Bachblüten

- Notfalltropfen, als Verdünnung oder die reine Essenz, 4 Tropfen stündlich.

Homöopathie

- Arnica C 30/C 200 – 2 Globuli, alle 10–15 Minuten bis sich der Schock gelegt hat.
- Ledum C 30/C 200 – gilt als Hauptmittel bei Bißwunden! 2 Globuli, 1–3 × innerhalb von 24 Stunden.
- Hypericum C 30/C 200 – zusätzlich bei auftretenden Nervenschmerzen oder wenn die Bißstelle sich an Extremitäten befindet wie Zehen, Finger, Nase, Ohren, Kopf, Ellbogen, Knie oder Hinterteil, 2 Globuli, 1–3 × innerhalb von 24 Stunden.
- Gunpowder D 3 bis D 6/C 30 – wenn eine Blutvergiftung droht, ganz leicht zu erkennen, wenn rote Streifen von der Wunde Richtung Herz ziehen, 2 Globuli stündlich bis dreistündlich.
- Lyssinum C 200/C 1000 – bis zur Behandlung durch den Arzt bei Tollwutverdacht, 2 × 2 Globuli innerhalb von 5–10 Minuten.
- Echinacea C 30/C 200 – zur Stärkung der Abwehr (zur Not auch als Urtinktur) bei möglicher Gefahr von Blutvergiftung, 3 × 2 Globuli innerhalb von 24 Stunden, bis ein Fachmann behandeln kann.
- Lachesis C 30/C 200 – wenn die Bißwunde dunkelrot und dunkelblau wird oder dunkelrotes Blut heraussickert und sich alles nach dem Schlaf verschlimmert, bis zur Besserung oder dem Eintreffen des Arztes alle 30 Minuten 2 Globuli.
- Acid. carbolicum C 30/C 200 – wenn das Gesicht sich dunkelrot verfärbt, aber um Nase und Mund Blässe zu sehen ist, große Mattigkeit und erhöhte Geruchswahrnehmung da ist, alle 30 Minuten 2 Globuli bis Besserung eintritt oder der Arzt eintrifft.

- Crotalus C 30/C 200 – um die Bißstelle starke Schwellung und Verfärbung, durch Biß einer Klapperschlange, bei Herzschwäche mit Kollapsneigung und sehr schnell einsetzenden Symptomen und Verschlimmerung, schlimmer durch Erschütterung alle 30 Min. 2 Globuli bis Besserung eintritt oder der Arzt eintrifft.
- Acid. oxalicum C 30/C 200 – Bißstelle fühlt sich taub und kalt an, starke Schmerzen mit heftigem Zittern, die kleinste Berührung und Nachdenken über die Lage verschlimmern; alle 30 Min. 2 Globuli bis Besserung eintritt und der Arzt eintrifft.
- Bei Gift-, Spinnen-, Skorpion oder Schlangenbissen: so schnell wie möglich ins Krankenhaus.

Verbrennungen, Verbrühungen

Es gibt verschiedene Grade von Verbrennungen, je nach Flächenanteil der verbrannten Haut. Je größer die Ausdehnung, desto schwerer die Verbrennung.
Verbrennungen von mehr als 10% der gesamten Hautoberfläche gelten als schwere Verbrennungen, die – auch wenn die Haut nur leicht verbrannt ist – für den Organismus sehr gefährlich sein können.
1. Grad: Die Haut ist rot oder anders verfärbt.
2. Grad: Brandblasen und rot oder anders verfärbte Haut.
3. Grad: Verkohlung der gesamten Hautschicht.
Bitte nie fetthaltige Substanzen oder Salben auf die verbrannte Stelle geben!

Überlieferte Hausmittel

- Möglichst unverdünnten Obstessig vorsichtig auftragen oder in Essig getränkte Tücher auflegen.
- Warmes oder sehr warmes Wasser nur nehmen, wenn kein Essig greifbar ist; kaltes Wasser sollte möglichst nicht genommen werden; es betäubt zwar die Nerven, der Schmerz scheint vorübergehend gebannt, die Selbstheilung des Körpers wird jedoch sehr verzögert. Die Schmerzen können wiederkommen, und es können sich Entzündungen bilden.
- Falls verbrannte Kleidungsstücke festkleben, diese mit Essig benetzen und dann vorsichtig abziehen.
- Aloe vera Gel pur vorsichtig auf die verbrannten Stellen auftragen.
- Brennessel-Tinktur auftragen.
- Johanniskrautöl zur Nachbehandlung, damit alles gut verheilt.

Bachblüten

- Notfalltropfen, da es sich hier immer um einen Schock handelt.

Farbtherapie

- Blau auf die betroffenen Stellen bestrahlen. Blaue Tücher und blaue Umgebung helfen, die Schmerzen zu lindern und verkürzen den Heilungsprozeß. Bei Verbrennungen sind wunderbare Heilungsfälle mit der Farbe Blau bekannt. So z.B. bei einem achtjährigen Mädchen mit Verbrennungen dritten Grades, das in eine Klinik in Kalifornien eingeliefert und nur mit Blau-Bestrahlung behandelt wurde. Sie konnte die Klinik völlig geheilt wieder verlassen.

Homöopathie

- Arnica C 30/C 200 – einmalige Gabe von 2 Globuli.
- Aconit C 30/C 200 –alle 15 Min. bis der Schock sich gelöst hat 2 Globuli.
- Causticum C 30/C 200 – bei sehr starken Schmerzen, alle 15 Min. 2 Globuli, bis der Schmerz sich gelöst hat.
- Cantharis C 30/C 200 – bei intensiv brennenden Schmerzen mit Brandblasen oder Brandwunden, alle 15 Min. 2 Globuli, bis Schmerz gelindert ist.
- Urtic urens C 30 – stechender Schmerz, 3 × tägl. 2 Globuli bis stechender Schmerz vorbei ist.

Verbrennungen durch elektrische Schläge, Blitzschlag, Stromschlag

Bei schweren Verbrennungen und wenn mehr als 10% der Körperoberfläche betroffen sind, unbedingt ins Krankenhaus!

- Die Stromquelle abschalten, z.B. Fön oder Weidezaun usw., ohne selbst damit in Berührung zu kommen!

Falls Atemstillstand, Ohnmacht und/oder „Scheintod" eingetreten sind:

- Erst Stromquelle abschalten, ohne damit selbst in Berührung zu kommen.
- Sofort Notarzt rufen.

Bis der Notarzt kommt:

- Nux vomica C 30/C 200 – alle 15 Min. je 2 Globuli oder 2 Tropfen in den Mund oder die Lippen damit benetzen, gegebenenfalls 2 Globuli in Wasser auflösen.
- Lachesis C 30/C 200 – wenn das Gesicht blau angelaufen ist.
- Rescue-Remedy-Tropfen – laufend weitergeben, bis zur Harmonisierung des Allgemeinzustandes, und damit sich der Schock löst.

Vergewaltigung

Vergewaltigung wird immer noch sehr verharmlost und zum Teil als Kavaliersdelikt betrachtet. Alle in der Heilkunde tätigen, egal, ob Frauen oder Männer, sollten sich ihrer besonderen Verantwortung bewußt sein und über die medizinische Versorgung hinaus auch das gebrochene Seelenkostüm versorgen.

Bachblüten

- Notfalltropfen.

Homöopathie

- Aconit C 30/C 200 – wegen des Schrecks oder Schocks, 2 Globuli einmalig.
- Arnica C 30/C 200 – wegen des Traumas und der Wundverletzung, 2 Globuli einmalig.
- Staphisagria C 30/C 200 – bei gewaltsamer körperlichen Verletzung, wie Dehnung, Einriß u.ä. 2 Globuli, 1–3 × innerhalb von 24 Stunden.

- Ignatia C 30/C 200 bei tiefem, immer wiederkehrendem Kummer und Traurigkeit als Folgen der Vergewaltigung, auch nach dem Bruch der Partnerschaft, als Folge von einer Vergewaltigung, die wie ein Stachel im Herzen sitzt und von tiefen Seufzern begleitet ist. 2 Globuli, 1–3 × innerhalb von 24 Stunden.

Verrenkungen, Verstauchungen und Zerrungen

Überlieferte Hausmittel

- Feuchte Umschläge mit Calendula (Ringelblumenwasser) kalt oder warm; je nach Bedürfnis des Betreffenden ca. 5–7 Tropfen Calendula-Essenz in 1 Tasse Wasser.

Bachblüten

- Notfalltropfen, verdünnt 3–4 Tropfen in ein Glas Wasser und schluckweise trinken oder 1–3 Tropfen der „stockbottle" auf die Zunge oder Notfallsalbe (Rescue-Remedy-Cream oder Self-Heal-Cream) leicht einmassieren.

Farbtherapie

- Grün bestrahlen im Wechsel mit Blau.

Mineralsalze

- Calcium flour. D 12 – stündlich 3 Tabl. lutschen bis zur Besserung.

Homöopathie

- Arnica C 30 oder C 200 – 3 × 3 Globuli oder 1 × täglich 3 Globuli bis zur Besserung.
- Rhus tox. C 200 – wenn das Gelenk anschwillt, heiß wird und schmerzt, und/oder bei der ersten Bewegung oder Berührung ein „Knirschen" zu spüren ist und fortdauernde Bewegung Besserung bringt, 2 Globuli alle 2 Stunden bis zur Besserung.
- Bryonia C 200 – wenn das Gelenk anschwillt und bei der kleinsten Bewegung schmerzt, Ruhe bessert, 2 Globuli, 3 × innerhalb 24 Stunden.
- Ruta C 200 – wenn das Bedürfnis, sich hinzulegen sehr stark ist, die Schwellung nicht vordergründig ist, sich hinlegen aber verschlechtert und sich bewegen auch keine Besserung bringt, 2 Globuli, 3 × innerhalb von 24 Stunden.
- Ledum C 200 – starke Schwellung mit dem Gefühl von Taubheit und Kälte im Gelenk, ein kalter Umschlag bessert, 2 Globuli, 3 × innerhalb von 24 Stunden.
- Apis C 200 – Schwellung geht nicht zurück, sondern Wasser sammelt sich um das Gelenk, auch bei Schleimbeutelentzündung, 2 Globuli, 3 × innerhalb von 24 Stunden und die darauffolgenden je 2 Globuli 1 × täglich bis zur Besserung.

Wunden, Verwundungen, Schnitt- und Stichverletzungen

Überprüfen, ob die Wunde blutet und ob sie gereinigt werden muß. Jede Wunde sollte anfangs bluten, um von außen her kommende

Verunreinigungen, Blutvergiftung oder Wundstarrkrampf so unwahrscheinlich wie möglich zu machen. Bei kleineren Wunden ist es daher ratsam, durch leichten Druck und Massage um die Verletzung herum anzuregen, damit das Blut herausfließt.

Überlieferte Hausmittel

- Verschmutzte Wunden vorsichtig mit lauwarmen Calendula-Wasser (Ringelblume) reinigen. Geben Sie bitte nie Arnica auf eine offene Wunde! Dosierung: 7 Tropfen Calendula-Tinktur auf eine Tasse Wasser.
- Bei kleineren Wunden brauchen Sie kein Pflaster oder Verband, denn Licht, Luft und Sonne helfen am besten und schnellsten heilen.

Bachblüten

Bei jeder Verletzung oder Wunde gilt folgende zusätzliche Hilfe:
Notfalltropfen, Rescue Remedy, 5 Healing Herbs oder Self-Heal-Drops können innerlich und äußerlich angewendet werden. Zusätzlich kann äußerlich die jeweilige Notfallsalbe verwendet werden.

- Stündlich 3–5 Tropfen der verdünnten Tinktur auf die Zunge geben, bis die Beschwerden nachlassen. Falls nur die Urtinktur oder (stockbottle) Vorratsflasche vorhanden ist, bitte 1–2 Tropfen auf die Zunge oder 4 Tropfen in ein Glas Wasser geben und schluckweise davon trinken.
- Äußerlich können ca. 3–5 Tropfen auf die Wunde gegeben werden.
- Crab Apple – zusätzlich ca. 3–5 Tropfen einnehmen, wenn eine innere und/oder äußere Reinigung notwendig ist (z.B. bei eitrigen Wunden).

Farbtherapie

- Grün auf die Wunde, ca. 3–5 Minuten, bestrahlen. Grün fördert die Wundheilung, weil es das Gewebewachstum anregt und einen desinfizierenden Einfluß besitzt.
- Blau ist günstig für das Zusammenziehen der Wunde. Blau wirkt adstringierend und ist gut für eiternde Wunden.

Homöopathie

Dosierung: Wenn keine besonderen Angaben gemacht werden, erfolgt die äußerliche Behandlung bis zur sichtbaren Besserung, die innerliche Behandlung als einmalige Gabe.

Bei jeder Wunde oder Verletzung, auch innerlich

- Arnica C 30 in Tropfen-, Tabletten- oder Globuliform. Ich persönlich ziehe die kleinen Kügelchen vor, da sie leichter zu dosieren und ohne Alkohol sind. Stündlich 2–3 Kügelchen oder Tropfen einnehmen bis die Beschwerden spürbar nachlassen.
  oder
- Arnica C 200, also eine sogenannte Hochpotenz (wird bevorzugt von Vegetariern eingenommen, weil es schneller wirkt), eine einmalige Gabe von 2–3 Globuli oder Tropfen.

Bei Schnittverletzungen zusätzlich

- Staphisagria C 30 innerlich, stündlich bis notfalls viertelstündlich 2–3 Globuli bis die Beschwerden nachlassen oder
- Staphisagria C 30/C 200 als einmalige Gabe 2–3 Globuli oder Tropfen.

Bei Stichwunden oder Splitterverletzungen

- Ledum-Tinktur äußerlich für Umschläge, 7 Tropfen auf 1 Tasse Wasser und
- Ledum C 30/C 200 innerlich, als einmalige Gabe 2–3 Globuli, bei größeren Stichwunden alle 4 Stunden 3 Globuli.

Wenn bei Stichwunden auch die Nerven verletzt wurden

- Hypericum C 30/C 200 innerlich eine einmalige Gabe von 2 Globuli.

Bei Splitter-, Stachel- oder Dornenverletzungen, wenn sich der Fremdkörper nicht mit der Pinzette entfernen läßt

- Klebestreifen oder Pflaster über den Fremdkörper kleben und vorsichtig abziehen. Wenn dies nicht möglich ist, dann ein warmes Seifenlaugenbad nehmen und/oder Silicea-Salbe D 6 oder D 12 oder Hypericum-Öl (Johanniskraut-Öl) auftragen.

Bei allen eiternden Wunden zusätzlich

- Hepar sulf. C 30/C 200 innerlich – 3 Globuli, 2–3 × innerhalb von 24 Stunden.
- Calcium sulf. D 6 Nr. 12 – 3 × täglich 3–4 Tabl. lutschen.

Wenn die Wunde eitert, nach dem der Fremdkörper entfernt wurde, zusätzlich

- Silicea C 30/C 200 innerlich – 3 Globuli, 2–3 × innerhalb 24 Stunden oder
- Silicea D 12 Nr. 11 – alle halbe Stunde 1 Tabl. lutschen.

Zeckenbisse

Hier ist eine mögliche Gefährdung der Übertragung von Krankheiten und Verursachung von Gehirnhautentzündung zu beachten. Wer unsicher ist, sollte einen Heilkundigen aufsuchen.
Die homöopathische Behandlung hat sich sehr bewährt und selbst hartnäckige Fälle (z.B. nach mehrmonatigem Krankenhausaufenthalt aufgrund eines Zeckenbisses) konnten mit homöopathischer Behandlung geheilt werden. Auf keinen Fall sollten sie versuchen den Zeckenkopf mit Gewalt herauszuziehen.

Überlieferte Hausmittel

- Früher wurde der Zeckenkopf mit Öl oder Klebstoff abgedichtet und dann herausgezogen. Davon ist mittlerweile abzuraten.
- Verwenden Sie vorbeugend Viticks Cool Pumpspray (ein Extrakt aus Mönchspfeffer, Ölen von Cajeput, Litsea, Katzenminze und Lemongrass): Schutz vor Zecken, Mücken, Bremsen, Fliegen etc.

Bachblüten

- Notfall-Salbe (Rescue Remedy, Self-Heal-Cream).

Homöopathie

- Ledum C 30/C 200 – 2 Globuli einmalig.

Um einer Gehirnhautentzündung vorzubeugen, nimmt man

- Zeckenbißfieber-Nosode D 200 – 2 Globuli einmalig.
- FSME-Nosode D 200 – 2 Globuli einmalig.

Ein erfahrener Homöopath kann dieses Mittel auch gegen die möglichen gefährlichen Folgen einer allopathischen Zeckenimpfung einsetzen.

Dank

Mein Dank gilt allen liebgewonnenen Patienten und Schülern, die mich dazu inspirierten dieses Buch zu schreiben. Er gilt besonders meinem Sohn, der noch mehr Geduld als ich aufbringen mußte, damit dieses Buch fertig wurde, sowie Berndt, der mir beim Absturz des Computers half und den Menschen, die mir das Leben durch Freude und Liebe erhellten.
Einen besonderen Dank spreche ich meiner Verlegerin und meiner Lektorin aus, die mir vertrauten.
Doch hinter allem steht eine einzige große Kraft, die uns alle speist und der ich letztendlich alles zu verdanken habe, insbesondere dem großen Mystiker und Heiligen Sant Darshan Singh und dem wunderbaren spirituellen Lehrer Sant Rajinder Singh. Die Gedanken dieser Heiligen waren und sind für mich wegweisend.

Literatur von Ingrid Kraaz von Rohr

Farb-Energie-Set: Farbuntersetzer zum Aufladen für Flüssigkeiten mit der jeweiligen Farbfrequenz, Eigenverlag über Wrage-Versandbuchhandlung, Hamburg 1994.

Die Farben deiner Seele. Handbuch mit 12-Farben-Test, München, erweiterte und erneuerte Auflage 2007.

Farbtherapie. Das Basiswissen über Wirkung und Anwendung der Farben, München, 2. Auflage 2006.

Gute Laune kann man essen. Farbtherapie aus der vegetarischen Küche, München, 2. erweiterte Auflage 2008.

Die Heilkräuter-Karten. Teerezepte, Essenzen und Tinkturen für Beschwerden von A–Z, Neuhausen am Rheinfall 1993.

Innere Stärkung der weiblichen Kraft – Farbmeditationen (CD), mit Chaitanya Deuter und Jack Löffler, Wrage-Versandbuchhandlung, Hamburg.

Meine Kraftfarben finden. Welche Farbe stärkt dich? Welche Farbe fehlt dir? Neuhausen am Rheinfall 2006.

Das Original-Heilblüten-Farbkarten-Set, Neuhausen am Rheinfall (CH) 1992.

Praktischer Leitfaden Feng Shui. Gestalten Sie die richtige Umgebung für Gesundheit, Wohlbefinden und Erfolg. Schöpfen Sie Freude und Kraft aus ganzheitlichem Wohnen, mit Robert Hofmann, München 1995.

Die richtige Schwingung heilt. Das Praxisbuch für Bachblüten, Schüßlersalze und Farben, München, erweiterte und aktualisierte Auflage 2007.

Think pink! Positiv denken und leben mit Rosa, München 2005.

Wege zum richtigen Pendeln. Eine praxisbezogene Anleitung mit Übungskarten und Pendel in einem Set, Neuhausen am Rheinfall (CH), 3. Auflage 2003.

Wenn die Umwelt krank macht. Vorsorge und Selbsthilfe durch Naturheilkunde, München 2005.

Informationen über …

… Farblampen, Vorträge, Schulungen und Seminare

Natürliche Komplementär-Medizin
Auf der Eierwiese 5a, D-82031 Grünwald
Tel. 0049-89-6 41 11 10
Fax 0049-89-6 41 40 10
Ingrid.KraazvRohr@t-online.de
www.IngridKraazvonRohr.de

… Meditation mit Licht und Ton

Deutschland:
Meditationszentrum
Schleißheimer Straße 22–24, D-80333 München
Tel. 0049-89-54 21 20 65
Fax 0049-89-54 21 20 66

Österreich:
Herbert Wasenegger
Mautner-Markhof-Gasse 13–15/V–3, A-1110 Wien
Tel. 0043-1-7 07 99 82
Fax 0043-1-7 78 66 34

Schweiz:
Angela Sailer
Tödistraße 20, CH-8002 Zürich
Tel. 0041-1-2 02 23 72
Fax 0041-1-2 02 23 02

Register

Äderchen, geplatzte 27
Aggressionen 29
Aids 31
Akne 33
Allergie 35
Altern 38
Angst 41
Antriebslosigkeit 44
Aphrodisiaka 47
Appetitlosigkeit 48
Arthritis 50
Asthma 52
Asthmaanfall 346
Atem, übelriechender 54
Augenbeschwerden 56

Bandscheibenbeschwerden 60
Bauchkrämpfe 58
Bettnässen 63
Blähungen 66
Blasenkatarrh 68
Blaue Flecken 70
Blutarmut 72
Blutdruck, hoher (Hypertonie) 75
Blutdruck, niedriger (Hypotonie) 80
Blutungen 347
Blutungen bei Frauen 82
Brechdurchfall 85
Bronchialasthma 87
Bronchien, schleimige 87
Bronchitis 87
Brustbeschwerden, weibliche 90

Darmkrämpfe 93
Depressionen 95
Desinfizierung 99
Drüsenschwellung 104
Durchfall 101

Eifersucht 107
Ekzem 110
Erfrierungen 349
Erkältung 114
Erschöpfung 117

Falten 121
Fastenkur 124
Fieber 126
Frigidität 129
Frostbeulen 133
Furunkel 134
Fußpilz 137

Gallenbeschwerden, Gallensteine 139
Gebärmutterschmerzen 144
Geburt 146

Gedächtnis, stärken 150
Ghee (reines geklärtes Butterschmalz aus Sauerrahm) 153
Grippe 154
Gürtelrose 154

Haarausfall 157
Halsentzündung, Halsschmerzen 159
Hämorrhoiden 163
Harnbeschwerden 167
Hautausschlag 170
Herpes simplex 173
Herzbeschwerden 176
Heu-Allergie, Heufieber, Heuschnupfen 183
Hitzschlag, Sonnenstich und Sonnenbrand 350
Hühnerauge 188
Husten 190

Impotenz (Unfruchtbarkeit, Sexualschwäche) 193
Inkontinenz (unfreiwilliger Harnfluß) 196
Insektenstiche 199, 352
Ischias 201

Juckreiz 202

Kehlkopf-Katarrh, -Heiserkeit, -Entzündung 204
Keuchhusten 206
Knochenbrüche 353
Kollaps 354
Konzentration, mangelnde 209
Kopfschmerzen 212
Körperausdünstung, -geruch 220
Krampfadern 223
Krampfartige Schmerzen 226
Kreislaufbeschwerden 229

Läuse 232
Leberentgiftung, Leber-Gallen-Beschwerden 234
Lippen, aufgesprungene 238
Lungenbeschwerden 240
Lymphstauungen 244

Magenbeschwerden 248
Mandelentzündung 253
Milzstau 256
Müdigkeit 259
Mundschleimhautentzündung 261
Mykosen (Pilze) 265
Myom 263

Nägel, splitternd oder abgebrochen 267
Nase, verstopft 270
Nasenbluten 268, 355
Nervenschmerzen, Nervenentzündung, Nervenschwäche 272
Nesselsucht 276
Nierenbeschwerden 278

Ohnmacht 357

Ohrenentzündung, Ohrenschmerzen 283
Osteoporose 285

Praemenstruelles Syndrom PMS 289
Prostatabeschwerden 291

Quetschungen 359

Rheumatische Beschwerden 294
Rückenschmerzen 297

Schlaflosigkeit 300
Schluckauf 304
Schnupfen 304
Schock 360
Schweißausbrüche 307
Sodbrennen 310
Sonnenbrand (Sonnenstich) 312
Strahlenschäden 313

Tierbisse 363
Tumor 314

Vagina, Trockenheit 317
Verbrennungen durch elektrische Schläge 367
Verbrennungen, Verbrühungen 365
Verdauungsbeschwerden 319
Vergewaltigung 368
Verrenkungen, Verstauchungen und Zerrungen 369

Wadenkrampf 325
Warzen 326
Wechseljahre 328
Wunden, Verwundungen, Schnitt- und Stichverletzungen 370
Würmer (Parasiten im Darm) 331

Zahnen der Kinder 334
Zahnfleischentzündung 336
Zahnschmerzen 337
Zeckenbisse 374
Zuckerkrankheit 339

Die Lösung, um die Welt zu heilen und Frieden zustande zubringen,
liegt in einem einzigen Wort:
Liebe.
Kein Vertreter Gottes auf Erden predigte Haß.
Kein Vertreter Gottes auf Erden predigte Gewalt.
Kein Vertreter Gottes auf Erden predigte Trennung.
Alle Vertreter auf Erden predigten vielmehr Liebe,
Gewaltlosigkeit und menschliche Einheit.

Sant Rajinder Singh